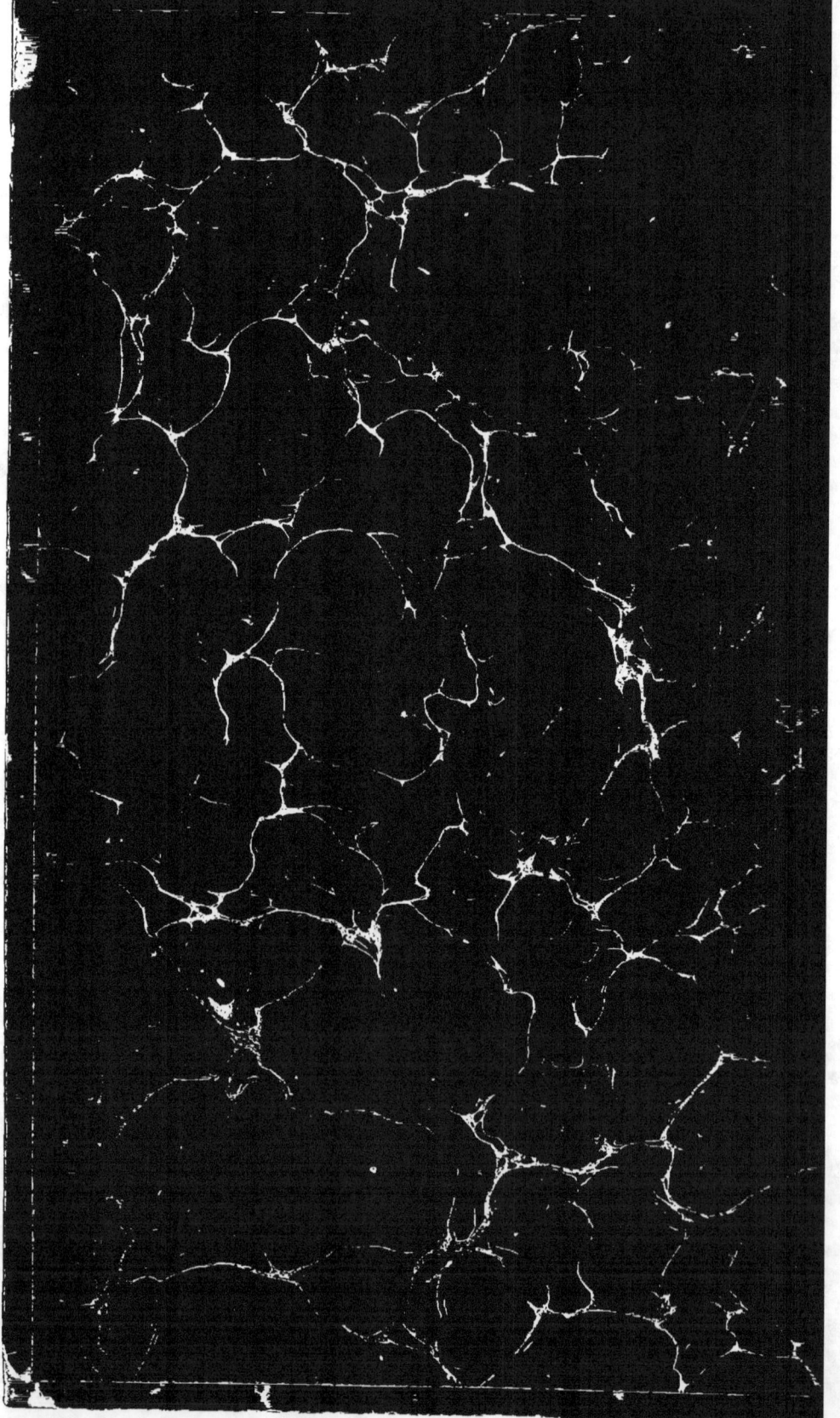

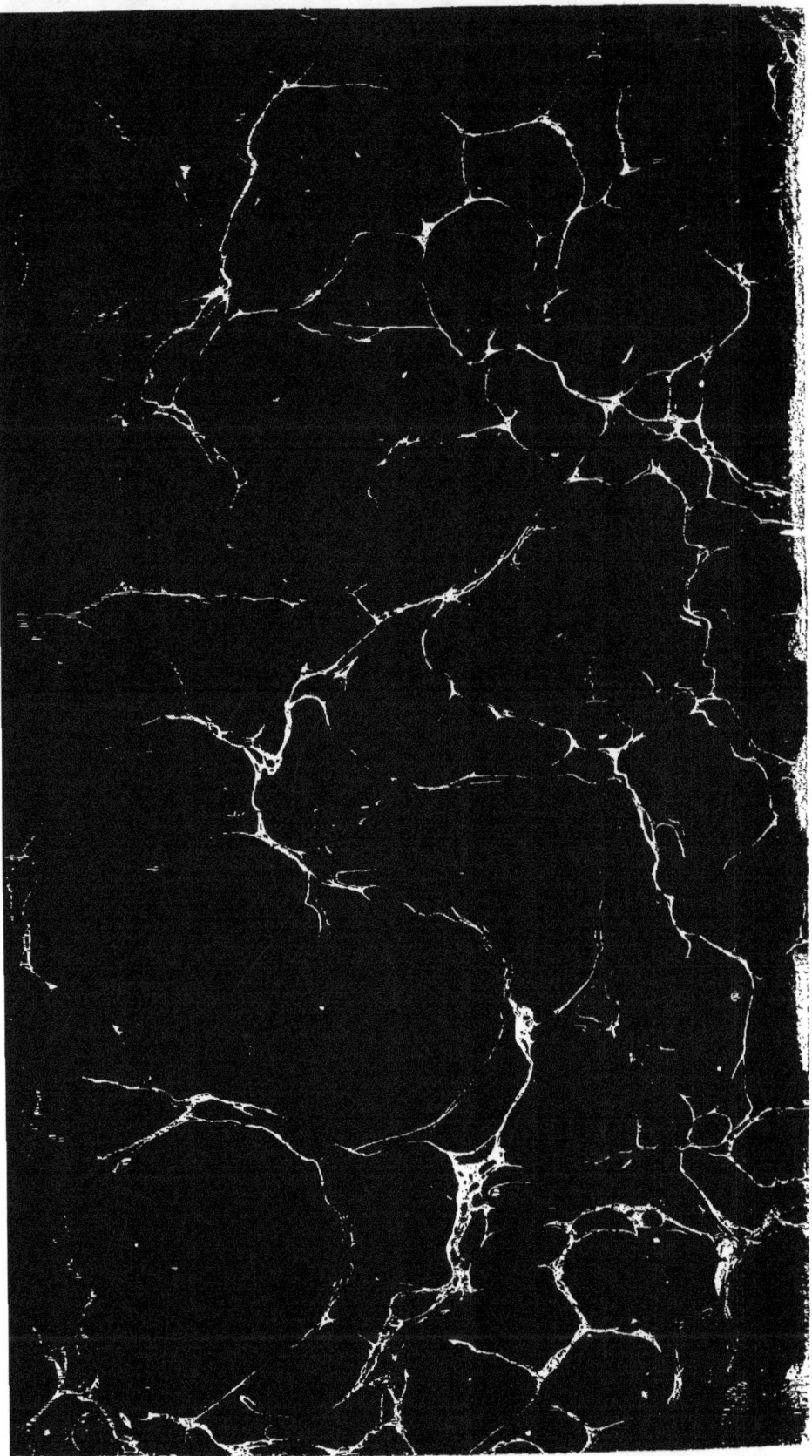

ACOUSTIQUE BIOLOGIQUE

PHÉNOMÈNES PHYSIQUES

DE LA PHONATION

ET DE L'AUDITION

PARIS. — IMPRIMERIE DE E. MARTINET, RUE MIGNON, 2.

ACOUSTIQUE BIOLOGIQUE

PHÉNOMÈNES PHYSIQUES

DE LA PHONATION

ET DE L'AUDITION

PAR

J. GAVARRET

PROFESSEUR DE LA FACULTÉ DE MÉDECINE DE PARIS
MEMBRE DE L'ACADÉMIE DE MÉDECINE

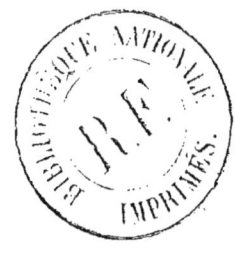

Avec 100 figures dans le texte

PARIS

G. MASSON, ÉDITEUR

LIBRAIRE DE L'ACADÉMIE DE MÉDECINE

BOULEVARD SAINT GERMAIN, EN FACE DE L'ÉCOLE DE MÉDECINE

--

M DCCC LXXVII

AVANT-PROPOS

———

Montrer comment une notion nette et précise du mécanisme de la *Phonation* et de l'*Audition* peut être déduite des lois de l'acoustique et de la constitution anatomique des organes de la respiration et de l'oreille, tel est le but que nous nous sommes proposé dans nos leçons du premier semestre de la présente année scolaire. La publication que nous offrons aujourd'hui aux élèves de nos écoles est consacrée à l'étude de cette importante question de *Physique biologique*. Sans nous écarter un instant de la voie expérimentale, ni de la forme élémentaire, nous nous sommes efforcé de tenir cette monographie au courant de la science.

Dans les trois premiers chapitres, nous nous occupons : — Du mode de génération et de propagation de l'onde sonore ; — De la vitesse de propagation, de la réflexion et de la réfraction du son ; — Des qualités du son, des intervalles musicaux, de la formation de l'échelle musicale,

de la gamme et de la série des sons harmoniques;
— Des modes de vibration des corps gazeux, solides
et liquides, et des diverses formes du mouvement
vibratoire.

Quelle que soit leur importance, ces notions ne
sauraient fournir la solution des nombreux problèmes soulevés par la théorie physique de la Phonation et de l'Audition.

Nous étudions dans le quatrième chapitre :
— Les effets de la superposition des mouvements vibratoires et les phénomènes d'interférence
des sons; — La faculté d'analyse de l'oreille; — Le
classement des sensations auditives en sons simples,
sons composés et sons complexes.

Le cinquième chapitre traite de l'analyse des
sons par le phénomène de l'influence et par
l'oreille.

Le sixième chapitre est consacré à la recherche
des véritables causes du timbre des sons musicaux.

Le septième et le huitième chapitre contiennent :
— le premier, une étude des phénomènes physiques
de la Phonation; — le second, une étude des phénomènes physiques de l'Audition.

L'acoustique relève à la fois de la physique expérimentale et de la mécanique. Fidèle à la méthode
que nous avons constamment suivie dans notre

enseignement, nous nous sommes exclusivement appuyé, dans notre étude de la Phonation et de l'Audition, sur des considérations et des principes empruntés aux recherches de physique expérimentale. Mais nous n'avons pas dû nous priver des intéressantes et précieuses notions fournies par les travaux des géomètres. Nous avons consacré une série de *notes complémentaires* au développement de théories mathématiques et aussi à l'exposition de recherches expérimentales qui auraient difficilement trouvé place dans le cours de l'ouvrage.

J. GAVARRET.

DE LA PHONATION

ET DE L'AUDITION

NOTIONS PRÉLIMINAIRES

Quel que soit son état physique, tout corps est un agrégat de molécules maintenues en équilibre et en contact apparent par des actions intérieures et extérieures. Cette constitution de la matière peut, seule, rendre compte des effets de la chaleur et des propriétés générales des solides, des liquides et des gaz. — Sous l'influence d'un choc extérieur, tout corps éprouve un changement de forme ; ses molécules se rapprochent, s'écartent ou glissent les unes sur les autres. Si les limites de l'élasticité ne sont pas dépassées, la déformation n'est que momentanée ; dès que la cause extérieure cesse d'agir, les molécules reprennent leurs positions primitives, en exécutant, autour de ces positions, des oscillations isochrones, dont l'amplitude est rendue graduellement décrois-

sante par la perte de force vive qui résulte de la
communication du mouvement au milieu ambiant.
Transmis à l'organe de l'ouïe par l'air ou par tout
autre milieu à la fois compressible et élastique, ce
mouvement vibratoire, lorsqu'il est *assez rapide*,
produit une impression sur les ramifications du nerf
acoustique et excite une sensation particulière appelée *son*. — L'*acoustique* est la partie de la physique qui s'occupe de la comparaison des sons, de
l'étude de leurs diverses qualités, de la recherche
des lois, de leur production et de leur propagation.

Le mouvement vibratoire des corps solides, au
moment où ils rendent un son, est facile à démontrer.

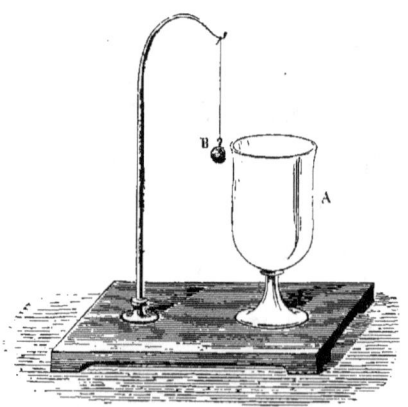

Figure 1.

— Soit A (fig. 1) une cloche de verre qu'on ébranle
avec un archet enduit de colophane ; aussitôt un son

est rendu. Si l'on approche alors une petite balle
d'ivoire B des bords de la cloche, cette balle s'agite
sous l'influence de chocs que l'on entend distinctement ; ces chocs se reproduisent périodiquement et
avec une intensité graduellement décroissante, aussi
longtemps que la cloche continue à résonner. —
On peut, dans cette expérience, remplacer la petite balle suspendue par une petite vis tournant
dans un écrou fixe ; les chocs se produisent, bien
que la pointe de la vis soit maintenue à une distance
appréciable et même notable de la cloche. Ainsi
modifiée, l'expérience permet de mesurer approximativement l'amplitude du mouvement vibratoire
de la cloche.

Entre deux points fixes A, B (fig. 2), et sur une
planche peinte en noir, tendons une corde métal-

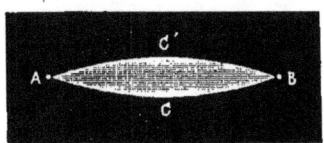

Figure 2.

lique. Saisissons la corde en son milieu, écartons-la
de sa position d'équilibre et abandonnons-la à elle-
même. Un son est produit et la corde prend un as-
pect fusiforme ; elle semble fortement renflée dans
sa partie médiane CC'. Cette déformation apparente
de la corde est à la fois l'indice et le résultat de son

mouvement vibratoire. — Écartée de sa position rectiligne, elle prend d'abord la forme ACB; abandonnée à elle-même, elle est ramenée par la *tension* à sa position primitive qu'elle dépasse en vertu de la vitesse acquise, et prend la forme symétrique AC'B. Puis elle continue à osciller entre ces positions extrêmes. — L'œil la voit nécessairement et successivement dans toutes les positions intermédiaires; mais, par suite de la rapidité du mouvement et de la persistance des impressions sur la rétine, toutes ces impressions visuelles successives se fondent en une impression unique. La corde se montre ainsi sous la forme d'un fuseau dont le renflement médian décroît en même temps que l'amplitude des vibrations.

Nous n'insisterons pas plus longtemps sur des considérations de cet ordre; nous aurons de fréquentes occasions de démontrer que les corps liquides et gazeux jouent aussi le rôle de corps sonores et que, comme les solides, ils exécutent un mouvement vibratoire, toutes les fois qu'ils rendent un son.

La perception du son suppose un ébranlement du nerf acoustique; il faut donc qu'il existe une série non interrompue de milieux pondérables élastiques entre l'oreille et le corps sonore, pour que le mouvement vibratoire puisse être communiqué à l'organe de l'ouïe. — Une expérience bien simple montre que les vibrations d'un corps élastique placé *dans un espace vide* ne s'accompagnent d'aucune sensation auditive. — Sur le plateau d'une machine pneumatique (fig. 3), on place un épais coussinet de ouate

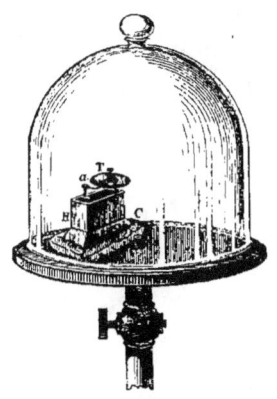

Figure 3.

qui amortit les chocs et éteint tout mouvement vibratoire; sur ce coussinet on dépose une forte sonnerie BC dont le timbre T est frappé par un marteau *a* mis en mouvement par un mécanisme d'horlogerie, et l'on recouvre le tout d'une cloche. Tant que l'air n'est pas raréfié, le son rendu par le timbre est nettement entendu au dehors. Mais, du moment que les pistons de la machine sont mis en jeu, le son s'affaiblit graduellement à mesure que la densité du gaz diminue dans la cloche; il s'éteint complétement lorsque le vide est poussé aussi loin que possible. Si alors on laisse rentrer l'air, le son renaît, devient graduellement plus fort et reprend son intensité primitive lorsque la tension gazeuse est la même à l'intérieur qu'à l'extérieur de la cloche.

On peut varier cette expérience en remplaçant le timbre par une clochette S (fig. 4) suspendue, par un fil fin et sans élasticité, dans un ballon de verre dont la douille métallique A est munie d'un robi-

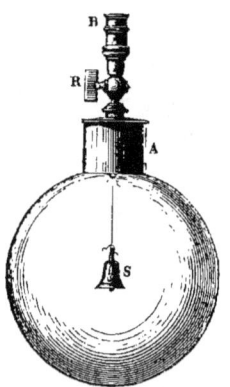

Figure 4.

net R et d'un ajutage B qui peut s'adapter à une machine pneumatique. Il suffit d'agiter le ballon pour faire résonner la clochette dont le son est très-nettement entendu, même quand le robinet est fermé. Mais, du moment que le vide est fait, on a beau agiter l'appareil, on n'entend plus rien, bien que les chocs du battant contre les parois de la clo-chette soient vus distinctement. Le son se reproduit dès que l'on permet à l'air de rentrer dans le ballon; très-faible d'abord, son intensité croît graduellement à mesure que la quantité d'air introduite augmente.

De cette nécessité d'une continuité de milieux pondérables élastiques entre l'organe de l'ouïe et le lieu de l'ébranlement, il résulte que les bruits les plus violents produits à la surface de la terre ne peuvent pas franchir les limites de notre atmosphère. Réciproquement l'oreille ne peut rien nous apprendre des phénomènes accomplis dans les profondeurs des espaces célestes qui restent *silencieux*, *muets* pour nous. C'est seulement par l'organe de la vue que l'homme pourrait être averti de la collision de deux astres et connaître les effets de cet effroyable ébranlement.

Tous les gaz et même les vapeurs saturées peuvent, aussi bien que l'air, transmettre efficacement le mouvement vibratoire générateur du son. En opérant dans des gaz de densités différentes ou dans des masses d'air à des degrés différents de condensation, on s'assure facilement que, pour un même ébranlement, l'intensité du son produit décroît avec la densité du milieu gazeux ambiant. — Ainsi, dans l'hydrogène, les sons sont faibles; on peut le constater en remplissant d'hydrogène le ballon de la figure 4. Pilâtre Desrosiers, ayant aspiré de grandes quantités d'hydrogène, trouva que sa voix était faible et nasillarde. — On comprend ainsi pourquoi, à mesure qu'on s'élève dans l'atmosphère, un même ébranlement produit un son de plus en plus faible. Au sommet du mont Blanc, la détonation d'un coup de fusil s'accompagne d'un bruit dont l'intensité ne dépasse pas celle d'un coup de pistolet au pied de la montagne. Dans sa célèbre ascension aérostatique, Gay-Lussac constata qu'à sept mille mètres d'altitude, dans un air très-raréfié, l'intensité de sa voix était très-faible.

Dans les travaux de siége, le mineur, qui creuse une galerie, entend les coups de pioche du mineur qu'on lui oppose, et juge ainsi de la direction et des progrès du travail de son ennemi. — Dans les vastes solitudes de l'Amérique, l'Indien applique son oreille contre la terre pour entendre le bruit des pas d'un ennemi à grande distance. — Les plus légers chocs de la tête d'une épingle contre l'extrémité d'une longue poutre de sapin sont très-nettement perçus par un observateur dont l'oreille est appliquée contre l'extrémité opposée. — Sa tête étant immergée dans l'eau, Franklin entendait, à la distance d'un demi-mille, le choc de deux pierres plongées dans l'eau du fleuve. — Les poissons et les plongeurs entendent très-nettement les bruits produits dans l'eau et sur le rivage. — Les solides et les liquides transmettent donc, comme les gaz, les mouvements vibratoires des corps élastiques.

La sensation auditive, le son, est la réaction propre,

caractéristique de l'oreille sous l'influence d'une cause extérieure d'excitation. — Qu'elle traduise les grondements sourds et lointains ou les éclats déchirants du tonnerre, les mugissements d'une mer en furie, le fracas de l'ouragan, de la tempête ou de l'avalanche, les doux et harmonieux accords de la flûte, les accents pénétrants de la voix humaine, ou les puissantes harmonies d'un grand orchestre, la sensation auditive, dans ses infinies variétés, est toujours produite par une même cause première, la vibration d'un corps élastique. — Par l'organe de la vision, nous sentons les vibrations de la matière *impondérée*, de l'*Éther*. — Par l'organe de l'ouïe, nous sentons les vibrations de la matière *pondérée*.

Les sons, ou sensations auditives, sont distingués en *bruits* et *sons musicaux*. — Le roulement d'une voiture sur le pavé, le grondement d'une chute d'eau, le cliquetis des pièces métalliques d'une armure ou d'une masse de cailloux tombant d'une voiture sur le sol, etc., etc., sont rangés parmi les *bruits*. — Nous reconnaissons comme *sons musicaux* les sensations produites par les divers instruments de musique. — Il est difficile d'assigner la limite exacte à laquelle le son cesse d'être *musical* pour constituer un *bruit;* il est cependant un caractère fondamental qui permet de distinguer ces deux ordres de sensations auditives.

Le son musical nous apparaît comme un phénomène calme, régulier, qui n'éprouve aucune variation dans ses éléments constituants ; la sensation
qu'il excite est régulière, continue, et n'a rien de
heurté pendant sa durée.

Le bruit, au contraire, se compose d'une rapide
succession de sensations auditives différentes. Ce
caractère de discontinuité, d'irrégularité, de sac-
cades, de sonorités différentes se superposant et
se succédant sans ordre, n'a pas la même netteté
dans tous les cas. Évident dans le roulement d'une
voiture sur le pavé, il est moins prononcé dans le
grondement des flots de la mer, dans le murmure
d'un ruisseau ; il s'affaiblit encore plus dans le long
gémissement du vent, composé d'une série de sons
dont le ton s'élève et s'abaisse lentement, par
nuances parfois insensibles. — Nous montrerons
plus tard comment les *résonnateurs* permettent d'a-
nalyser les divers bruits, de les décomposer en sonorités distinctes. — On peut, d'ailleurs, composer un
véritable bruit par la superposition de sons tous
individuellement musicaux ; par exemple, en soule-
vant les étouffoirs d'un piano et en frappant à la fois
toutes les touches comprises dans l'étendue d'une
ou de deux octaves.

La discontinuité et l'irrégularité, caractères essentiels du bruit, se retrouvent dans le mouvement,
cause première de la sensation auditive. — Par

contre, quelque forme qu'il affecte, le mouvement vibratoire, correspondant au son musical, est toujours régulièrement périodique. Nous pouvons donc, avec M. Helmholtz, poser les principes suivants :

La sensation du son musical est causée par des mouvements rapides et régulièrement périodiques d'un corps élastique ; la sensation du bruit par des mouvements non périodiques.

Au point de vue des relations de l'homme avec le monde ambiant, les phénomènes sonores prennent une immense importance. C'est par l'intermédiaire du son que l'homme entre en communication réglée et suivie avec ses semblables. — La *parole* est le plus haut attribut, le plus puissant moyen d'action de l'homme ; l'étude de l'acoustique nous permettra de pénétrer le mécanisme par lequel l'homme parvient à donner à sa pensée une forme précise, saisissable, à la traduire en paroles. — Cette étude nous montrera aussi comment, et par quel mécanisme l'homme parvient à saisir, dans ses infinies variétés, les paroles émises par ses semblables, à connaître leurs pensées. — L'étude de l'acoustique nous apparaît ainsi comme un des chapitres les plus importants de la physique *biologique ;* seule, elle peut nous donner la clef de deux grandes fonctions de relation : la *Phonation* et l'*Audition*.

CHAPITRE PREMIER

MODE DE PROPAGATION DU SON. — VITESSE DE PROPAGATION DU
SON. — RÉFLEXION DU SON, ÉCHO. — RÉFRACTION DU SON.

Le mode de communication du mouvement vibratoire du corps sonore au milieu ambiant est indépendant de la nature et de l'état physique de ce
milieu; pour fixer les idées, analysons ce qui se
passe dans un tuyau cylindrique plein d'air et ouvert par les deux bouts. La colonne d'air peut-être
décomposée en une série de couches gazeuses perpendiculaires à l'axe du tuyau, de même épaisseur,
de même densité et parfaitement élastiques.

Exerçons une compression brusque, instantanée,
sur une des extrémités de la colonne aérienne
contenue dans ce tuyau. — La première couche
comprimée réagit sur la seconde, lui transmet la
compression et reprend immédiatement son état
d'équilibre primitif; la deuxième couche se comporte
de la même manière avec la troisième; la troisième
avec la suivante, etc., etc. Le mouvement de compression se propage ainsi de couche en couche, tout
le long du tuyau, laissant derrière lui les couches

gazeuses au repos à mesure qu'il en envahit une nouvelle. La vitesse de propagation de la condensation est évidemment uniforme ; elle varie avec la nature du milieu élastique sur lequel on opère. A un moment donné, il n'y a jamais dans le tuyau qu'*une seule* couche gazeuse *comprimée ;* la distance de cette couche comprimée à l'extrémité du tuyau, au lieu d'origine de l'ébranlement, est égale au produit de la vitesse de propagation du mouvement de condensation par le temps écoulé depuis le moment où la compression instantanée a été exercée. — Des compressions successives se propageraient donc dans le même sens à travers la colonne aérienne, indépendamment les unes des autres, sans se gêner mutuellement, puisque chacune d'elles, au moment où elle envahirait une couche gazeuse, la trouverait à l'état de repos.

Si donc la compression exercée à l'une des extrémités du tuyau est, au bout d'un temps déterminé, ressentie à l'autre extrémité, le phénomène n'est pas dû à un *transport de matière*, mais à une simple *transmission de mouvement*, conséquence forcée de l'élasticité du milieu qui sert de véhicule à l'ébranlement. — Tout se passe comme dans une série de billes d'ivoire de même diamètre et en contact (fig. 5). — La première bille A est écartée de la verticale et abandonnée à elle-même ; elle tombe, choque le système et reste en repos ; les billes intermédiaires n'exécutent aucun mouvement appréciable ; la dernière bille C est *seule* projetée en avant, comme si elle avait été frappée directement. Cet effet s'ex-

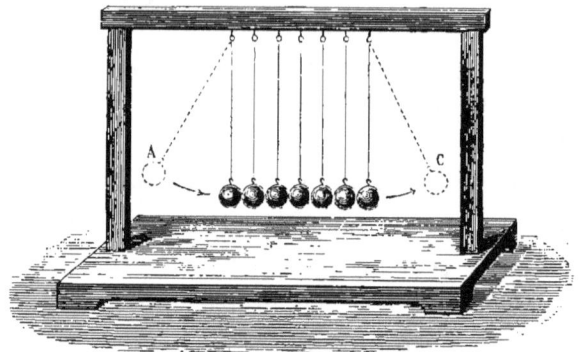

Figure 5.

plique par une série rapide de chocs successifs. La première bille heurtée transmet l'impulsion du choc à la deuxième, celle-ci à la troisième et ainsi de suite, jusqu'à la dernière qui seule peut lui obéir et se déplacer.

Si, au lieu d'une compression, on produit une dilatation brusque, instantanée, à l'une des extrémités du tuyau, cette dilatation se propage de la même manière, à travers la colonne gazeuse, passant successivement de couche en couche et laissant, derrière elle, toutes les couches au repos à mesure qu'elle en envahit une nouvelle. Dans ce cas donc, à un moment donné, il n'y a dans toute l'étendue du tuyau

qu'*une seule* couche *dilatée*, dont la distance au lieu
d'origine de l'ébranlement est égale au produit de
la vitesse de propagation du mouvement de dilatation dans le milieu élastique par le temps écoulé
depuis le moment de la production de la dilatation
instantanée. Il est évident, d'ailleurs, que des dilatations instantanées et successives se propageraient
dans le même sens, à travers la colonne gazeuse, indépendamment les unes des autres.

Enfin, dans le cas où l'on produirait à l'extrémité
du tuyau une série de condensations et de dilatations
instantanées et alternatives, ces mouvements de condensation et de dilatation se propageraient nécessairement, dans la colonne gazeuse, indépendamment
les uns des autres et conserveraient leur ordre de
succession. Nous savons, en effet, que par cela seul
que les couches gazeuses successives ont même volume et même densité, chacune d'elles transmet à
la suivante, *sans affaiblissement*, la compression ou
la dilatation qu'elle a subie, et reprend instantanément son état d'équilibre primitif.

Génération de l'onde sonore. — Cela posé,
faisons vibrer (fig. 6) une lame élastique L en face
de l'une des extrémités du tuyau. Nous savons
que ses vibrations sont isochrones, qu'en outre
le mouvement de la lame est *accéléré* pendant la
première moitié et *retardé* pendant la seconde

moitié de chaque vibration simple (1). Il est évident, en outre, que chaque vibration simple qui
ramène la lame vers l'orifice du tuyau de L' en L″
exerce, sur la première couche d'air X, une série de

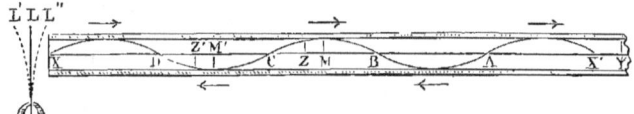

Figure 6.

condensations d'intensité *croissante* pendant la première moitié, *décroissante* pendant la seconde moitié
de sa durée. Au contraire, chaque vibration simple
qui *éloigne* la lame de l'orifice du tuyau de L″ en L'
exerce, sur cette première couche d'air X, une série
de *dilatations* d'intensité *croissante* pendant la première moitié, et *décroissante* pendant la seconde
moitié de sa durée. Cette couche gazeuse extrême X
se trouve donc ainsi soumise à des périodes, de même

---

(1) Pendant toute la durée du mouvement vibratoire, la lame se
meut entre deux positions extrêmes L' L″, également écartées de
la position médiane L, d'équilibre primitif. — La vibration *simple*
représente le mouvement exécuté par la lame pour passer de l'une
à l'autre de ces positions extrêmes. — La vibration *double* ou *complète*
représente le mouvement exécuté par la lame pour revenir à la
position extrême d'où elle est partie. — Dans le premier cas, la lame
passe *une seule fois* par la position médiane d'équilibre ; dans le
second cas, elle passe *deux fois* par cette position médiane ; la
durée de la vibration complète est nécessairement *double* de celle
de la vibration simple. La vitesse de ce mouvement vibratoire
est évidemment *nulle* au moment où la lame atteint l'une des
deux positions extrêmes de son excursion, *maximum* au moment
où elle passe par la position médiane d'équilibre primitif.

durée et régulièrement alternatives, de condensation et de dilatation dont les variations d'intensité sont soumises aux mêmes lois.

D'après ce que nous avons établi plus haut, ces condensations et ces dilatations se propagent dans la colonne d'air indépendamment les unes des autres et avec une vitesse commune. A la fin de chaque vibration simple de L' en L'' qui ramène la lame vers l'orifice du tuyau, la première couche d'air X a reçu de cette lame une série de condensations qui se sont réparties sur autant de couches gazeuses successives et distinctes. L'ensemble de ces couches comprimées occupe une longeur *déterminée* de la colonne aérienne et prend le nom d'*onde condensante*. L'état de condensation de chacune de ces couches gazeuses représente exactement l'intensité du choc produit par la lame élastique au moment de son passage par une position *déterminée* de la vibration simple. Le *maximum* de condensation existe nécessairement dans la couche *médiane* de l'onde dont l'état représente le choc produit par la lame au moment de sa plus grande vitesse, à son passage par sa position primitive L d'équilibre. A partir de cette couche médiane, les condensations diminuent graduellement et régulièrement de chaque côté de l'onde jusqu'aux couches extrêmes dont la condensation est évidemment *nulle*, puisque leur état doit représenter le choc produit par la lame au moment où elle at-

teint les extrémités de sa course ; or ce choc est nécessairement *nul*, car aux limites extrêmes de chaque
vibration simple la vitesse de la lame est *nulle*. —
Les couches gazeuses de l'onde condensante sont, en
outre, animées de vitesses de même sens, dont l'intensité, comme celle des condensations, est *décroissante* de la couche médiane aux couches extrêmes,
où elle est *nulle*.

Pendant toute la durée de la vibration simple de
L″ en L′, qui éloigne la lame élastique de l'orifice du
tuyau, la première couche d'air X éprouve une série
de dilatations d'intensité *croissante* pendant la première moitié et *décroissante* pendant la seconde
moitié de la vibration. Ces dilatations se propagent
de couche en couche comme les condensations ; à la
fin de cette vibration simple, elles sont distribuées sur
autant de couches distinctes, dont l'ensemble occupe une longueur *déterminée* et prend le nom d'*onde
dilatante*. Il en est, d'ailleurs, de ces dilatations
comme des condensations ; *nulle* aux extrémités de
l'onde, leur intensité croît à mesure qu'on se rapproche de la couche *médiane* où elle atteint son
maximum. — Dans toute l'étendue de l'onde dilatante les couches gazeuses sont animées de vitesses
de même sens, dont l'intensité varie suivant les
mêmes lois que celle des dilatations. — Il est, d'ailleurs, évident que ces vitesses sont de sens contraires
dans l'onde condensante et dans l'onde dilatante.

Ces condensations et ces dilatations, une fois produites, se propagent dans la masse gazeuse du tuyau, à la suite les unes des autres, avec une vitesse commune, et par suite conservent leurs rapports de position déterminés par le mouvement vibratoire de la lame élastique. Comme, d'ailleurs, les vibrations de cette lame se succèdent sans interruption, une onde condensante est immédiatement suivie d'une onde dilatante, celle-ci d'une nouvelle onde condensante, et ainsi régulièrement tant que dure le mouvement vibratoire de la lame élastique. De plus, ces ondes successives, alternativement et périodiquement condensantes et dilatantes, se confondent nécessairement par leurs extrémités qui, nous l'avons déjà dit, ne sont ni condensées ni dilatées, et ne sont animées d'aucune vitesse.

A chaque vibration *simple* de la lame élastique correspond une onde *simple* condensante ou dilatante. A chaque vibration *complète* de la lame correspond une onde *complète* aussi, nécessairement composée d'une onde *simple* condensante et d'une onde *simple* dilatante.

La figure 6 reproduit l'état de la colonne d'air du tuyau lorsque la lame élastique L a accompli *cinq* vibrations *simples*. Il s'est produit ainsi *cinq* ondes sonores *simples*, de même longueur, placées bout à bout, alternativement condensantes et dilatantes, représentées par une courbe continue qui coupe

l'axe du tuyau aux points X, D, C, B, A, X'. Les portions de cette courbe situées au-dessus de l'axe correspondent aux *trois* ondes simples condensantes;
les portions situées au-dessous figurent les *deux* ondes
simples dilatantes.

Des flèches indiquent le sens des vitesses de chacune des couches gazeuses. De même sens dans les
ondes simples de même nature, ces vitesses sont de
sens inverse dans les ondes condensantes et dans
les ondes dilatantes. Ces vitesses, d'ailleurs, n'impriment jamais que de très-faibles déplacements aux
couches gazeuses.

Considérons une onde condensante CB. L'ordonnée menée en un point quelconque Z, perpendiculairement à l'axe, est proportionnelle à la condensation subie en ce point par la couche gazeuse
correspondante, et aussi à la vitesse dont cette
couche est animée. Cette ordonnée représente donc
à la fois la *condensation élémentaire* et la *vitesse élémentaire* transmise à la couche Z. Ainsi que l'indique la forme de la courbe, l'intensité de cette *condensation* et de cette *vitesse élémentaires* est *nulle*
dans les couches C et B qui marquent les extrémités
de l'onde, prend des valeurs régulièrement croissantes à mesure que la couche considérée se rapproche du milieu de l'onde, atteint son *maximum*
dans la couche médiane M.

Dans l'onde dilatante CD, une ordonnée quel-

conque Z' représente également la *dilatation élé-*
mentaire et la *vitesse élémentaire* de la couche gazeuse correspondante. D'ailleurs, la distribution des
dilatations et des *vitesses élémentaires* dans les couches de l'onde dilatante est exactement la même que
celle des *condensations* et des *vitesses élémentaires*
dans l'onde condensante.

Dans l'intérieur du tuyau, prenons une couche
d'air Y. Au bout d'un temps qui dépend de la distance XY, l'extrémité de la première onde arrive
en Y. A partir de ce moment et tant que sera maintenu le mouvement vibratoire de la lame élastique L,
cette couche d'air Y sera traversée par une série
d'ondes alternativement condensantes et dilatantes.
Cela revient à dire que, pendant tout ce temps, cette
couche d'air Y sera maintenue dans un état continuel de vibration qui la fera passer successivement
par les états de *condensation*, de *dilatation* et de
vitesse élémentaires représentés par les ordonnées de
la courbe sinueuse XX'.

Puisque les vibrations de la lame élastique L
sont isochrones, les ondes condensantes XD, CB, AX'
et les ondes dilatantes DC, BA, ont nécessairement
une même longueur, évidemment égale au produit
de la durée d'une vibration simple de la lame par la
vitesse de propagation du mouvement ondulatoire
dans la masse d'air du tuyau. D'où il résulte que l'ensemble des ondes simples ainsi produites dans

l'espace d'*une seconde* occupe, dans le tuyau, une longueur égale à la vitesse de propagation du mouvement ondulatoire, c'est-à-dire à la *vitesse de propagation du son dans l'air*. — Si donc nous appelons λ la longueur d'une onde simple, condensante ou dilatante, *v* la vitesse de propagation du son, *t* la durée d'une vibration simple de la lame élastique L, *n* le nombre de vibrations simples exécutées par la lame en *une seconde*, nous avons nécessairement, entre ces quantités, les relations suivantes :

$$\lambda = vt. \quad v = n\lambda$$

Lorsque, au lieu de se produire à l'origine d'un tuyau cylindrique, le mouvement vibratoire s'effectue en plein air, dans une masse gazeuse indéfinie dans tous les sens, les ébranlements se propagent évidemment avec une vitesse constante dans toutes les directions. Il en résulte la production d'ondes *sphériques* de même longueur, alternativement condensantes et dilatantes ; en d'autres termes, les mouvements de condensation et de dilatation envahissent successivement des couches d'air sphériques de même épaisseur, dont le centre commun est le centre d'ébranlement lui-même. Évidemment, la masse d'air constituante de ces couches sphériques d'épaisseur constante, auxquelles se distribuent les ébranlements élémentaires du mouvement vibratoire, augmente *proportionnellement* à la *surface* ou au *carré* du rayon de courbure de ces couches gazeuses. Il en résulte que l'intensité des ébranlements communiqués à chacun des éléments de même étendue, et par suite de même masse, en lesquels se décomposent ces couches gazeuses, est en *raison inverse* de leur *surface* ou du *carré* de leur rayon de courbure. La théorie s'accorde donc avec l'expérience pour démontrer qu'en plein air, l'intensité du son perçu, traduction fidèle de l'intensité de l'ébranlement déterminé dans les ramifications du nerf acoustique par le mouvement du milieu ambiant, dépend de la distance qui sépare l'organe de l'audition du centre du mouvement vibratoire, varie en *raison inverse* du carré de cette distance.

Période. — Phase. — La période du mouvement vibratoire d'une lame élastique est le temps T que cette lame met à exécuter une vibration complète ou à revenir à son point de départ. La longueur l de l'onde complète ainsi déterminée dans l'air ambiant est directement proportionnelle à la durée T de la période et à la vitesse v de propagation de l'ébranlement dans la masse gazeuse; elle est donnée par la relation suivante :

$$l = v\,\mathrm{T}.$$

Deux lames élastiques dont la période de vibration est la même produisent donc dans l'air deux systèmes d'ondes sonores de même longueur. On appelle sons de *même période* les sensations auditives correspondantes à ces deux mouvements ondulatoires de la masse gazeuse.

Dans un système d'ondes sonores AB, BC... (fig. 7), l'ensemble des conditions auxquelles est soumise

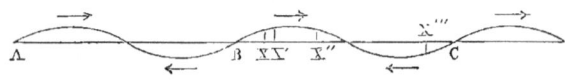

Figure 7.

une tranche gazeuse quelconque X dépend évidemment de sa position dans l'onde complète BC à laquelle elle appartient, ou de sa distance BX à l'origine B de cette onde, ou encore du rapport $\dfrac{BX}{BC}$ de cette distance à la longueur de l'onde complète. Ce rapport $\dfrac{BX}{BC}$ prend la dénomination de *phase* du mouvement vibratoire.

Il est évident que les tranches gazeuses de *phases différentes* X, X', X'', X''' ne sont pas dans des conditions identiques, quoique appartenant à une même onde complète BC. En effet, — les deux tranches X, X' prises dans l'onde condensante sont toutes les deux condensées et animées de vitesses de même sens; — mais la condensation et la vitesse élémentaires de la tranche X' sont plus considérables que celles de la tranche X. — Les deux tranches X, X″ de l'onde condensante sont choisies de manière que leurs condensations élémentaires soient égales et que leurs vitesses élémentaires soient égales et de même sens; mais par le fait de la continuation du mouvement vibratoire, la condensation et la vitesse élémentaires suivent une marche *décroissante* sur la tranche X et une marche *croissante* sur la tranche X″. — La différence des conditions des deux tranches X, X‴ est évidente et plus considérable; la tranche X est comprimée tandis que la tranche X‴ est dilatée, et les vitesses élémentaires de ces deux tranches sont de sens contraires.

La distance BX d'une tranche quelconque X à l'origine de l'onde complète BC peut varier entre *zéro* et la longueur BC de l'onde. La valeur de la phase $\dfrac{BX}{BC}$ peut donc varier entre *zéro* et l'*unité*.

Cela posé, prenons, dans le système d'ondes AB, BC..., deux tranches gazeuses M, M′ (fig. 8), séparées

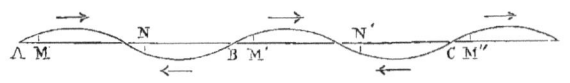

Figure 8.

par un intervalle égal à la longueur d'une onde complète AB. Les deux distances AM, BM′ sont nécessairement égales; ces deux couches, appartenant à des ondes différentes, sont donc de *même phase*, sont dans des conditions identiques. — Il en est de même des deux tranches N, N' séparées par une longueur d'onde complète. — Les deux tranches M, M'' séparées par deux longueurs d'onde complète sont aussi évidemment de *même phase* et dans des conditions identiques. — Donc, en général, deux tranches séparées par un nombre *entier* d'ondes complètes ou par un nombre *pair* d'ondes simples sont de même phase et dans des conditions identiques. — Il en résulte que deux systèmes d'ondes sonores, de même période, qui se propagent dans le même sens et dans des directions sensiblement parallèles, sont *concordantes* et se superposent exactement dans toutes leur étendue, quand ils se rencontrent, en un point déterminé, par des tranches gazeuses de *même phase*.

Mais les tranches M, N', aussi bien que les tranches N', M'', ne sont pas de *même phase ;* la distance des deux tranches est, dans le premier cas, plus grande, et, dans le second cas, plus petite qu'une longueur d'onde complète. Une simple inspection de la figure montre que les conditions de densité et de vitesse ne sont les mêmes ni pour les deux tranches M, N', ni pour les deux tranches N', M''. — En général, deux tranches séparées par un intervalle *supérieur* ou *inférieur* à un nombre *entier* d'ondes complètes ou à un nombre *pair* d'ondes simples sont de *phases différentes*, et ne sont pas dans des conditions identiques. — Deux systèmes d'ondes sonores de même période, de même sens et sensiblement parallèles, qui se rencontrent, en un point déterminé, par des tranches gazeuses de *phases différentes*, ne se superposent pas exactement dans leur mouvement de propagation.

Vitesse de propagation du son. — Lorsqu'un ébranlement est subitement produit dans un point déterminé de l'atmosphère par la détonation d'une arme à feu, par exemple, le bruit qui en résulte n'est pas entendu en même temps par des observateurs placés à des distances différentes du centre d'ébranlement. L'observateur le plus éloigné reçoit, le dernier, l'impression du bruit. Cette expérience journalière s'accorde avec la théorie pour montrer que l'ébranlement sonore se propage de proche en proche et de couche en couche dans la masse du milieu élastique ambiant, de même que les agitations produites en un seul point d'une nappe d'eau tranquille s'étendent graduellement et successivement à tous les points de sa surface.

La détermination de la vitesse de propagation des vibrations sonores dans l'air a beaucoup préoccupé les physiciens et les géomètres. Nous devons nous contenter de donner ici les résultats des expériences directes entreprises dans le but d'élucider cette importante question de physique ; nous donnerons dans la note A l'étude mathématique de cette question (1).

Les premières tentatives de détermination expérimentale de la vitesse de propagation du son dans l'air sont dues au père Mersenne et à Gassendi ; elles furent répétées par les physiciens *dell'Accademia del Cimento*, par Robert Boyle, Bianconi, Flamsteed, Halley, etc., etc. Mais, à cette époque, les difficultés de la question n'étaient pas encore bien comprises et le peu d'exactitude des méthodes employées est nettement accusée par la discordance des résultats obtenus.

Dès les premières années du XVIIIᵉ siècle, cette importante question de physique expérimentale fut agitée dans le sein de l'Académie des sciences de Paris. En 1738 (2), une commission composée de Lacaille, Meraldi, Cassini de Thury, fut chargée d'exécuter, aux environs de Paris, de nouvelles expériences. Ces académiciens s'adjoignirent plusieurs aides et choisirent, pour stations d'observation, la tour de Montlhéry, la pyramide de Montmartre, le moulin de Fontenay-aux-Bois, Dammartin et le château de Lay. Un coup de canon était tiré à l'une de ces stations, et l'on comptait aux autres stations le

---

(1) Voir la note A, art. 1ᵉʳ, § 1ᵉʳ, pour les formules de la vitesse de propagation du son dans l'air sec et humide.

(2) *Mémoires de l'Académie des sciences*, 1738, page 128.

temps qui s'écoulait entre l'apparition de la lumière et l'instant où le bruit de la détonation était entendu.

La lumière se transmet avec une telle vitesse (298 000 kilomètres par seconde) que, sans erreur appréciable, on pouvait prendre le moment de la perception du feu du canon pour celui de l'explosion elle-même. Dès lors, il suffisait de diviser la distance préalablement mesurée de deux stations par le nombre de secondes écoulées entre la perception de la lumière et celle du bruit de la détonation, pour obtenir la *vitesse moyenne* de propagation des ondulations sonores. Mais le vent, en entraînant la masse d'air dans laquelle ces vibrations sont transmises, doit exercer sur leur vitesse de propagation une influence qui dépend de sa direction.

Pour se mettre à l'abri de cette dernière cause d'erreur, les académiciens de Paris eurent recours à la méthode des *coups réciproques ;* au même moment ou du moins à des intervalles très-rapprochés, on tirait un coup de canon dans deux stations, et l'on comptait, dans chacune d'elles, le temps que le bruit de l'explosion de la station opposée mettait à arriver. L'influence du vent sur les deux transmissions se traduisait nécessairement par des effets inverses ; la moyenne des résultats représentait la vitesse du son dans une atmosphère parfaitement *tranquille.* — Ces observations furent naturellement faites *la nuit*.

Malheureusement, les déterminations thermomé-triques laissent beaucoup à désirer, et l'état hygro-métrique de l'atmosphère n'est même pas indiqué; il est donc impossible de tenir compte de l'influence de la température et de l'humidité atmosphériques dans ces expériences. On peut seulement conclure des renseignements fournis par Cassini que les obser-vations furent faites par une température moyenne de *six* degrés centigrades. Quoique incomplet sous beaucoup de rapports, ce travail enrichit la science de résultats d'une haute importance; il demeura, en effet, établi que :

1° Le mouvement de propagation du son est *uni-forme;* dans des temps égaux, l'ébranlement sonore est transmis à des distances égales. La vitesse de propagation du son peut donc être définie : les rap-port de l'espace parcouru au temps de la transmission, ou la distance à laquelle le son se propage dans *une seconde de temps;*

2° La vitesse de la propagation du son est indépen-dante de la pression atmosphérique, mesurée par la hauteur de la colonne du baromètre ;

3° La vitesse de propagation du son n'est pas sensiblement influencée par un vent qui souffle perpendiculairement à la direction de la transmis-sion;

4° Un vent qui souffle dans le sens de la propaga-tion augmente la vitesse de transmission et l'intensité du son ; un vent contraire affaiblit à la fois la vitesse et l'intensité ;

5° Dans les conditions de température et d'humidité atmosphériques de leurs observations, les académiciens trouvèrent que la vitesse de propagation du son, dans un air calme, est de 173 toises ($337^m,18$) par *seconde* de temps.

Ce travail eut un immense retentissement. L'impulsion était donnée ; de tous côtés on se mit à l'œuvre pour contrôler l'exactitude des résultats obtenus par la commission de l'Académie des sciences. De nouvelles expériences furent faites : dès 1739, par Lacaille et Cassini, à Aigues-Mortes, sur les bords de la mer ; en 1740 et 1744, par La Condamine, à Quito et à Cayenne ; en 1778, par Kœstner, et, en 1791, par Muller, à Gœttingue ; en 1794, par Espinoza et Bauza, à Santiago du Chili. La question fut aussi étudiée expérimentalement, en 1809 et 1811, par Benzenberg, à Dusseldorf et, en 1820, par Goldingham, astronome de Madras. — L'analyse de ces nombreux travaux montre que les méthodes d'observation n'avaient pas fait de progrès sensibles depuis les célèbres expériences de 1738. Plusieurs de ces observateurs ne prirent même pas le soin de réaliser la condition de la *réciprocité* des coups, dont les académiciens français avaient fait ressortir toute l'importance.

Cependant les moyens de mesurer le temps avaient

été perfectionnés : les observations de Bianconi et de Benzenberg montraient que la vitesse de propagation du son est plus grande par les temps chauds que par les temps froids. La théorie indique, en effet, que la vitesse de transmission du mouvement vibratoire varie dans le même sens que la température et l'humidité atmosphériques ; mais, en 1809, la science n'était pas encore en possession des éléments nécessaires pour mesurer, même approximativement, l'influence de ces deux causes accélératrices de la vitesse de propagation de l'ébranlement sonore.

En 1822, à la demande de Laplace, qui venait de compléter fort heureusement la formule mathématique de la vitesse de propagation du mouvement vibratoire dans un milieu gazeux, le Bureau des longitudes chargea une commission de faire de nouvelles expériences sur la transmission du son. Les observations furent faites entre Villejuif et Montlhéry, par Prony, Bouvard, Mathieu, Arago, de Humboldt et Gay-Lussac. La distance des deux stations extrêmes était de 18 613 mètres ; ces observateurs éminents employèrent la méthode des coups de canon *réciproques*, tirés à *cinq* minutes d'intervalle.

La commission constata (1) que, dans les conditions d'humidité atmosphérique ambiante et à la

___

(1) *Annales de chimie et de physique*, 1822, 2ᵉ série, t. XX, p. 210.

température de *seize* degrés centigrades, le son parcourt 340ᵐ,89 par *seconde*, ce qui, toutes corrections
faites, fixe à 330ᵐ, 8 par *seconde* la vitesse de propagation de l'ébranlement sonore dans l'air *tranquille*,
sec et à la température de *zéro*.

Les coups de canon tirés à Montlhéry furent tous
entendus à Villejuif, mais les coups inverses étaient
tellement affaiblis qu'on n'en entendit qu'un petit
nombre. Cette circonstance singulière et restée inex-
pliquée ne permit pas de tenir compte de l'influence
du vent aussi exactement qu'on l'aurait voulu.

L'année suivante, dans les landes d'Utrecht, entre
deux collines séparées par une distance de 17 659ᵐ,3,
Mooll et Van Beeck firent de nouvelles expériences.
Les coups réciproques étaient aussi rapprochés que
possible pour mieux annuler l'influence du vent; ils
étaient tirés à *une seconde* et tout au plus à *deux secondes* d'intervalle. En tenant compte de l'influence
de l'humidité et de la température, les résultats obtenus par ces deux physiciens (1) donnent 332ᵐ,25
par *seconde* pour vitesse de la propagation du son
dans l'air *tranquille*, *sec* et à la température de *zéro*.

Dans toutes ces expériences, les deux stations extrêmes étaient sensiblement au même niveau, et le son

(1) *Bibliothèque universelle de Genève*, 1825, t. XXX, p. 470.

se propageait dans un plan horizontal. En 1844 (1),
MM. Martins et Bravais firent, en Suisse, une série
d'expériences dans le but de rechercher si la vitesse
de propagation du son, dans une direction verticale
ou plus ou moins oblique, conserve la même valeur
que dans un plan parallèle à l'horizon. Ils choisirent,
pour stations d'observation, le sommet de Faulhorn,
haute montagne du canton de Berne, et le village de
Tracht, situé sur les bords du lac de Brienz. La distance oblique de ces deux stations fut trouvée de
9650^m,7 et leur différence de niveau de 2079 mètres.
La ligne parcourue par le son était inclinée de
12° — 26' sur l'horizon. Il résulte de leurs observations que, dans un air *tranquille*, *sec* et à la température de *zéro*, la vitesse de propagation du son est
de 332^m,27 par *seconde*, et que cette vitesse est la
même pour le son *ascendant* et pour le son *descendant*. — Dans ces expériences, l'onde ascendante
passait, à chaque instant, d'un milieu plus dense
dans un milieu moins dense ; les conditions étaient
inverses pour l'onde descendante ; l'égalité constatée
de la vitesse de propagation de ces deux ondes démontre que le changement de densité des couches
successives de l'atmosphère est sans influence appréciable sur la vitesse de transmission du mouvement
vibratoire.

(1) *Annales de chimie et de physique*, 1845, 3e série, t. XIII,
page 5.

Mettant à profit toutes les ressources de la physique moderne, M. V. Regnault a soumis à un nouvel examen toutes les questions relatives à la propagation du son dans les milieux gazeux. Ce travail comprend de très-nombreuses séries d'expériences exécutées de 1862 à 1866 avec l'habileté dont l'éminent physicien a fait preuve dans tous ses travaux (1) ; nous nous bornerons, pour le moment, à en extraire les résultats relatifs à la vitesse de propagation du son dans l'atmosphère. Les observations ont été faites sur le plateau de Satory, près de Versailles ; les coups de canon étaient réciproques, pour annuler l'influence du vent. L'arrivée du bruit était accusée par des membranes tendues qui, en repoussant un petit pendule, interrompaient un circuit électrique. L'instant du coup de feu et l'arrivée du son sur la membrane étaient enregistrés par un télégraphe Morse sur une bande de papier recouverte de noir de fumée. Sur la même bande, un pendule électrique marquait la *seconde*, à côté d'une pointe fixée à un diapason vibrant, qui traçait les *centièmes de seconde*.

Au point de départ, les ébranlements produits par le coup de canon ont une très-grande intensité ; ils s'affaiblissent rapidement pendant leur propagation sphérique dans l'espace. Incontestablement encore,

(1) *Mémoires de l'Académie des sciences*, 1868, t. XXXVII, p. 1.

au moment de la détonation, les couches d'air les plus voisines cèdent à un mouvement de translation qui augmente la vitesse de propagation. Par suite de ce transport et de sa grande intensité, le son marche plus vite, surtout suivant la ligne du tir, dans les premières parties de son parcours que dans les suivantes. Mais cette accélération s'éteint très-rapidement et devient à peu près insensible quand on opère sur de grandes distances.

Environ 400 coups de canon furent échangés entre les stations extrêmes, séparées par une distance de 2445 mètres. L'ensemble des expériences de M. V. Regnault donne, pour vitesse moyenne du son dans l'air *tranquille*, *sec* et à la température de *zéro*, 330^m,7 par *seconde*. Cette vitesse est sensiblement identique à celle qu'avait déjà fournie, en 1822, la commission du Bureau des longitudes ; la différence de ces deux déterminations expérimentales n'excède pas un *décimètre*.

L'étude de la vitesse de la propagation du son dans les masses d'air enfermées dans des tuyaux cylindriques et rectilignes soulève des questions théoriques de la plus haute importance. Nous avons consacré une note étendue à l'étude détaillée des travaux entrepris dans cette direction (1).

(1) Voir la note A, art. 1er, § 2.

La détermination expérimentale de la vitesse de propagation du son dans les gaz, autres que l'air, a été faite directement par M. V. Regnault pour un certain nombre de fluides élastiques. Dans les recherches de cette nature, les physiciens ont généralement employé une méthode indirecte fondée sur la théorie des tuyaux sonores. Nous avons consigné les résultats de ces recherches directes et indirectes dans un paragraphe spécial de la note A (1).

Quelques résultats fournis par l'expérience directe montrent que, dans les liquides et les solides, le son se transmet plus vite que dans l'air.

Les premières expériences sérieuses sur la propagation des vibrations sonores, dans les solides, sont dues à M. Biot, qui s'était adjoint un habile ouvrier en horlogerie, M. Martin (2). Ce savant physicien opéra sur un ensemble de 376 tuyaux de fonte formant un canal de 954^m,25 de longueur, destiné à porter les eaux de la Seine de la machine de Marly à l'aqueduc de Luciennes. Ces tuyaux, séparés par des rondelles de plomb revêtues de futaine goudronnée, étaient serrés les uns contre les autres par de fortes vis ; les rondelles étaient ainsi très-comprimées ; le contact des diverses pièces était assez in-

(1) Voir la note A, art. 1er, § 3.
(2) *Traité de phys. expérimentale et mathématique*, 4 vol. 1816, t. II, page 26.

time pour s'opposer à l'écoulement de l'eau. — Un
coup de marteau frappé sur la fonte, à l'extrémité de
ce canal, produisait un ébranlement sonore propagé
à la fois par les parois solides et par l'air du canal.
A chaque coup de marteau, l'observateur, placé à
l'autre extrémité, entendait distinctement deux sons
successifs : le premier transmis par le métal, le second par l'air. — Dans une première série d'expériences, M. Biot constata qu'à l'extrémité de ce parcours de 951^m,25, le son transmis par l'air était
de *deux secondes et demie* en retard sur le son transmis
par les parois de fonte. — Dans une seconde série
d'expériences, il trouva *vingt-six centièmes de seconde*
pour durée de la transmission du son par le métal,
d'une extrémité à l'autre du canal. — Ce dernier résultat indique qu'à la température de 11 degrés à
laquelle ces expériences furent faites, la vitesse de
propagation du son par la fonte est de 3658^m,61
par seconde, c'est-à-dire *dix fois et demie* aussi
grande que dans l'air. — Cette détermination est probablement trop faible ; les rondelles de plomb recouvertes de futaine, intercalées entre les tuyaux,
devaient, en effet, opposer une certaine résistance à
la communication du mouvement vibratoire.

En 1851, MM. Wertheim et Bréguet (1) mesurè-

_____

(1) *Comptes rendus des séances de l'Académie des sciences*, 1851,
XXXII, page 293.

rent la vitesse de propagation du son dans les fils de
fer de la ligne télégraphique installée sur le chemin
de fer de Paris à Versailles (rive droite) ; les stations
d'observation extrêmes étaient Asnières et l'entrée
du tunnel de Puteaux ; la vraie longueur du fil entre
ces deux stations était de $4067^m,2$. — A un moment donné, un coup de marteau était frappé sur
le poteau tendeur à l'une des stations, l'instant de
l'arrivée du son à l'autre station était enregistré.
Ces observations souvent répétées dans les deux sens
donnèrent, en moyenne, une vitesse de 3485 mètres
sur les fils de fer télégraphiques. — Il s'est présenté
dans ces expériences une particularité de nature à
faire planer des doutes sérieux sur la véritable signification des résultats obtenus. Le son, parvenu très-
intense à l'entrée du tunnel de Puteaux pratiqué
sous le mont Valérien, ne put pas être perçu au
delà, bien que les fils fussent complétement isolés
de la maçonnerie des parois. Il devient dès lors
très-probable que le son perçu dans ces expériences
n'était pas transmis par les fils, mais par le sol ; on
comprend ainsi comment le mouvement vibratoire
disséminé dans la masse du mont Valérien a pu
cesser d'être perceptible au delà de l'entrée du
tunnel.

Dans une note spéciale (1) nous donnons les for-

_____

(1) Voir note A, art. 2.

mules établies par les mathématiciens pour calculer la vitesse de propagation du son dans les corps solides.

En 1827, MM. Sturm et Colladon (1) ont mesuré la vitesse de transmission du son dans l'eau du lac de Genève, entre deux bateaux amarrés et séparés par une distance de 13 487 mètres. L'un des bateaux, situé près de Rolle, soutenait une cloche du poids de 65 kilogrammes, complétement immergée dans l'eau du lac ; le marteau de la cloche était manœuvré au moyen d'un levier disposé de manière à enflammer un tas de poudre déposé sur le pont, au moment même où le coup était frappé. L'autre bateau portait un long cornet acoustique dont le pavillon, fermé par une membrane, plongeait dans l'eau du lac. L'oreille collée contre l'extrémité supérieure du cornet, un observateur regardait attentivement du côté du bateau porteur de la cloche ; au moyen d'un chronomètre à pointage, il mesurait le temps écoulé entre la perception du signal lumineux et la perception du son transmis par l'eau. La moyenne des déterminations obtenues par MM. Sturm et Colladon indique 9,4 secondes pour durée de la transmission entre les deux bateaux ; ce qui donne 1435 mètres pour vitesse de propagation du son dans

(1) *Annales de chimie et de physique*, 2ᵉ série, 1827, t. XXXVI, page 236.

l'eau du lac de Genève, à la température de 8,1 degrés centigrades. La vitesse du son dans l'eau serait donc, d'après ces observateurs, quatre fois et demie celle du son dans l'air.

Ces expériences ont permis de faire plusieurs remarques intéressantes sur la propagation du son dans l'eau. — Loin d'être vibrant et prolongé comme lorsqu'il est transmis par l'atmosphère, le son de la cloche propagé dans l'eau est bref et sec comme le choc de deux lames de couteau ; l'eau, qui est très-peu compressible, lui imprime un timbre particulier. — Le dernier jour, le lac était très-agité ; on avait toutes les peines du monde à maintenir les bateaux d'observation en place ; le mouvement de l'eau se montra sans influence sur la vitesse de transmission du son.

L'étude de la détermination expérimentale de la vitesse de propagation du son dans les divers liquides a été faite par des méthodes indirectes dont les principes et les résultats sont exposés dans une note spéciale (1).

Réflexion du son. — A la surface des obstacles fixes et résistants, ou plus généralement à la surface de séparation de deux milieux élastiques de densités différentes, les ondes sonores éprouvent une réflexion

_____

(1) Voir la note A, art. 3.

analogue à celle de la lumière et de la chaleur rayonnante. — Soient : MN (fig. 9) une surface fixe et
élastique, C un centre d'ébran-
lement sonore, O un observateur.

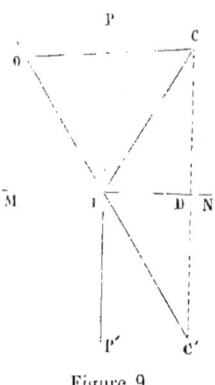

Figure 9.

— Un son est rendu en C ; l'observateur O entend deux sons
successifs ; le premier lui arrive
directement en suivant la ligne
droite OC ; le second lui est transmis dans une direction OI telle
qu'il semble émaner d'un point I
de la surface MN, ou d'un centre
d'ébranlement sonore placé der-
rière cette surface.—Ce deuxième son, dont le retard
sur le premier dépend à la fois de l'intervalle OC et
de la distance de l'observateur O à la surface MN, est
produit par l'onde sonore émanée du centre d'ébranlement C et réfléchie par la surface MN.

L'expérience démontre que les lois de la réflexion
du mouvement vibratoire sont les mêmes pour le
son que pour la lumière et pour la chaleur rayonnante.

Soient M, M' (fig. 10) deux miroirs sphériques
concaves, dont les axes principaux se confondent
suivant la ligne AA', et placés à une distance de 5 à
6 mètres. — Au foyer principal F du miroir M on
suspend une montre, et un observateur place son
oreille au foyer principal F' du miroir M'. L'observa-

teur entend très-distinctement les battements de la
montre, tandis qu'à une moindre distance, de *un* à
deux mètres, il n'entend absolument rien quand les mi-

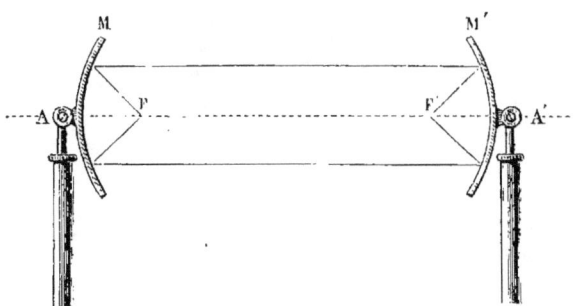

Figure 10.

roirs sont enlevés. — Les ondes sonores émanées du
foyer principal F ont donc été, comme des ondes
calorifiques ou lumineuses, réfléchies une première
fois par le miroir M, parallèlement à l'axe principal
AA', et puis une seconde fois par le miroir M', de
manière à venir se croiser en son foyer principal F'',
au lieu occupé par l'oreille de l'observateur.

Soient F,F' (fig. 11) les deux foyers d'un ellipsoïde
de révolution. Nous savons que les ondes calorifiques et lumineuses émanées du foyer F, sont con-
centrées à l'autre foyer F', après avoir été réfléchies
par la surface de l'ellipsoïde. — Dans une des salles
du musée des antiques du Louvre, il existe une voûte
de cette forme; deux larges vases en occupent les
foyers. Toute parole, même à voix basse, émise dans

un des deux vases, est distinctement entendue par
un observateur dont la tête est penchée dans la cavité du second vase. Deux observateurs peuvent ainsi,

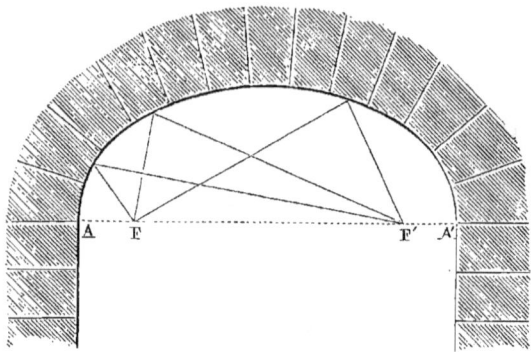

Figure 11.

d'une extrémité à l'autre de cette très-grande salle
et sans être entendus des personnes placées dans le
voisinage, entretenir une conversation en parlant et
écoutant alternativement dans les vases placés aux
foyers de la voûte elliptique.

La réflexion du son est donc soumise aux mêmes
lois que la réflexion de la chaleur rayonnante et de la
lumière.

L'angle de réflexion est égal à l'angle d'incidence.

L'angle d'incidence et l'angle de réflexion sont
dans un même plan.

Dans la figure 9, le son produit en C est réfléchi
en I par la surface MN ; il arrive à l'observateur
placé en O comme s'il émanait d'un centre d'ébran-

lement C' symétrique du point C par rapport à la surface réfléchissante MN.

Les voûtes et les plafonds à arêtes courbes agissent souvent comme de véritables miroirs courbes, concentrent, par réflexion, les ondes sonores dans un point déterminé. Des dispositions fortuites de cette nature ont amené parfois la révélation de secrets plus ou moins graves ; Herschel en cite un exemple piquant. — Dans une cathédrale de la Sicile, un confessionnal était placé de telle manière que les confidences du pénitent, réfléchies par les arêtes creuses de la voûte, allaient former foyer en un point éloigné de l'édifice. La position de ce foyer fut accidentellement découverte par un habitant de la ville qui prit plaisir à écouter et faire écouter par ses amis des aveux que le prêtre seul devait entendre. Un jour que le confessionnal était occupé par sa propre femme, le trop curieux mari fut initié à des secrets qui n'avaient rien d'agréable pour lui et excitèrent l'hilarité de ses complices.

On parle souvent de rayons sonores incidents et réfléchis. Cette expression de rayons a, en acoustique, la même signification qu'en optique ; elle indique la direction suivant laquelle se propagent les phénomènes sonores ou lumineux. Suivant ces directions, il n'y a pas, en réalité, transport de matière, il y a pure transmission de proche en proche d'un mouvement vibratoire.

Résonnance. — Échos. — Un observateur convenablement placé peut entendre directement le son émané d'un centre d'ébranlement et le son réfléchi par les obstacles placés sur le trajet des ondes. — Si les surfaces réfléchissantes sont très-rapprochées, le son direct et le son réfléchi arrivent à peu près en même temps à l'oreille, les ondes des deux provenances se superposent assez complétement dans le conduit auditif pour se confondre en une sensation *unique*. Il y a alors *renforcement* du son par *résonnance*. Ce renforcement est très-apprécié dans les amphithéâtres de cours publics et dans les salles de séances des grandes assemblées ; la voix prend plus d'intensité, pénètre partout d'une manière efficace, et la sensation conserve toute sa netteté. — La *résonnance* produit souvent des effets d'une autre nature et qu'il faut éviter avec soin. Si, en même temps que le son direct, l'oreille reçoit des ondes renvoyées par des obstacles un peu trop éloignés ou qui ont subi plusieurs réflexions successives, la sensation perd de sa netteté, devient confuse et peut même dégénérer en un roulement prolongé, résultat de la superposition incomplète et chaotique des ondes de diverses provenances. — Les phénomènes de résonnance ne se produisent pas seulement dans les vastes édifices, dans les églises, dans les grandes salles ; on les observe aussi facilement dans les appartements ordinaires à parois nues. Les draperies tendues contre les murailles, les tapis qui recouvrent les parquets, les meubles capitonnés *éteignent* les ondes sonores au lieu de les réfléchir et rendent les appartements *sourds*. Au contraire, les boiseries élastiques contribuent à augmenter la résonnance; en devenant elles-mêmes des centres de vibration, elles augmentent l'intensité du son résultant et peuvent même en modifier le *timbre*, sans toutefois en altérer la hauteur musicale (1).

La résonnance s'observe dans beaucoup d'autres circonstances. — Une locomotive lancée à grande vitesse sur un chemin de fer produit, au moment où elle passe sous un pont, une sorte d'explosion résultant de la réflexion du bruit sur la surface des culées et de la voûte; le vacarme devient assourdissant dans un tunnel de longueur un peu considérable. — Le clapotage des roues d'un bateau à vapeur engagé sous un pont est considérablement renforcé par la réflexion. Dans ce dernier cas, la résonnance est singulièrement favorisée par la facilité avec laquelle les ondes sonores sont réfléchies par la surface de l'eau; Cagnard de La Tour a constaté qu'un silo contenant un peu d'eau est beaucoup plus sonore qu'un silo à sec; il a observé aussi que, dans un puits, la résonnance est beaucoup plus prononcée quand il y a de

(1) L'étude des effets produits par la réflexion des ondes sonores, sera complétée dans le chapitre IV, à propos des phénomènes d'interférence.

l'eau que quand le fond est à nu. Cette propriété réfléchissante des surfaces liquides explique pourquoi
la voix se transmet si facilement d'un bord à l'autre
d'un large fleuve et sur les grands lacs ; les marins et
les canotiers de la Seine savent très-bien que leur
voix a plus d'intensité et porte plus loin sur la rivière
qu'à terre.

Quand les surfaces réfléchissantes sont assez éloi-
gnées pour que l'arrivée des ondes directes et l'arrivée des ondes réfléchies soit séparée par un intervalle de temps convenable, les deux sons sont perçus
successivement, nettement et distinctement ; il y a
écho. — En articulant nettement, on prononce généralement *quatre* syllabes par seconde. Dans le
cas où c'est le son de sa propre voix que l'écho ren-
voie à l'observateur, si la surface réfléchissante est
placée à 42 mètres, le son aura parcouru 84 mètres
quand il lui reviendra par réflexion. Si l'observateur
n'a prononcé qu'*une* syllabe, il la distinguera très-
bien de la syllabe renvoyée par l'écho, car en fixant
à 340 mètres la vitesse du son, il se sera nécessairement écoulé un *quart* de seconde entre les deux sensations ; cet écho est dit *monosyllabique.* On prouve-
rait de même que l'écho peut répéter *distinctement*
autant de syllabes qu'il y a de fois 42 mètres dans
la distance de l'observateur à la surface réfléchissante. Il est, d'ailleurs, facile de comprendre que

plus l'émission de son est brève, moindre peut être la distance de la surface réfléchissante, sans que les sensations du son direct et du son réfléchi cessent d'être distinctes.

Les échos sont ordinairement produits par les surfaces des édifices, par des rochers, par des arbres. Les nuages peuvent aussi jouer le rôle de surfaces réfléchissantes, et les aéronautes entendent des sons réfléchis à la surface du sol.

Sous les grandes arches des ponts, un son est renvoyé successivement et plusieurs fois, de l'eau aux culées, des culées à la voûte ; l'observateur placé à égale distance des deux culées entend plusieurs fois de suite et nettement le son de sa propre voix. Ces échos *multiples* se rencontrent fréquemment dans les grandes forêts, dans les contrées montagneuses, dans toutes les régions où le sol est hérissé d'obstacles nombreux à surfaces réfléchissantes orientées dans des directions variées. Ajoutons, et la raison en est facile à comprendre, que les sons apportés par les échos multiples sont d'intensité décroissante ; les derniers sont nécessairement les plus faibles en raison du trajet plus long qu'ils ont parcouru.

Citons, en terminant, quelques exemples d'échos multiples très-remarquables, les uns *monosyllabiques*, les autres *polysyllabiques*. — A trois lieues de Verdun, le même son est entendu *douze* ou *treize* fois de suite par un observateur placé entre deux tours

GAVARRET. 4

distantes de 50 mètres, dont les murailles jouent le rôle de surfaces réfléchissantes. — Au château de Simonetta, en Italie, un coup de pistolet, tiré entre les deux ailes du bâtiment, est répété jusqu'à *quarante* fois. — L'écho de Woostock, dans la province d'Oxford, répète le même son *dix-sept* fois le jour et *vingt* fois la nuit. — Gassendi parle d'un écho, aux environs de Rome, près du tombeau de Cœcilia Metella, qui répète *huit* fois de suite, avec une intensité décroissante, un vers de l'Énéide. — Dans les Alpes, les échos à la fois multiples et polysyllabiques sont très-fréquents. Dans l'Oberland, les touristes peuvent en observer un très-remarquable entre le glacier supérieur et le glacier inférieur de Grindelwald, et un autre beaucoup plus généralement connu dans la vallée de la Lauterbrunnen, à côté de la belle cascade de Staubbach.

Réfraction du son. — A la surface de séparation de deux milieux élastiques, l'onde sonore se partage en deux parties : l'une est réfléchie dans le premier milieu, suivant les lois précédemment exposées; l'autre pénètre et se propage dans le second milieu. Les recherches théoriques de Poisson et de Green montrent que, si la vitesse de propagation du son n'est pas la même dans les deux milieux, les ondes sonores doivent éprouver, au moment du passage, une réfraction analogue à celle des ondes lumineuses. M. Sondhauss (1) a fourni, le premier, la preuve expérimentale de cet intéressant phénomène.

M. Sondhauss coupa, sur un très-grand ballon de collodion, deux segments égaux dont il réunit et fixa les bords sur un cercle de tôle. Au moyen de deux ouvertures opposées O,O', il gonfla, avec de l'acide

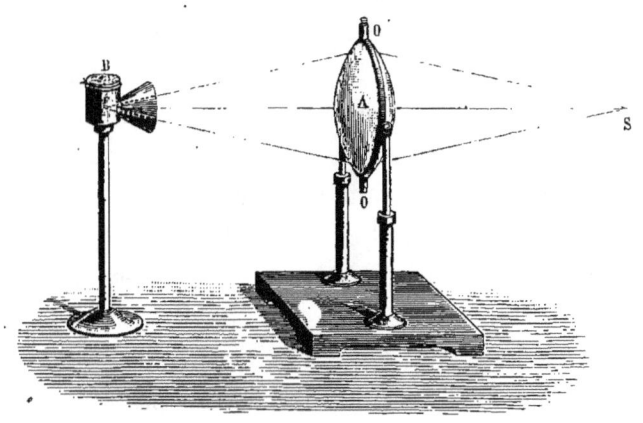

Figure 12.

carbonique, ce sac membraneux A (fig. 12) qui prit la forme d'une lentille biconvexe. La vitesse de propagation du son étant plus faible dans l'acide carbonique que dans l'air, cette lentille devait se conduire comme un appareil convergent. En S, sur le grand axe de la lentille, il plaça une montre et il chercha, de l'autre côté de la lentille, les points où le bruit

(1) *Poggendorff's Annalen*, 1852, t. XXXV, p. 378. — *Annales de chimie et de physique*, 3ᵉ série, 1852, t. XXXV, p. 505.

de la montre était entendu avec le plus d'intensité. Il reconnut d'abord aisément qu'en plaçant
l'oreille sur l'axe principal, le bruit était entendu
très-distinctement jusqu'à une certaine distance de
la lentille, tandis qu'il était à peine perceptible dès
que l'oreille s'écartait de l'axe. En second lieu, l'o-
reille ayant une position convenable pour bien entendre, la lentille fut enlevée et le bruit cessa aussitôt
d'être perçu ; la lentille étant replacée, l'audition
redevint distincte. Il reconnut en outre que la distance où le bruit cessait d'être perceptible sur l'axe
était d'autant plus grande que la montre était plus
rapprochée de la lentille ; mais il lui fut impossible
de déterminer, avec certitude, le lieu du *maximum*
d'intensité du son et, par suite, de vérifier les formules des foyers conjugués des lentilles.

M. Sondhauss remplaça la montre par un petit
tuyau à embouchure de flûte et étudia l'état vibratoire de l'air de l'autre côté de la lentille à l'aide d'un
cornet acoustique F fermé, en B, par une membrane
saupoudrée de sable fin. Toutes les fois que le cornet
occupait la position où l'oreille avait entendu nettement le bruit de la montre, la membrane était
fortement ébranlée et ses vibrations étaient accusées
par les mouvements du sable ; il suffisait d'enlever
la lentille pour faire cesser les vibrations de la membrane.

Avec cette lentille d'acide carbonique, M. Sondhauss fit une autre expérience. Deux observateurs, placés des deux côtés de l'appareil, pouvaient entretenir une conversation à voix basse, sans être entendus par les personnes qui les entouraient.

En 1857, M. Hajech (1) a repris l'étude de cette intéressante question, à l'aide de prismes remplis de divers gaz et de divers liquides. Ces prismes étaient formés au moyen de tubes de verre de diverses longueurs, du diamètre uniforme de 77 millimètres, fermés à leurs extrémités par des membranes très-minces, et engagés dans un trou pratiqué dans la muraille de séparation de deux salles voisines. L'appareil producteur du son était maintenu dans l'une des deux salles ; c'était un timbre dont le marteau était mu par un mouvement d'horlogerie. Ce timbre était placé au centre d'une caisse d'où partait un cylindre creux qui venait s'engager sur l'extrémité correspondante du *tube-prisme*, et fixait ainsi la direction de l'onde incidente. La première membrane du prisme, placée du même côté que le timbre, était maintenue *perpendiculaire à l'axe du tube et à la direction du son*. La seconde membrane, placée à l'autre extrémité du tube, était, *seule*, plus ou moins *inclinée sur l'axe du tube;* c'était donc seulement à la sortie du prisme constitué par le tube et ses deux membranes terminales que le son pouvait être ré-

(1) *Nuovo cimento*, mars 1857.— *Annales de chimie et de physique*, 1859, 3ᵉ série, t. LIV, p. 438.

fracté. Dans l'autre salle, du côté de la face inclinée du prisme, un observateur cherchait la position où le son transmis était entendu avec le plus d'intensité; un cercle gradué, dessiné sur le parquet de la chambre et ayant pour centre la projection du centre de la membrane inclinée, face d'émergence du prisme, permettait de mesurer l'angle du rayon réfracté avec le rayon incident. Les précautions étaient prises pour que le son ne pût arriver à l'observateur par aucune autre voie que par le prisme. — M. Hajech a successivement employé des membranes de collodion, de caoutchouc, de gutta-percha, de papier fin; il a même remplacé ces membranes par des lames de verre; la direction du son réfracté s'est montrée indépendante de la nature de la membrane, l'intensité seule a été modifiée. M. Hajech a constaté ainsi les résultats suivants :

1° Quand le prisme est rempli d'air atmosphérique, il n'y a aucune trace appréciable de réfraction, quelle que soit l'inclinaison de la membrane jouant le rôle de face d'émergence;

2° Quelle que soit la nature du gaz ou du liquide contenu dans l'appareil, il n'y a aucune trace de réfraction quand les deux membranes, celle d'entrée et celle de sortie, sont maintenues perpendiculaires à la direction de l'onde sonore;

3° Dans tous les autres cas, il y a réfraction, conformément à la loi de Descartes; l'indice de réfraction est égal au rapport des vitesses du son dans les deux milieux.

Le tableau suivant montre l'exactitude avec laquelle ces lois se vérifient :

NATURE DU GAZ OU DU LIQUIDE	ANGLE D'INCIDENCE	ANGLE DE RÉFRACTION	
		OBSERVÉ	CALCULÉ
Hydrogène.	35° 50'	8° 00'	8° 50'
Id.	25 00	7 00	6 22
Gaz ammoniaque.........	41 00	29 20	30 22
Id.	35 50	25 00	26 50
Gaz de l'éclairage.	35 50	25 40	» »
Acide carbonique.........	35 50	49 50	48 19
Id.	25 00	33 20	32 33
Acide sulfureux..........	35 50	62 30	61 22
Id	25 20	40 00	39 24
Eau de rivière....... ...	35 50	7 40	7 58
Id.	25 00	5 00	5 37
Eau saturée de potasse....	35 50	6 15	» »
Id.	25 00	5 10	» »

4° La longueur des prismes et la hauteur du son n'ont aucune influence.

Enfin, le son a été concentré en un foyer réel, avec des lentilles *biconvexes*, pleines d'un gaz transmettant le son *moins vite* que l'air, tels que l'acide carbonique et l'acide sulfureux, et aussi avec des lentilles *biconcaves* pleines d'un liquide ou d'un gaz transmettant le son plus vite que l'air, par exemple l'eau et l'hydrogène.

CHAPITRE II

QUALITÉS DU SON. — INTERVALLES MUSICAUX. — GAMME. ÉCHELLE MUSICALE. — SONS HARMONIQUES.

Au milieu des impressions très-variées excitées par les vibrations des corps élastiques, nous distinguons *trois* qualités fondamentales du son : l'*intensité*, le *ton* ou la *hauteur musicale*, le *timbre* qui sert à différencier les sons de même hauteur et de même intensité.

Intensité.—Une expérience facile permet de constater que, toutes choses égales d'ailleurs, l'intensité d'un son rendu augmente et diminue avec l'amplitude des vibrations du corps élastique. — Une grosse corde de violoncelle, fortement attaquée, paraît renflée dans son milieu ; l'étendue de ce renflement traduit à chaque instant l'amplitude de ses vibrations. Or, à mesure que le son se prolonge, son intensité s'affaiblit graduellement, et la décroissance du renflement permet de suivre la diminution simultanée de l'amplitude de ses vibrations. — La même expérience peut être faite avec une cloche ou avec une verge élastique fixée par une de ses extrémités. — Ce résultat pouvait être prévu ; il est évident, en effet, que plus l'amplitude des vibrations est grande, plus est grande aussi l'intensité des chocs élémentaires produits par le corps élastique sur les couches du milieu ambiant et transmis à l'organe auditif. — L'intensité du son a pour mesure la *force vive* du mouvement vibratoire générateur, elle est donc proportionnelle au carré de la vitesse du corps vibrant, ou au carré de l'amplitude de ses vibrations.

L'étendue de la surface du corps vibrant exerce une grande influence sur l'intensité du son. — Les cordes dépourvues de leur caisse de résonnance ne rendent jamais que des sons de peu d'intensité, et d'autant plus faibles que leur diamètre est plus petit. Ajoutons que les cordes ont une faible masse et que la résistance du milieu ambiant éteint très-rapidement leurs vibrations et les sons dont elles s'accompagnent. — Les cloches, au contraire, en raison de l'étendue de leur surface et de leur grande masse, rendent des sons très-intenses et très-prolongés. — L'intensité des sons rendus par les instruments à cordes est due à la communication du mouvement vibratoire des cordes à leur caisse de résonnance. — Pour la même raison, un diapason dont le son propre est à peine perceptible produit un son très-intense, quand il est monté sur une caisse de résonnance à laquelle il communique son mouvement vibratoire.

Nous avons déjà dit (page 7) que l'intensité du son augmente avec la densité du milieu gazeux qui le transmet. En effet, l'intensité de l'ébranlement communiqué à la membrane du tympan dépend à la fois de l'amplitude des vibrations génératrices du son et de la masse des tranches gazeuses ébranlées. L'amplitude des vibrations restant la même, l'intensité du son doit donc nécessairement augmenter avec la densité du milieu gazeux.

L'exactitude de cette indication de la théorie est confirmée par les résultats de l'expérience directe. — Hauksbée fit résonner un timbre sous une cloche remplie d'air; l'intensité du son rendu augmenta avec le degré de compression de la masse gazeuse; le son s'affaiblit graduellement lorsqu'il raréfia l'air. — Un même timbre, placé sous un récipient rempli de gaz différents soumis à la même pression, rend un son d'autant plus intense que le gaz est plus dense. — Des observations du même genre ont été faites dans les tubes à air comprimé, employés dans les travaux hydrauliques. Dans ces appareils, où l'air est soumis à des pressions qui peuvent s'élever à 3 atmosphères, la voix devient plus retentissante, tous les sons rendus gagnent en intensité et prennent un timbre métallique fort remarquable.

Une même explosion produit un bruit moins intense sur le sommet d'une montagne que dans la plaine. De ce fait, si souvent constaté, il résulte que, l'amplitude des vibrations génératrices restant la même, le son rendu sur la montagne s'entend faiblement dans la plaine, tandis que le même son rendu dans la plaine arrive plus intense au sommet de la montagne, bien que le trajet parcouru soit le même.

La nuit, on perçoit une foule de bruits qu'on n'entendait pas le jour. — Les coups de dent d'une souris grignotant du bois ou une croûte de pain n'affectent pas, pendant le jour, l'oreille la plus délicate et sont, au contraire, très-nettement entendus au milieu de la nuit. — Placé sur une colline, d'où il domine une grande ville, un observateur distingue bien plus facilement et plus nettement la nuit que le jour le roulement lointain des voitures. — Beaucoup de faits du même genre s'expliquent naturellement par cette circonstance que, pendant la journée, l'oreille est assaillie par une foule de bruits confus qui s'éteignent complétement au début de la nuit. Ajoutons que, dans l'obscurité, le sens de l'ouïe étant la seule voie par laquelle nous restons en communication avec le monde extérieur, l'attention est moins distraite et les impressions auditives sont plus facilement perçues ; beaucoup de personnes ferment instinctivement les yeux pour mieux entendre.

Cette explication ne saurait s'appliquer aux faits observés par M. de Humboldt. L'illustre voyageur rapporte que le bruit des cataractes de l'Orénoque s'entend à Aturès (à plus d'un mille) avec une intensité *trois* fois plus considérable la nuit que le jour; ce fait, déjà signalé par les missionnaires, était bien connu des Indiens. Or, pendant le jour, la forêt est généralement calme et silencieuse, tandis que, la nuit, une foule d'animaux et d'insectes remplissent l'air du bruit de leurs cris et de leurs bourdonnements incessants. M. de Humboldt a très-heureusement indiqué la véritable cause de ce phénomène. — Des portions du sol laissées à découvert par les clairières et le plus fortement exposées à l'action des rayons solaires, s'élèvent, pendant le jour, des courants ascendants d'air chaud. Partiellement réfléchi sur les surfaces de séparation des masses gazeuses de densité différente, le son s'affaiblit graduellement à mesure qu'il s'éloigne du centre d'ébranlement. — La nuit, au contraire, la répartition de la température est plus uniforme, l'air est plus calme, plus *homogène*, et le son conserve mieux et plus longtemps son intensité. — A l'appui de cette explication, nous empruntons à M. Radau le fait suivant : « Lorsqu'on » a établi, dit-il, la ventilation des deux palais du » parlement de Londres, on a constaté que le courant d'air qui montait du milieu des salles au plafond rendait inintelligible la voix d'un orateur » placé de l'autre côté. »

Sur les plaines de glace des mers polaires, ont été

observés des faits dont l'explication doit être cherchée dans le silence qui règne dans ces contrées désertes, en même temps que dans le calme et dans l'homogénéité de l'atmosphère. — Le capitaine Parry entendit souvent, à la distance de 1600 mètres, une conversation à voix ordinaire. — Forster, l'un de ses compagnons, raconte qu'à Port-Bowere il a pu causer avec un homme de l'équipage, à la distance de 2040 mètres, par une température de 28 degrés au-dessous de *zéro*. — Un matelot qui sifflait un air fut entendu par le capitaine Parry à 2000 mètres de distance.

Avec un même diapason monté sur une caisse de renforcement, MM. Martins et Bravais ont fait des expériences comparatives à Saint-Chéron, sur le Faulhorn et sur le mont Blanc. Il résulte de leur travail, que les faits observés sur les plaines de glace polaires ne doivent pas être attribués à la plus grande densité de l'air qui ne peut avoir qu'une très-faible influence. Le calme et la parfaite homogénéité de l'air de ces contrées expliquent, au contraire, très-bien comment le son conserve encore une intensité appréciable à de si grandes distances.

Ton ou hauteur musicale du son.—La hauteur d'un son musical dépend uniquement du nombre de vibrations exécutées, en une seconde, par le corps sonore. — Plus ce nombre est considérable, plus le ton est élevé, plus le son est *aigu;* au contraire, à mesure que ce nombre diminue, le ton baisse, le son devient de plus en plus *grave.*— Deux sons à l'*unisson* correspondent toujours à un même nombre de vibrations génératrices. — Comme le nombre des ondes propagées dans le milieu ambiant est toujours égal au nombre des vibrations du corps sonore, comme d'ailleurs l'ensemble des ondes produites dans une seconde de temps occupe nécessairement, dans ce milieu, une longueur déterminée égale à la vitesse du son, il en résulte que ces ondes sont d'autant plus *courtes* que le son est plus *aigu,* d'autant plus *longues* que le son est plus *grave.* — Le nombre des vibrations exécutées, en une seconde, par le corps sonore fournit donc la véritable définition de la hauteur musicale du son rendu. On démontre l'exactitude de cette proposition en comptant le nombre de vibrations que le corps exécute par seconde quand il rend un son donné. La science possède plusieurs moyens de faire cette détermination.

Nous établirons plus tard (chapitre III) que *les nombres de vibrations exécutées, dans le même temps, par une même corde toujours également tendue, sont en raison inverse des longueurs de la corde.* — De cette loi, le père Mersenne a déduit un moyen très-simple de compter le nombre des vibrations exécutées, dans l'unité de temps, par une corde rendant un son déterminé. A cet effet on tend, entre deux points fixes, une corde assez longue pour que ses vibrations s'effectuent lentement et puissent être directement comptées; dans cet état, les vibrations sont *silencieuses*. — Soient : L la longueur de la corde, et *n* le nombre des vibrations qu'elle a exécutées dans T secondes.

Cela fait, on raccourcit la partie vibrante de la corde, à l'aide d'un chevalet, jusqu'à ce qu'elle rende le son voulu. — Soient, dans ce second cas : *l* la longueur de la partie vibrante, et *x* le nombre des vibrations qu'elle a exécutées dans le même temps T.

Nous avons nécessairement entre les quantités L, *l*, *n*, *x*, la relation suivante :

$$\frac{n}{x} = \frac{l}{L};$$

d'où

$$x = n \frac{L}{l}.$$

Ce qui donne, pour le nombre des vibrations exécutées en une *seconde*, correspondant au son rendu par la corde :

$$\frac{x}{T} = \frac{n}{T} \frac{L}{l}.$$

Quand une verge élastique, encastrée par une de ses extrémités, est écartée de sa position d'équilibre et abandonnée à elle-même, *les nombres des vibra-*

tions transversales, exécutées dans un temps donné, sont en raison inverse des carrés des longueurs de la verge (chapitre III). Cette loi a fourni à Chladni un second moyen, également simple, de mesurer le nombre de vibrations correspondant à un son quelconque. — On pince dans un étau une verge prismatique, assez longue pour qu'on puisse compter ses vibrations. — Soient : L la longueur de la partie vibrante de la verge et n le nombre de vibrations exécutées dans T secondes.

On raccourcit la partie vibrante de la verge jusqu'à ce qu'elle rende le son voulu. — Soit l la nouvelle longueur de la verge. Le nombre x de vibrations exécutées, dans le temps T, par la verge, dans cette seconde expérience, sera évidemment fourni par la relation

$$\frac{n}{x} = \frac{l^2}{L^2};$$

d'où

$$x = n \frac{L^2}{l^2},$$

ce qui donne pour le nombre des vibrations exécutées dans une seconde, correspondant au son rendu par la verge :

$$\frac{x}{T} = \frac{nL^2}{Tl^2}.$$

Ces deux méthodes permettent de démontrer que le nombre de vibrations est d'autant plus considérable que le son est plus aigu ; mais elles ne sont pas d'une exactitude suffisante pour déterminer avec certitude les nombres de vibrations exécutées par un corps sonore. Ces méthodes sont aujourd'hui complétement abandonnées ; la science possède des moyens d'obtenir des résultats plus exacts.

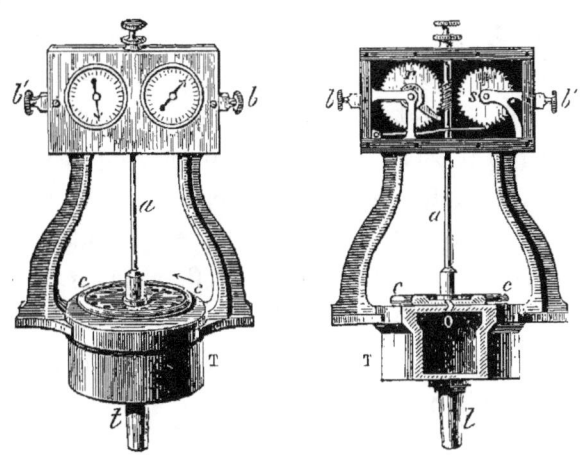

Figure 13.

La *Sirène* (fig. 13), imaginée par Cagnard-Latour, fournit une solution très-heureuse du problème qui nous occupe. — A gauche, l'appareil est vu par sa face antérieure ; à droite, par sa face postérieure.

La Sirène se compose d'un tambour métallique T, dans lequel le tube *t* amène un courant d'air fourni par une soufflerie. A sa partie supérieure, le tambour est fermé par un disque métallique fixe, percé de petits orifices équidistants et rangés sur une circon-

férence concentrique au disque. Comme on le voit
en O, sur une coupe, ces orifices sont inclinés sur les
faces du disque, mais leurs axes sont perpendiculaires au rayon de courbure du disque. — Un axe vertical a, dont la partie supérieure est maintenue par
une garniture métallique et dont le pied, terminé en
pointe, se loge dans une cavité creusée au centre du
disque fixe, porte, à sa partie inférieure, un plateau
métallique circulaire c c, très-mobile et tournant
avec l'axe vertical a, auquel il est fixé. Aussi rapproché que possible du disque obturateur sans le
toucher, ce plateau est percé d'orifices obliques en
même nombre que ceux du disque obturateur, et
disposés de la même manière. — Comme on le voit
en O, les orifices du disque fixe et du plateau mobile
sont disposés sur des circonférences de même rayon,
se correspondent exactement et sont inclinés en sens
contraires.

Le nombre des tours exécutés par le plateau mobile c c et son axe est indiqué par un compteur à deux
cadrans et à deux aiguilles, disposé au haut de l'appareil : — l'une des aiguilles marque le nombre de tours
de *un à cent ;* — l'autre, le nombre des *centaines* de
tours. — A cet effet, l'axe a porte, à son extrémité
supérieure, une vis sans fin, qui fait mouvoir la roue r
armée de 100 dents, et la fait avancer d'*une* dent à
chaque tour ; l'aiguille correspondante à cette roue r
avance, à chaque tour de l'axe a, d'une division

sur le cadran divisé en 100 parties égales; un tour complet de la roue r et de l'aiguille correspondante comprend donc 100 tours du plateau mobile et de son axe. — Chaque fois que la roue r a exécuté un tour entier, un crochet adapté à son axe fait avancer la seconde roue s d'une dent ; l'extrémité arrondie d'un petit ressort s'engage entre les dents de la roue s, qui est ainsi maintenue dans sa nouvelle position. Sur le cadran correspondant à la roue s, l'aiguille avance donc d'*une* division par chaque tour de la roue r ou pour chaque *centaine* de tours du plateau mobile cc. — Le système entier du compteur est porté sur une plaque métallique mobile horizontalement ; en pressant sur le bouton b, on engrène la roue r avec la vis sans fin ; en pressant sur le bouton b', on désengrène l'appareil. — L'axe a et le plateau mobile cc étant en rotation, engrenons le système du compteur, en pressant le bouton b ; puis, au bout d'un temps connu, désengrenons le système, en pressant sur le bouton b'. L'aiguille de l'un des cadrans indiquera les *centaines* de tours, et l'autre le nombre des tours simples exécutés par le plateau mobile cc ; la somme de ces deux indications fournira le nombre total des tours simples effectués par ce plateau dans le temps pendant lequel l'engrènement du compteur a été maintenu.

Montons la sirène sur une soufflerie, et supposons que les orifices du plateau mobile cc corres-

pondent exactement à ceux du disque obturateur.
— L'air, poussé par la souffleric, s'engage dans
le canal sinueux, formé par ces orifices de directions contraires, comme on le voit en O. Le gaz
comprimé frappe obliquement les parois des orifices du plateau *cc* et imprime un déplacement
à ce plateau. Par suite de ce mouvement de
rotation, les orifices du disque inférieur sont d'a-
bord obturés, et le courant d'air est interrompu ;
puis les orifices du disque et du plateau mobile
sont ramenés à la coïncidence, le courant d'air
se rétablit et communique au plateau *cc* une nouvelle impulsion. Sous l'influence de ces impulsions successives et de même sens, le mouvement de
rotation du plateau *cc* s'accélère graduellement ; en
réglant convenablement la pression exercée sur la
soufflerie, on peut imprimer au plateau *cc* un mouvement de rotation de vitesse déterminée et maintenir
cette vitesse constante.

Pour nous rendre facilement compte du fonction-
nement de l'appareil, supposons que le disque fixe
inférieur soit percé d'*un seul* orifice et que le disque
mobile *cc* porte *douze* orifices. La sirène est montée
sur la soufflerie et le plateau *cc* tourne avec son axe *a*.
—Chaque fois que le mouvement de rotation amène
la coïncidence de l'un des orifices du plateau *cc* avec
l'orifice du disque fixe, le courant d'air est *successivement* et *rapidement* rétabli et interrompu. Chaque

coïncidence détermine donc une véritable *pulsation* d'air, représentant, en réalité, une *vibration sonore complète*, composée elle-même de *deux vibrations simples*. Chaque tour entier du plateau *cc* amène donc nécessairement *douze coïncidences*, produit *douze pulsations* aériennes, donne naissance à *douze vibrations sonores complètes* ou à *vingt-quatre vibrations sonores simples*. — L'existence d'un même nombre d'orifices sur le disque inférieur et sur le plateau *cc* ne modifie en rien le nombre des pulsations et des vibrations sonores correspondantes à chaque tour de rotation; étant, en effet, également espacés sur le disque et sur le plateau, tous les orifices sont ouverts et bouchés ensemble; seulement, pour un nombre déterminé d'orifices du plateau *cc*, l'intensité des vibrations et du son qui en résulte croît avec le nombre des orifices du disque inférieur et atteint son *maximum*, quand les orifices sont en même nombre sur le disque fixe et sur le plateau mobile *cc*. — Notons ici que deux vibrations complètes successives sont séparées par une période de repos correspondant au temps pendant lequel le plateau mobile *cc* bouche les trous du disque fixe.

Pour faire une expérience de mesure du nombre de vibrations correspondant à un son déterminé, on désengrène le compteur et l'on monte la sirène sur une soufflerie. Le mouvement de rotation du plateau *cc* s'accélère graduellement, et le son rendu devient de plus en plus aigu. — Quand le son de la sirène est à l'unisson du son dont on veut mesurer le nombre de vibrations, on règle la soufflerie de manière à maintenir la *constance* du mouvement de rotation et, par suite, de la hauteur du son de la sirène. Cela fait, on engrène le compteur avec la vis sans fin de l'axe a, on laisse marcher l'appareil pendant un certain temps que l'on compte sur un chronomètre à secondes, puis on désengrène le compteur. Soient :

k, le nombre d'orifices du plateau mobile cc;

N, le nombre de *centaines* de tours indiqué sur un des cadrans;

n, le nombre de tours simples indiqué sur l'autre cadran ;

t, le nombre de secondes qu'a duré l'expérience.

Dans ce temps t, le plateau cc a exécuté $(100\,\mathrm{N} + n)$ tours entiers, auxquels correspondent $k\,(100\,\mathrm{N} + n)$ pulsations aériennes ou *vibrations complètes*.

Le nombre de *vibrations simples* exécutées par *seconde*, correspondant au son sur lequel on a expérimenté, est donc fourni par l'expression suivante :

$$\frac{2\,k\,(100\,\mathrm{N} + n)}{t}.$$

Dans la sirène, l'aiguille des tours simples n'avançant qu'après un tour entier du plateau cc, c'est-à-dire après un nombre de vibrations simples, égal à *deux* fois le nombre des orifices du plateau mobile, cette évaluation n'est qu'approximative. Si, en effet, le plateau *cc* est percé de *k* orifices, le nombre de vibrations simples exécutées pendant la durée de l'engrènement ne peut être déterminé qu'à 2 *k* vibrations près. On atténue cette erreur inévitable en prolongeant l'expérience aussi longtemps que possible.

Pour compter le nombre de vibrations correspon·

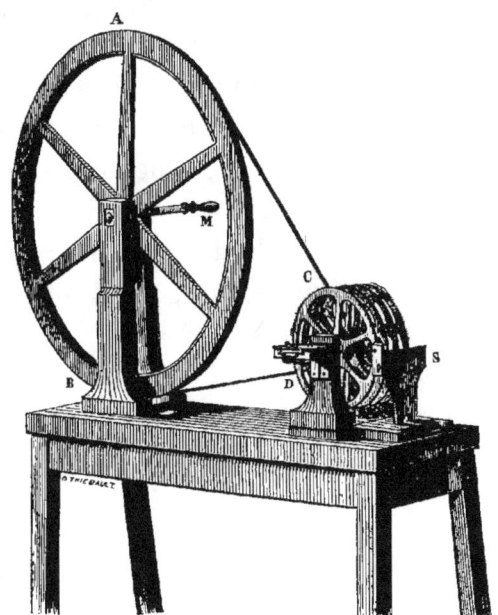

Figure 14.

dant à un son de hauteur déterminée, F. Savard avait imaginé l'appareil de la figure 14. — Un sys-

tème de roues dentées, montées sur un arbre horizontal, est mis en rotation au moyen d'une courroie
sans fin ABCD et d'un grand volant muni d'une manivelle M. Le nombre des tours exécutés par le système est fourni par un compteur analogue à celui de
la sirène, monté sur l'arbre commun des roues dentées. — On place, entre les dents de l'une des roues,
une carte appuyée sur le support S. Pendant toute
la durée de la rotation, les dents de la roue en expérience frappent successivement la carte qui, à chaque
choc, exécute une *vibration complète;* cette carte
rend ainsi un son dont la hauteur dépend du nombre
des dents de la roue et de la vitesse du mouvement
de rotation. Pour procéder à la mesure du nombre
de vibrations correspondant à un son, on conduit
l'expérience comme avec la sirène. Soient :

n, le nombre de tours exécutés par la roue ;

k, le nombre des dents de la roue ;

t, la durée de l'expérience évaluée en secondes.

Le nombre de vibrations *simples* correspondant
au son rendu par la carte est fourni par l'expression
suivante :

$$\frac{2\,k\,n}{t}.$$

Il est très-difficile de maintenir uniforme et constante la vitesse de rotation du système de roues dentées et, par suite, de juger avec certitude si le son

dont on veut mesurer la hauteur et le son rendu par
la carte sont à l'unisson. D'ailleurs, avec cet appareil, comme avec la sirène, la détermination du
nombre des vibrations n'est qu'approximative.

M. Duhamel a confié au corps sonore lui-même
le soin de fournir une trace durable de chacune de
ses vibrations; la méthode dont il a ainsi doté la
science est d'une exactitude irréprochable. — Un
cylindre EF (fig. 15), dont la surface est recouverte

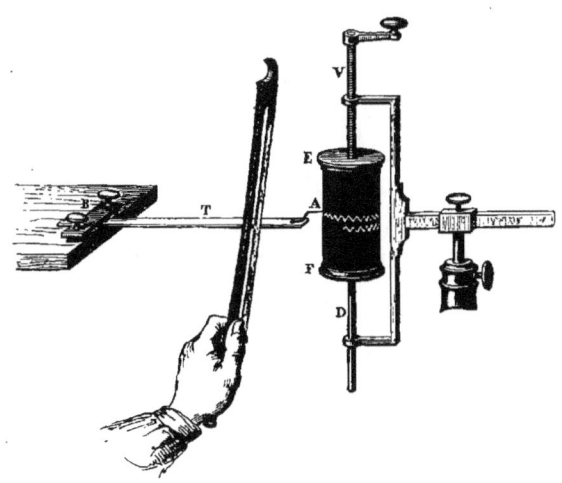

Figure 15.

de noir de fumée, est porté sur un axe vertical DV,
dont l'extrémité supérieure filetée passe dans un
écrou. Lorsque, avec la manivelle, on agit sur le
cylindre, on lui communique à la fois un mouve-

ment de rotation et un mouvement de translation de haut en bas. — Soit T une lame élastique fixée en B par l'une de ses extrémités et dont l'extrémité libre est armée d'une fine pointe A très-légèrement appuyée contre la surface du cylindre. Tant que la lame T est au repos, sa pointe A trace, sur la surface du cylindre en mouvement, une *hélice* qui se dessine nettement en blanc sur le fond noir. Mais si la lame est attaquée par un archet, la pointe A trace le long de cette hélice une ligne régulièrement sinueuse, composée de dents également espacées. — Si le cylindre tourne uniformément, ces dents sont formées par la rencontre de lignes alternativement inclinées en sens contraires ; chacune de ces lignes correspond à une *vibration simple* de la lame élastique. — Du nombre des dents tracées et de la durée de l'expérience, on déduit facilement et très-exactement le nombre des vibrations *simples* exécutées par la lame élastique en une seconde de temps.

On peut disposer l'appareil de manière à faire vibrer à la fois deux corps sonores l'un au-dessus de l'autre ; ces corps inscrivent simultanément leurs vibrations sur la surface du cylindre. — Si les deux sons rendus sont à l'unisson, les dents tracées par les deux corps dans l'espace compris entre deux génératrices du cylindre sont toujours en nombre égal. — Si les sons rendus ont des hauteurs musicales différentes, le rapport des nombres de dents tracées par les deux corps entre deux génératrices du cylindre est le rapport des nombres de vibrations exécutées dans un même temps par les deux corps.

Timbre. — Le timbre est cette qualité originelle qui permet de distinguer les sons rendus par les divers instruments de musique. Bien que le ton et l'intensité soient les mêmes, l'oreille ne confond pas les sons rendus par un haut-bois, par une flûte, par un violon, etc., etc. Grâce aux travaux de M. Helmholtz, les véritables causes du timbre sont aujourd'hui bien connues; nous consacrerons un chapitre spécial à leur étude.

Limites des sons perceptibles. — On a beaucoup discuté sur les limites des sons musicaux appréciables. — Tous les physiciens s'accordent aujourd'hui pour reconnaître que le son rendu par un tuyau d'orgue *ouvert* de 32 pieds de longueur est le plus *grave* qui donne à l'oreille une sensation musicale. Ce son correspond à 32 vibrations *simples* par seconde, c'est-à-dire à des ondes aériennes *simples* de $10^m,625$ de longueur. Ce nombre de 32 vibrations simples par seconde marque la limite extrême à laquelle le mouvement vibratoire peut s'abaisser, sans cesser de produire une sensation auditive continue.

Sauveur avait fixé à 12400 vibrations simples par

seconde la limite supérieure des sons perceptibles ;
Wollaston et Chladni l'avaient élevée à 22000 ;
F. Savart l'avait reculée à 48000. M. Despretz (1),
opérant avec une série de diapasons construits par
M. Marloye, a montré que l'oreille peut nettement
• apprécier un son musical correspondant à 73700 vibrations simples par seconde. Dans ce dernier cas,
l'oreille est frappée par une série d'ondes aériennes
simples dont la longueur n'excède pas $4^{mm},6$.

En résumé, les limites généralement adoptées des
sons perceptibles sont extrêmement écartées. —
L'oreille peut distinguer, apprécier, classer tous les
sons compris entre 32 et 73700 vibrations *simples*
par seconde. En d'autres termes, la longueur des
ondes aériennes simples capables d'exciter une sensation musicale peut varier entre $10^{m},625$ et $4^{mm},6$.
Du reste, ces limites, surtout celles des sons aigus,
varient avec la délicatesse de l'oreille, et aussi avec
l'amplitude des vibrations, c'est-à-dire avec l'intensité de l'ébranlement générateur du son.

Échelle musicale. — Lorsque deux ou plusieurs
sons sont rendus simultanément ou successivement,
l'oreille jouit de la propriété remarquable de saisir
les *intervalles* qui existent entre eux ; on éprouve

(1) *Comptes rendus des séances de l'Académie des sciences*,
1845, t. XX, p. 1214.

alors des sensations qui prennent le nom d'*accords* ou de *dissonances*, suivant qu'elles sont agréables ou pénibles. La véritable définition, en même temps que l'expression rigoureuse de l'*intervalle musical* de deux sons, est le *rapport* des nombres de vibrations qui leur correspondent. Ces intervalles sont donc complétement indépendants des nombres *absolus* de vibrations et, par suite, des hauteurs musicales des sons comparés. Lorsque deux sons sont rendus simultanément, l'impression auditive ne résulte pas de leurs tonalités respectives; l'oreille n'apprécie que leur intervalle musical, le rapport des nombres de leurs vibrations génératrices.

Quand deux sons correspondent à un même nombre de vibrations, on dit qu'ils sont à l'*unisson;* leur intervalle musical est *un.* Quelques différences qu'ils présentent sous le rapport de leur timbre et de leur intensité, l'oreille distingue facilement et très-sûrement si deux sons ont ou n'ont pas la même hauteur musicale. — Si les nombres de vibrations de deux sons sont tels que le premier soit *double* du second, on dit que le premier son est à l'*octave aiguë* du second; cet intervalle musical, appelé *octave* et représenté par le nombre 2, est aussi très-exactement apprécié. — Après ces intervalles simples viennent, par ordre de complication, la *quinte*, la *quarte*, les *tierces majeure* et *mineure* que nous aurons bientôt occasion de définir.

Gamme. — Pour réaliser les accords simples et multiples employés en musique, on a adopté, sous le nom de *gamme*, une série de sept sons, ou *notes*, séparés par des intervalles déterminés. Le nombre de vibrations correspondant à chacune de ces notes est compté par les procédés précédemment indiqués. Comme il s'agit de rapports et non de nombres absolus, on peut désigner par *un* le nombre de vibrations correspondant au son le *plus grave* de la gamme. Le tableau suivant fournit les noms et l'ordre de succession des sept notes de la gamme, en même temps que les rapports des nombres de vibrations caractéristiques de ces notes et les intervalles de deux notes successives :

NOMS DES NOTES.	ut	ré	mi	fa	sol	la	si	ut
RAPPORTS DES NOMBRES DE VIBRATIONS.	1	$\frac{9}{8}$	$\frac{5}{4}$	$\frac{4}{3}$	$\frac{3}{2}$	$\frac{5}{3}$	$\frac{15}{8}$	2
INTERVALLES.		$\frac{9}{8}$	$\frac{10}{9}$	$\frac{16}{15}$	$\frac{9}{8}$	$\frac{10}{9}$	$\frac{9}{8}$	$\frac{16}{15}$

Une gamme se compose donc de *sept* intervalles musicaux intercalés entre deux notes extrêmes de même nom et dont l'intervalle est celui d'*octave*.

Les intervalles de deux notes successives, de la *gamme* ou *secondes*, ont trois valeurs différentes qui prennent les noms de *ton majeur, ton mineur, demi-ton*. Ces intervalles sont distribués ainsi qu'il suit :

Le *ton majeur* est répété trois fois : c'est l'intervalle de *ut* à *ré*, de *fa* à *sol*, de *la* à *si*. Sa valeur constante est $\frac{9}{8}$; il est, en effet, facile de voir qu'on a $\frac{9}{8} : 1 = \frac{3}{2} : \frac{4}{3} = \frac{15}{8} : \frac{5}{3} = \frac{9}{8}$.

Le *ton mineur* est répété deux fois : c'est l'intervalle de *ré* à *mi*, et de *sol* à *la*. Sa valeur est $\frac{10}{9}$; on a, en effet, $\frac{5}{4} : \frac{9}{8} = \frac{5}{3} : \frac{3}{2} = \frac{10}{9}$.

Enfin le *demi-ton* est répété deux fois : c'est l'intervalle de *mi* à *fa* et de *si* à *ut*. Sa valeur est $\frac{16}{15}$; on a, en effet, $\frac{4}{3} : \frac{5}{4} = 2 : \frac{15}{8} = \frac{16}{15}$.

L'intervalle d'un ton mineur $\frac{10}{9}$ à un ton majeur $\frac{9}{8}$ a pour valeur $\frac{9}{8} : \frac{10}{9} = \frac{81}{80}$ et prend le nom de *comma*. Il est assez faible pour qu'on puisse le négliger complétement. En musique on peut, sans que l'oreille en soit affectée, substituer l'un à l'autre deux sons ou deux intervalles dont le rapport est égal ou inférieur à un *comma*.

La *tierce* est l'intervalle de deux notes séparées par une note intermédiaire. Cet intervalle a deux valeurs différentes : la *tierce majeure* et la *tierce mineure*.

L'intervalle de *tierce majeure* est de $\frac{5}{4}$; c'est la valeur commune des intervalles de *ut* à *mi*, de *fa* à *la* et de *sol* à *si*. La tierce majeure comprend deux tons : un *majeur* et un *mineur*.

La *tierce mineure* comprend un ton et un demiton. Quand le ton est majeur, comme dans l'intervalle de *mi* à *sol* et de *la* à *ut*, sa valeur est de $\frac{6}{5}$;

quand le ton est mineur, comme dans l'intervalle de
ré à *fa*, sa valeur est de $\frac{32}{27}$. Ces deux valeurs de la
tierce mineure sont considérées comme musicale-
ment identiques, parce que leur rapport $\frac{81}{80}$ est égal à
un *comma*.

L'intervalle de la *tierce mineure* à la *tierce ma-
jeure* est $\frac{5}{4} : \frac{6}{5} = \frac{25}{24}$. Cet intervalle de $\frac{25}{24}$ prend
le nom de *demi-ton mineur*, inférieur à $\frac{16}{15}$ à qui
on réserve le nom de *demi-ton majeur*. L'intervalle
de $\frac{25}{24}$ à $\frac{16}{15}$ est un peu supérieur au *comma*, mais la
différence n'est pas assez grande pour que le *demi-
ton mineur* ne puisse pas être substitué au *demi-ton
majeur*.

On donne le nom de *quarte* à l'intervalle de
deux notes séparées par deux notes intermédiaires.
Comme l'intervalle de *ut* à *fa*, toutes les quartes sont
égales à $\frac{4}{3}$; il faut en excepter la quarte de *fa* à *si*,
qui est augmentée d'un *demi-ton mineur;* elle est
égale, à un *comma* près, à $\frac{4}{3} \times \frac{25}{24}$.

La *quinte* est l'intervalle de deux notes séparées
par trois notes intermédiaires. Comme l'intervalle
de *ut* à *sol*, toutes les quintes sont, à un *comma* près,
égales à $\frac{3}{2}$.

La *sixte* est l'intervalle de deux notes séparées
par quatre notes intermédiaires; la sixte de *ut* à *la*
a $\frac{5}{3}$ pour valeur. — La *septième* est l'intervalle de deux
notes séparées par cinq notes intermédiaires; la septième, de *ut* à *si*, a pour valeur $\frac{15}{8}$.

On donne le nom d'*accord parfait majeur* à trois
.sons simultanés tels que l'intervalle du premier au
second est une tierce majeure, $\frac{5}{4}$; l'intervalle du second au troisième une tierce mineure, $\frac{6}{5}$; l'intervalle
du premier au troisième une quinte, $\frac{3}{2}$. Les trois
notes *ut, mi, sol* donnent un *accord parfait majeur*,
ainsi que les trois notes *fa, la, ut*. — Lorsque les
trois sons simultanés sont tels que l'intervalle
du premier au second est une tierce mineure, $\frac{6}{5}$,
l'intervalle du second au troisième une tierce majeure, $\frac{5}{4}$, l'intervalle du premier au troisième une
quinte, $\frac{3}{2}$, l'accord obtenu prend le nom d'*accord
parfait mineur;* les trois notes *mi, sol, si* fournissent un *accord parfait mineur.* — De tous les accords
multiples employés en musique, l'accord parfait est
le plus agréable à l'oreille.

L'*échelle musicale* se compose d'une série de gam-
mes ou d'octaves contenant un même nombre de
notes de même nom et se succédant dans le même
ordre; chacune de ces octaves successives commence
par l'*ut* qui termine la précédente. Pour distinguer
les unes des autres les notes des diverses octaves, on
les affecte d'*indices* qui rappellent le rang des octaves auxquelles elles appartiennent. L'ensemble de
tous les sons employés en musique forme une échelle
de *huit* octaves successives. — Le tableau suivant
reproduit la composition de l'échelle musicale; au-

dessous de chaque note affectée de son indice dis-
tinctif, nous avons écrit le nombre absolu de vibrations simples par seconde, correspondant au son
qu'elle représente.

ut_{-2}	la_{-2}	ut_{-1}	la_{-1}	ut_1
32,62	54,37	65,25	108,75	130,5
ut_1	la_1	ut_2	la_2	ut_3
130,5	217,5	261	435	522
ut_3	la_3	ut_4	la_4	ut_5
522	870	1044	1740	2088
ut_5	la_5	ut_6	la_6	ut_7
2088	3480	4176	6960	8352

Le *la$_3$*, 870 vibrations simples, est le son
rendu par la *deuxième* corde du violon *résonnant
à vide;* c'est le son du *diapason normal,* officielle-
ment fixé en France à la suite des travaux de
M. Lissajous.

L'*ut$_1$*, 130,5 vibrations simples, est le son rendu
par la *quatrième* corde du violoncelle, résonnant à
vide.

Le *la$_{-2}$*, 54,37 vibrations simples, et le *la$_6$*,
6960 vibrations simples, correspondent aux sons
le plus *grave* et le plus *aigu* du piano à *sept* octaves.

A quelque octave de l'échelle qu'elles appartiennent, deux notes de même nom sont séparées par

un intervalle de même valeur. — L'intervalle musical de deux notes de même nom, appartenant à deux octaves successives, a 2 pour valeur constante.

Dans la gamme naturelle, telle que nous l'avons donnée (p. 78), l'intervalle de deux notes successives prend trois valeurs différentes : le ton majeur, $\frac{9}{8}$, le ton mineur, $\frac{10}{9}$, le demi-ton, $\frac{16}{15}$. Le ton majeur et le ton mineur, ne différant que d'un *comma*, peuvent être considérés comme musicalement égaux et être substitués l'un à l'autre. Mais l'intervalle $\frac{16}{15}$ diffère trop de $\frac{9}{8}$ et de $\frac{10}{9}$ pour que la substitution d'un demi-ton à un ton majeur ou à un ton mineur puisse se faire sans blesser l'oreille. Nous savons aussi que, dans une mélodie, l'oreille est particulièrement sensible aux intervalles des sons dont elle se compose. De l'irrégularité de la distribution des intervalles dans la gamme naturelle, il résulte qu'un chant étant donné, si l'on voulait l'exécuter en partant d'une note différente de l'échelle musicale, son caractère serait nécessairement et profondément altéré, puis qu'en prenant des notes également distantes, on ne passerait pas par les mêmes intervalles, on ne reproduirait pas les mêmes accords.

C'est pour rendre possible cette opération, connue en musique sous le nom de *transposition*, qu'on a intercalé de nouvelles notes entre les notes de la

gamme naturelle, et qu'on a construit une échelle
musicale dans laquelle les intervalles successifs sont,
sinon égaux, du moins assez peu différents pour
pouvoir se remplacer sans que l'oreille en soit
blessée.

Les notes intercalaires peuvent s'obtenir en haus-
sant, dans une proportion déterminée, la note inférieure d'un intervalle, et alors on les désigne en ajoutant le mot *dièse* au nom de la note modifiée. Ainsi,
on dit : *ut dièse, ré dièse,* etc. qui s'écrivent *ut♯,
ré♯,* etc. — D'autres fois ces notes intercalaires déri-
vent de la note supérieure qu'on baisse dans une
proportion déterminée, et alors on les désigne en
ajoutant le mot *bémol* au nom de la note modifiée.
Ainsi, on dit : *ré bémol, mi bémol,* etc., qui s'écrivent
ré♭, mi♭, etc..

Pour *diéser* une note, on l'élève dans le rapport
de 24 à 25, on la multiplie par $\frac{25}{24}$; pour la *bémoliser,*
on la baisse dans le rapport de 25 à 24, on la multiplie par $\frac{24}{25}$.

Or, en multipliant par $\frac{24}{25}$ l'intervalle $\frac{9}{8}$ d'un ton
majeur, on a $\frac{9}{8} \times \frac{24}{25} = \frac{27}{25}$, qui ne diffère que d'un *comma*
du demi-ton majeur $\frac{16}{15}$ et peut lui être substitué.
Lors donc qu'on *bémolise* la note supérieure d'un
intervalle de ton majeur, ce *bémol*, ou note interca-
laire, est distant d'un demi-ton majeur, $\frac{27}{25} = \frac{16}{15} \times \frac{81}{80}$,
de la note inférieure, et d'un demi-ton mineur, $\frac{25}{24}$,
de la note supérieure. En multipliant par $\frac{25}{24}$ la note

inférieure de cet intervalle, le *dièse* obtenu, ou la note intercalaire, différerait évidemment d'un demi-ton mineur de la note inférieure et d'un demi-ton majeur de la note supérieure.

Le produit de $\frac{24}{25}$ par un intervalle de ton mineur $\frac{10}{9}$ donne $\frac{10}{9}$ $\frac{24}{25} = \frac{16}{15}$. Le bémol de la note supérieure d'un ton mineur diffère donc d'un demi-ton mineur $\frac{25}{24}$, de la note supérieure, et d'un demi-ton majeur, $\frac{16}{15}$, de la note inférieure. Par contre, le dièse de la note inférieure d'un intervalle de ton mineur diffère d'un demi-ton majeur, $\frac{16}{15}$, de la note supérieure, et d'un demi-ton mineur, $\frac{25}{24}$, de la note inférieure de cet intervalle.

Une échelle musicale qui permettrait d'obtenir partout, à volonté, des tons entiers, soit en descendant, soit en montant, devrait donc, outre toutes les notes naturelles, contenir à la fois les *dièses* et les *bémols* de chacune d'elles ; mais comme, en réalité, l'oreille permet de substituer, dans un morceau de musique, les tons et demi-tons majeurs aux tons et demi-tons mineurs, et réciproquement, il suffit, dans les instruments à tons fixes, d'intercaler une note dans tous les intervalles de tons majeur et mineur ; cette note intermédiaire est : ou le *dièse* de la note inférieure, ou le *bémol* de la note supérieure de l'intervalle musical. L'octave se trouve ainsi partagée en *douze* demi-tons sensiblement égaux, et la gamme ainsi composée prend la dénomination de *gamme chromatique*.

On a poussé la simplification plus loin, en divisant l'octave en *douze* intervalles rigoureusement égaux, appelés demi-tons et dont la valeur commune est $\sqrt[12]{2} = 1,059463$. La gamme, ainsi modifiée, prend la dénomination de *gamme tempérée*. Tous les intervalles sont altérés, à l'exception de l'intervalle d'*octave*, qui est rigoureusement conservé ; mais l'altération est trop faible pour que l'oreille puisse la saisir et en être blessée. La gamme tempérée est adoptée par tous les constructeurs de pianos.

Série des sons harmoniques. — Nous n'avons pas à étudier les divers modes de groupement des sons musicaux qui ont été adoptés ; mais nous devons arrêter un instant notre attention sur une série très-simple, dont nous aurons souvent à nous occuper dans le courant de ce travail, et surtout quand nous chercherons à déterminer les véritables causes du timbre des instruments de musique et de la voix humaine. Dans cette série, les sons sont rangés dans un ordre tel que le *second*, le *troisième*, le *quatrième*, etc., correspondent à des nombres de vibrations qui sont des multiples par 2, 3, 4, etc., du nombre des vibrations du premier son de la série. Si donc nous représentons par 1 le nombre des vibrations de ce premier son, les hauteurs musicales (les nombres de vibrations) des sons successifs de la

série sont représentés par la série naturelle des
nombres entiers 1, 2, 3, 4, 5, etc. Le tableau suivant montre comment ces sons successifs se distribuent dans l'échelle musicale naturelle, en prenant ut_1 pour premier son de la série.

1	2	3	4	5	6	7	8	9
ut_1	ut_2	sol_2	ut_3	mi_3	sol_3	$la_3^\#$	ut_4	$ré_4$

10	11	12	13	14	15	16	17	18
mi_4	$fa_4^\#$	sol_4	$la_4^\flat$	$la_4^\#$	si_4	ut_5	$ré_5^\flat$	$ré_5$

De ces 18 sons successifs, *treize* correspondent
exactement à des notes déterminées de l'échelle musicale naturelle. Les *cinq* sons (7, 11, 13, 14, 17)
ne trouvent pas place dans l'échelle musicale naturelle ; nous avons indiqué au-dessous les *notes modifiées* qui, à un *comma* près, représentent leurs hauteurs musicales.

Dans cette série , le premier son, le plus bas,
prend le nom de son *fondamental*, les autres sont dits
les *harmoniques* de ce son fondamental ; le son fondamental et les harmoniques sont dits les *sons partiels* de la série.

Un simple coup d'œil sur le tableau montre comment l'intervalle de deux sons partiels successifs *diminue* à mesure qu'on s'élève dans la série à partir
du son fondamental. Ainsi l'intervalle du son fonda-

mental au premier harmonique est d'*une octave ;* l'intervalle du *cinquième* au *sixième* son partiel est d'*un demi-ton* et d'*un ton majeurs ;* l'intervalle du *huitième* au *neuvième* son partiel est d'*un ton majeur ;* l'intervalle du dix-septième au dix-huitième son partiel n'est plus que d'*un demi-ton mineur*.

CHAPITRE III

VIBRATIONS DES GAZ, DES SOLIDES ET DES LIQUIDES.
— FORMES DE LA VIBRATION.

Quel que soit son état physique, un corps élastique prend, sous l'influence d'une action extérieure capable de modifier momentanément les positions relatives de ses molécules, un mouvement vibratoire périodique, qui se communique à la masse d'air ambiante et se propage dans l'atmosphère sous forme d'ondes alternativement condensantes et dilatantes. — Nous avons maintenant à rechercher les lois des divers modes de vibration que les corps élastiques peuvent exécuter ; ce sont, en même temps, les lois des hauteurs des sons musicaux qu'ils peuvent rendre. Les géomètres ont établi les formules qui fournissent les solutions des diverses questions soulevées par ce problème de mécanique. Nous devons nous borner ici à une étude expérimentale de ces phénomènes ; des notes spéciales sont consacrées à l'interprétation et aux applications des formules mathématiques.

ARTICLE I.

Vibrations d'une masse d'air limitée.

Jusqu'ici nous avons considéré l'air comme véhicule du son, comme agent de transmission à distance
d'un mouvement vibratoire communiqué par un
corps élastique. L'air, comme tous les gaz, peut
jouer un tout autre rôle; tout démontre que, dans
les instruments à vent, l'air est le véritable *corps
sonore*. — En effet, des tuyaux de même longueur
rendent des sons de même hauteur; or, évidemment,
si la matière solide des parois des tuyaux exerçait
une influence quelconque sur le nombre des vibrations génératrices, la hauteur du son varierait avec
la nature de l'enveloppe. — Ajoutons encore que la
hauteur du son rendu reste la même dans le cas où
le tuyau est complétement libre, et dans le cas où la
main qui le presse fait obstacle à son mouvement
vibratoire. — On peut donc communiquer aux
masses d'air limitées un mouvement vibratoire propre
comme aux corps solides élastiques. — Nous avons à
rechercher le mode de vibration auquel obéissent
les colonnes d'air enfermées dans les tuyaux des
instruments à vent, quand elles jouent le rôle de
corps sonore. — Nous avons à considérer deux cas :
— celui où le tuyau est *ouvert* par une extrémité et

fermé par l'autre ; — celui où le tuyau est *ouvert* par ses deux extrémités.

1er CAS. *Tuyau ouvert par une extrémité, fermé par l'autre.* — Soit AB (fig. 16) un tuyau ouvert en

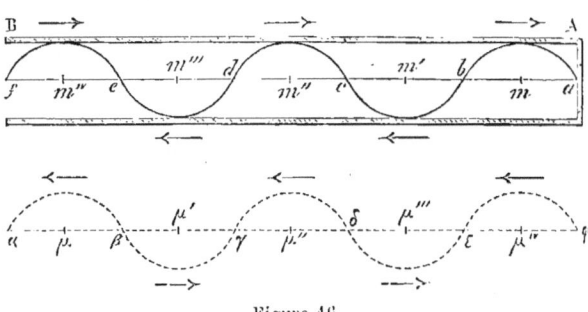

Figure 16.

B, fermé en A. — Un système d'ondes aériennes (*ab*, *bc*, *cd*, *de*, *ef*), alternativement condensantes et dilatantes, pénètre dans le tuyau par l'extrémité ouverte B. — Chacune de ces ondes vient, à son tour, heurter normalement le fond solide A du tuyau et se réfléchit sur elle-même. — Les mouvements de propagation de l'onde, avant et après la réflexion, sont nécessairement de *sens contraires*, mais la *nature* de l'onde *ne change pas;* une onde incidente condensante engendre une onde réfléchie condensante ; une onde incidente dilatante engendre une onde réfléchie dilatante.

Pendant que l'onde condensante *ab* se réfléchit sur

le fond A du tuyau, tout se passe donc comme si cette onde *ab* sortait librement par cette extrémité A, et qu'en même temps une onde condensante $\alpha\beta$, parfaitement identique mais de *sens contraire*, pénétrât dans le tuyau par la même extrémité A. — De même, lorsque la dilatante *bc* se réfléchit, à son tour, sur le fond solide A, tout se passe comme si cette onde *bc* sortait librement par l'extrémité A, pendant qu'une onde dilatante $\beta\gamma$, parfaitement identique, mais de *sens contraire*, pénétrerait dans le tuyau par cette même extrémité A. — En résumé, la combinaison du système d'ondes incidentes (*ab*, *bc*, *cd*, *de*, *ef*) et du système d'ondes réfléchies, de *même nature* et de *sens contraire*, engendré par la réflexion du système incident sur fond fermé A du tuyau, produit dans la colonne aérienne AB les mêmes effets que la superposition des deux systèmes d'ondes, *identiques*, mais de *sens contraires* (*ab*, *bc*, *cd*, *de*, *ef*), ($\alpha\beta$, $\beta\gamma$, $\gamma\delta$, $\delta\varepsilon$, $\varepsilon\varphi$), dont le premier sortirait et le second pénétrerait à travers l'extrémité A du tuyau. — Cela posé, il est facile de voir par quels états de condensation, de dilatation et de vitesse élémentaires passent successivement les diverses couches gazeuses du tuyau AB.

La couche terminale A est traversée simultanément par deux ondes condensantes (*ab*, $\alpha\beta$), identiques et dont les vitesses sont de sens contraires. Pendant tout le temps de leur passage, cette couche, sollicitée par des vitesses égales et contraires, reste nécessairement au *repos*. Mais, à chaque instant, ces deux ondes apportent des condensations égales, qui s'ajoutent ; cette couche est donc continuellement condensée. *Nulle* au début, la condensation *croît* graduellement, pendant le passage des premières moitiés (*am*, *αμ*) des deux ondes, *décroît* graduellement pendant le passage de leurs secondes moitiés (*mb*, *μβ*), redevient *nulle* à la fin du passage des deux ondes. — A ce moment, les deux ondes dilatantes (*bc*, *βγ*) atteignent ensemble la couche gazeuse A, apportant, à chaque instant, des vitesses égales et contraires, et des dilatations égales qui s'ajoutent ; pendant toute la durée de leur passage, la couche A est donc constamment *dilatée* et reste au *repos*. D'ailleurs, la dilatation de cette couche A, *nulle* au début, *croît* graduellement, pendant le passage des premières moitiés (*bm'*, *βμ'*) des deux ondes, *décroît* graduellement, pendant le passage de leurs secondes moitiés (*m'c*, *μ'γ*), redevient *nulle* à la fin du passage des deux ondes.

La couche gazeuse *b* est traversée simultanément par les deux ondes condensantes (*cd*, *αβ*), identiques et animées de vitesses contraires, puis par les deux ondes dilatantes (*dc*, *βγ*), identiques aussi et animées de vitesses contraires. Cette couche *b*, comme la couche A, reste toujours *au repos* et subit une série de *condensations* graduellement croissantes et décroissantes, suivie d'une série de *dilatations* variables suivant la même loi.

Il est facile de voir que toutes les couches (*b, c, d, e, f*) sont le siége de phénomènes identiques à ceux que nous avons constatés dans la couche terminale A. — La vitesse de ces couches gazeuses est constamment *nulle*. Ces couches immobiles passent par des périodes alternatives de condensation et de dilatation ; à partir du début et de la fin de chaque période, où elle est *nulle*, la variation de densité (condensation ou dilatation) croît régulièrement et atteint son *maximum* au milieu de la période.

La superposition du système des ondes incidentes et du système des ondes réfléchies sur le fond du tuyau *bouché* transforme donc la couche d'air A du fond et les couches *b, c, d, e, f*, en *nœuds de vibration*. L'inspection de la figure montre que la distance de chacun de ces nœuds au fond bouché A est égale à un *nombre entier* d'ondulations *simples*, et que deux nœuds successifs sont séparés par *une* longueur d'ondulation *simple* incidente.

Voyons maintenant ce qui se passe sur les couches (*m, m', m'', m''', m'''*) situées à moitié de distance de deux nœuds successifs. L'onde dilatante directe *bc* et l'onde condensante réfléchie $\alpha\beta$ arrivent ensemble sur la couche *m ;* ces deux ondes apportent des vitesses égales et de même sens, qui s'ajoutent. La couche *m* est donc entraînée vers *b* avec une vitesse dont l'intensité, *nulle* au début, *croît* graduellement, pendant le passage des premières moitiés (*bm'*, αμ.) de ces deux ondes, décroît, suivant la même loi, pendant le passage de leurs secondes moitiés (*m'c*, μ.β), et redevient *nulle* à la fin. Les *condensations* apportées par l'onde αβ restent constamment égales aux *dilatations* communiquées à la couche *m* par l'onde *bc* ; ces impulsions élémentaires s'*annulent* mutuellement, et la densité de la couche *m* reste *invariable*. — Après le passage des deux ondes (*bc*, αβ), la couche *m* est simultanément traversée par l'onde condensante *cd* et par l'onde dilatante βγ. Ces deux nouvelles ondes lui apportent, à chaque instant, des vitesses égales et de même sens qui s'ajoutent, en même temps qu'une condensation et une dilatation de même intensité qui s'annulent complétement. Pendant tout le passage de ces deux ondes (*cd*, βγ), la densité de la couche *m* reste donc *invariable;* mais cette couche est entraînée vers *a* avec une vitesse *nulle* au début, graduellement *croissante* pendant le passage des deux premières moitiés (*cm''*, βμ') de ces deux ondes, graduellement *décroissante* pendant le passage de leurs secondes moitiés (*m''d*, μ'γ), *nulle* à la fin.

Il est facile de voir que les phénomènes constatés sur la couche gazeuse *m* se reproduisent *identiques* sur les couches *m'*, *m''*, *m'''*, *m*ⁱˣ. La densité de ces couches reste invariable. Ces couches sont *alterna-*

livement et *périodiquement* entraînées vers les extrémités A et B du tuyau ; à partir du début et de la fin de chaque période où elle est *nulle*, leur vitesse *croit* régulièrement et atteint son *maximum* au milieu de la période. — Ces couches d'air, m, m', m'', m''', m^{iv}, sont de véritables *ventres de vibration*, placés à égale distance de deux *nœuds* successifs. L'inspection de la figure montre, en outre, que l'intervalle de deux *ventres* successifs est égal à la longueur d'une onde incidente *simple*, et que la distance d'un *ventre* quelconque au fond *bouché* A est égale à un *nombre entier impair* de *demi-ondulations simples*.

Il résulte de cette analyse que la superposition des ondes incidentes et des ondes réfléchies sur le fond bouché A d'un tuyau AB (fig. 17) partage la colonne

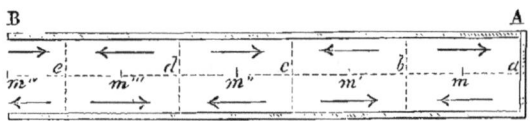

Figure 17.

d'air en portions (*ab*, *bc*, *cd*, *de*) dont la longueur commune est celle d'une onde incidente *simple ;* ces portions de la colonne gazeuse, dont la longueur est la même, prennent la dénomination de *concamérations*. — Chacune d'elles se termine par deux couches *immobiles* ou *nœuds de vibration ;* ces couches terminales passent par des périodes régulièrement alternatives de *condensation* et de *dilatation*.

La couche médiane de chaque concamération n'éprouve aucune variation de densité ; elle est *alternativement* et *périodiquement* entraînée vers chacun des *nœuds* terminaux de la concamération ; cette couche médiane est un *ventre de vibration*.

Ces diverses concamérations vibrent indépendamment les unes des autres. Pour bien comprendre ce mode de mouvement vibratoire, fixons notre attention sur la concamération *cb*, par exemple. — D'abord, comme l'indique la flèche supérieure, toutes les couches d'air sont entraînées du nœud *b* vers le nœud *c* ; la vitesse et l'étendue du déplacement sont *maxima* au milieu *m'* et *décroissent* graduellement à mesure qu'on s'éloigne de ce milieu *m'* pour se rapprocher des nœuds immobiles *c*, *b*. — Les couches gazeuses sont nécessairement *comprimées* dans toute l'étendue de la demi-concamération *m'c*, et *dilatées* dans l'autre moitié *m'b* de la concamération. La couche médiane *m'*, constamment comprise entre une condensation et une dilatation de même intensité, n'éprouve aucune variation de densité. L'intensité des condensations et des dilatations partielles augmente à mesure que l'on se rapproche des nœuds *c* et *b* ; elle atteint son *maximum* en *c* et en *b*.

Cette oscillation *simple* accomplie, la réaction créée par l'élasticité renverse le sens du mouvement, et toutes les couches sont, comme l'indique la flèche inférieure, simultanément entraînées du nœud *c* vers le nœud *b*. Pendant cette seconde oscillation *simple*, la couche médiane *m'* conserve toujours sa densité et se trouve animée de la vitesse *maximum*; toutes les couches sont *comprimées* de *m'* en *b* et *dilatées* de *m'* en *c*; d'ailleurs, l'intensité des condensations et des dilatations partielles *augmente* à mesure que l'on se rapproche des nœuds *b* et *c*; au contraire, l'intensité des vitesses partielles *diminue* à mesure que l'on s'éloigne du ventre de vibration *m'*.

La réunion de ces deux oscillations *simples*, de même durée et de sens contraires, constitue une oscillation *complète* de la concamération; la durée de cette oscillation *complète* est nécessairement la même que celle du passage d'une onde *complète*, ou encore que celle de la vibration *complète* du corps élastique dont l'ébranlement a produit les ondes aériennes incidentes.

L'expérience est d'accord avec la théorie pour démontrer que, dans ce tuyau *bouché* en A, *ouvert* en B, il y a nécessairement un ventre de vibration m^{iv} à l'extrémité ouverte, et un nœud *a* à l'extrémité fermée. — En effet, la couche d'air de l'extrémité ouverte peut obéir à des mouvements de déplacement, mais ne peut éprouver ni condensation, ni dilatation. — Au contraire, la couche d'air de l'extrémité bouchée ne peut éprouver aucun déplacement, mais peut être alternativement comprimée et dilatée. — Il en résulte que, du côté B, où le tuyau est ouvert, la colonne d'air se termine par une *demi-concamération* vibrant à l'unisson des concamérations *complètes* qui la suivent.

2° CAS. *Tuyau ouvert par les deux bouts.* — A leur sortie par l'extrémité ouverte d'un tuyau, les ondes aériennes sont aussi réfléchies par la masse gazeuse ambiante ; la réflexion, dans ce cas, prend des caractères spéciaux, que nous devons définir pour comprendre ce qui se passe dans un tuyau de cette nature.

Une impulsion *condensante*, dont le sens est indiqué par la flèche (fig. 18), arrive par transmission à l'extrémité ouverte A du tuyau AB ; la couche d'air

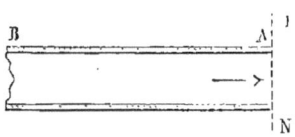

Figure 18.

indéfinie MN, qui sépare l'atmosphère ambiante de la masse gazeuse limitée du tuyau, est *condensée* dans le sens de la flèche. — Cette condensation de la couche MN détermine nécessairement une *dilatation* des couches d'air contiguës du tuyau, mais évidemment le *sens* du déplacement de ces couches reste le *même*. — Par conséquent, la réflexion de cette impulsion incidente sur la couche gazeuse indéfinie MN

transforme l'impulsion *condensante* en une impulsion
dilatante, sans changer le sens des vitesses élémentaires des couches d'air du tuyau. — Par la même
raison, une impulsion incidente *dilatante* est transformée, par sa réflexion sur **MN**, en une impulsion
condensante, sans que, d'ailleurs, le *sens* des vitesses
élémentaires des couches d'air du tuyau soit
changé.

Cela posé, soit (*ab*, *bc*, *cd*, *de*, *ef*) (fig. 19) un

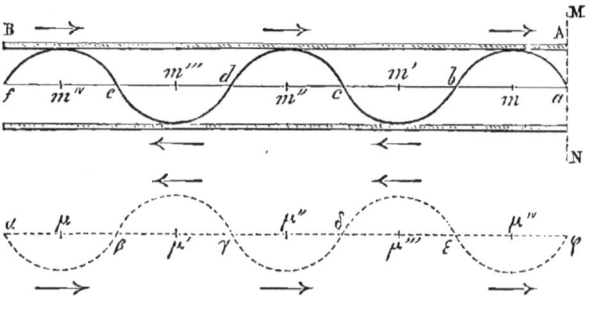

Figure 19.

système d'ondes incidentes engagé dans un tuyau **AB**
ouvert par les deux bouts. Du moment que la réflexion sur la couche gazeuse indéfinie **MN** transforme toute condensation en dilatation, *et vice versa*,
sans changer le sens des vitesses élémentaires des
couches d'air du tuyau, le système des ondes réfléchies peut être remplacé par un système (αϐ, ϐγ,
γδ, δε, εφ) d'ondes alternativement dilatantes et condensantes qui pénétrerait dans le tuyau par l'extré-

mité A en même temps que le système des ondes incidentes s'écoule par le même orifice. — Dans chacun de ces deux systèmes qui se croisent sur la couche indéfinie MN, les flèches indiquent le sens des vitesses élémentaires.

En suivant la propagation simultanée de ces deux systèmes d'ondes dans l'intérieur du tuyau AB, comme nous l'avons fait dans le cas du tuyau fermé par un bout, on arrive facilement à démontrer que les couches situées en *a, b, c, d, e, f* n'éprouvent ni condensation ni dilatation, sont animées de vitesses de sens alternativement contraires et d'intensité *maximum*, sont des *ventres de vibration*. — On prouve, de la même manière, que les couches *m, m', m'', m''', m''', m*ᴵⱽ, situées à égale distance de deux *ventres* successifs sont complétement *immobiles*, passent par des périodes alternatives de condensation et de dilatation dont l'intensité est *maximum*, sont des *nœuds de vibration*. — D'ailleurs, l'inspection de la figure montre que l'intervalle commun de deux nœuds successifs est égale à celle de deux ventres successif, et à la longueur d'une onde incidente *simple*. — Il est facile de voir encore que la distance d'un *ventre de vibration* quelconque à l'extrémité A du tuyau est égale à la longueur d'un *nombre entier* d'ondulations incidentes *simples*, et que la distance d'un *nœud de vibration* quelconque à cette même extrémité A est égale à la longueur

d'un *nombre entier impair* de demi-ondulations incidentes *simples*.

Dans un tuyau ouvert par les deux bouts (fig. 20),
la colonne d'air se partage donc, comme dans le
tuyau bouché par un bout, en concamérations dont

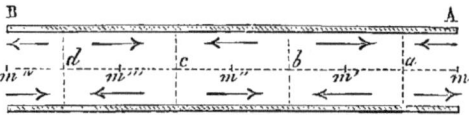

Figure 20.

la longueur est celle d'une onde incidente *simple*.
Le mode d'oscillation de ces concamérations, indiqué par les flèches, est le même que celui dont
nous avons fait l'analyse dans le cas du tuyau fermé
par un bout. — Mais, dans un tuyau ouvert par les
deux bouts, il y a nécessairement un *ventre de vibration* à chaque extrémité. En effet, les couches gazeuses terminales peuvent obéir à des mouvements
de déplacement, mais ne peuvent éprouver ni condensation ni dilatation. — Il en résulte que la colonne d'air du tuyau ouvert par les deux bouts se
termine par deux *demi-concamérations* (*am, dm*ᴵⱽ),
vibrant à l'unisson des concamérations *complètes*
qui occupent le reste du tuyau.

Sons propres des tuyaux. — Il résulte évidemment de ces considérations que la hauteur du son

rendu par un tuyau de longueur déterminée dépend du nombre des concamérations en lesquelles la colonne d'air se divise. Chaque concamération, en effet, représente un corps sonore dont le mouvement vibratoire se communique à la masse d'air ambiante. Mais la vitesse de propagation d'un ébranlement étant constante, la durée de la vibration simple croit proportionnellement à la longueur de la concamération; par suite, le nombre des vibrations exécutées, dans l'unité de temps, par chaque concamération, et la hauteur du son rendu sont inversement proportionnels à la longueur de la concamération. Cela posé, il est facile de déterminer les sons propres d'un tuyau. Dans cette recherche, il y a nécessité de considérer à part les tuyaux bouchés par un bout et les tuyaux ouverts par les deux extrémités.

1° *Tuyaux fermés par un bout.* — Le mode de division de la colonne d'air d'un tuyau fermé par un bout doit satisfaire aux deux conditions suivantes : il y a nécessairement un *nœud* à l'extrémité bouchée et un *ventre* de vibration à l'extrémité ouverte.

Le mouvement vibratoire le plus simple que puisse exécuter la colonne d'air est celui dans lequel (fig. 21, I) toutes les couches sont simultanément et alternativement entraînées de B vers A et de A

vers B. Dans ce cas, il y a un nœud au fond bouché
A et un ventre à l'extrémité ouverte B. Le tuyau contient seulement une *demi-concamération*; la lon-

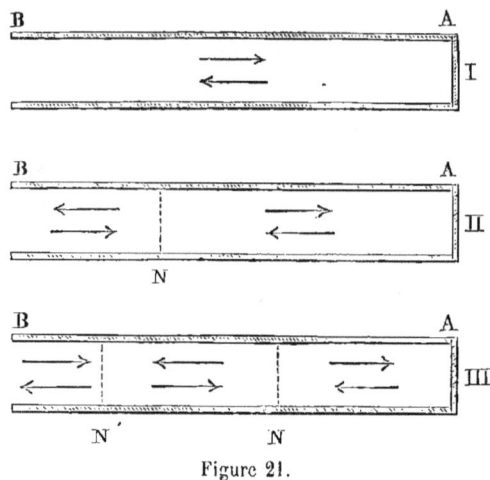

Figure 21.

gueur de la concamération *complète* est *double* de
celle du tuyau; le son rendu est le *plus grave* que le
tuyau puisse faire entendre, c'est le son *fondamental*.

La figure 21, II représente le mode de division le
plus simple que puisse affecter la colonne d'air. —
Un nœud N se produit aux *deux tiers* de la longueur
du tuyau à partir de l'extrémité bouchée A. La colonne
d'air est alors divisée en deux parties, dont l'une AN
représente une concamération complète, et l'autre,
BN, une demi-concamération. Dans ce cas, la longueur de la concamération complète est égale aux
deux tiers de celle du tuyau.

La figure 21, III représente, par ordre de complication croissante, le troisième mode de division de la
colonne d'air. — Deux nœuds se produisent : le premier N, aux *deux cinquièmes*, le second N' aux *quatre
cinquièmes* de la longueur du tuyau, à partir de l'extrémité bouchée A. Dans ce cas, la colonne d'air est
divisée en trois parties : les deux premières AN, NN',
d'égale longueur, représentent chacune une concamération complète ; la troisième, N'B, est une demi-
concamération. La longueur de la concamération
complète est donc égale aux *deux cinquièmes* de celle
du tuyau.

Les longueurs des concamérations *complètes* correspondant aux divers modes de division de la colonne d'air d'un tuyau fermé par un bout sont donc
représentées par les expressions suivantes, dans lesquelles l est la longueur du tuyau :

$$2l, \quad \frac{2l}{3}, \quad \frac{2l}{5}, \quad \frac{2l}{7}, \ldots$$

et puisque le nombre des vibrations exécutées dans
l'unité de temps est inversement proportionnel à la
longueur de la concamération complète correspondante, les hauteurs relatives des sons propres du
tuyau fermé par un bout sont représentées par les
expressions suivantes :

$$\frac{1}{2l}, \quad \frac{3}{2l}, \quad \frac{5}{2l}, \quad \frac{7}{2l}, \ldots$$

ou, en supprimant le dénominateur commun $2l$
par la série des nombres entiers impairs,

$$1, \ 3, \ 5, \ 7\ldots$$

Les sons propres du tuyau bouché par une extrémité forment donc une série *incomplète* de sons harmoniques, composée du son *fondamental* 1, et des
autres sons *partiels* de rang *impair*; les sons *partiels*
de rang *pair* font totalement défaut.

2° *Tuyaux ouverts par les deux bouts.* — Le
mode de division de la colonne d'air d'un tuyau ouvert par les deux bouts doit satisfaire à la condition

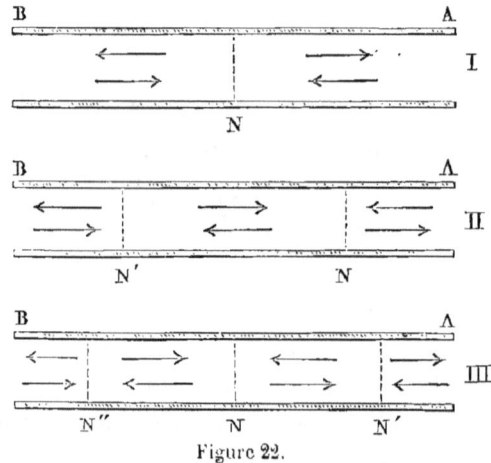

Figure 22.

suivante : il y a nécessairement un *ventre de vibration* à chacune des extrémités du tuyau.

Le mode de division le plus simple que puisse

affecter la colonne d'air est représenté (fig. 22, I). —
Un nœud de vibration N se produit au milieu de la
longueur du tuyau ; la colonne d'air est ainsi divisée
en deux demi-concamérations NA, NB, de même
longueur et vibrant en sens contraires. — Dans ce
cas, la longueur de la concamération complète est
égale à celle du tuyau qui rend le son le *plus grave*
qu'il puisse faire entendre, le son *fondamental*.

La figure 22, II représente la division la plus
simple après la précédente que puisse affecter la colonne d'air. — Il se produit deux nœuds N, N', placés
chacun au *quart* de la longueur du tuyau, à partir
de l'extrémité correspondante. La colonne d'air est
alors divisée en *trois* parties : la médiane NN' est
une concamération complète; les deux extrêmes
NA, N'B sont deux demi-concamérations de même
longueur. — Dans ce cas la longueur de la concamération complète est la *moitié* de celle du tuyau.

La figure 22, III représente, par ordre de complication, le troisième mode de division de la colonne
d'air. — Il se produit *trois* nœuds : le nœud N est au
milieu de la longueur du tuyau, les deux autres
nœuds N', N'' sont chacun au *sixième* de la longueur
du tuyau à partir de l'extrémité correspondante. La
colonne d'air est donc divisée en *quatre* portions :
les deux médianes, NN', NN'', ont même longueur
et sont des concamérations complètes ; les deux
extrêmes N'A, N''B sont deux demi-concamérations

de même longueur. — Dans ce cas, la longueur de
la concamération complète est égale au *tiers* de celle
du tuyau.

Les longueurs des concamérations *complètes* correspondant aux divers modes de division de la colonne d'air du tuyau ouvert par ses deux extrémités
sont donc représentées par les expressions suivantes,
dans lesquelles l est la longueur du tuyau :

$$l, \ \frac{l}{2}, \ \frac{l}{3}, \ \frac{l}{4}, \ \frac{l}{5}, \dots$$

Les hauteurs relatives des sons propres d'un tuyau
ouvert par ses deux bouts sont donc représentées par
les expressions suivantes :

$$\frac{1}{l}, \ \frac{2}{l}, \ \frac{3}{l}, \ \frac{4}{l}, \ \frac{5}{l}, \dots,$$

ou, en supprimant le dénominateur commun l, par
la série des nombres entiers naturels :

$$1, \ 2, \ 3, \ 4, \ 5, \dots$$

Les sons propres d'un tuyau ouvert par les deux
bouts forment donc une série complète de sons harmoniques, composée du son *fondamental* en même
temps que des sons *partiels* de rang *pair* et des sons
partiels de rang *impair*.

De ce fait que la longueur de la concamération
complète correspondant au son *fondamental* est
double de celle du tuyau fermé par un bout, et *égale*

à celle du tuyau ouvert par les deux bouts, il résulte évidemment que le son *fondamental* d'un tuyau ouvert par ses deux bouts est à l'*octave aiguë* du son *fondamental* d'un tuyau de même longueur et fermé par un bout. En d'autres termes le son fondamental d'un tuyau fermé par un bout est à l'*unisson* du son fondamental d'un tuyau de *longueur double* ouvert par ses deux extrémités.

Tuyaux à bouche. — Ordinairement on fait parler les tuyaux au moyen d'une embouchure qui leur est adaptée. — La figure 23 représente un tuyau d'orgue à *embouchure de flûte* ou à *bouche*; dans le chapitre VI, nous parlerons des tuyaux à *anche*. — Quand le tuyau est monté sur une soufflerie, le vent arrive par le pied P, pénètre dans la chambre à air K, s'échappe par une fente étroite, ou *lumière*, c, qui le dirige contre le tranchant *ab* d'un biseau. L'espace compris entre la fente et le bord tranchant du biseau prend le nom de *bouche*; la *lèvre supérieure* de la bouche est constituée par le biseau. — Le tuyau A est ouvert par son bout supérieur, le tuyau B est bouché; la distance RR, comprise entre la bouche et l'extrémité supérieure, est la longueur du tuyau.

Nous verrons plus loin, chapitre VI, par quel mécanisme le souffle, en se brisant contre le bord tranchant du biseau, détermine le mode de division et l'état vibratoire de la colonne d'air du tuyau. — Ce

biseau doit être rigide ; la hauteur du son rendu est
indépendante de sa nature et de sa forme ; mais elle

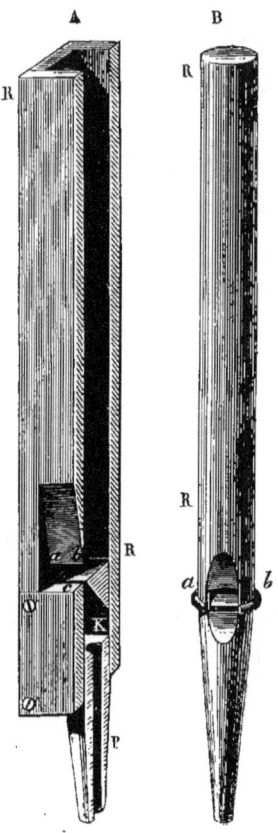

Figure 23.

est influencée par la largeur de la bouche, de l'es ·
pace compris entre la fente c et le tranchant ab.
Sous l'influence d'un courant d'air de même vitesse,
le son monte à mesure que le tranchant ab se rap-

proche de la lumière. Ajoutons qu'avec une même embouchure, le son s'élève, passe à l'un des harmoniques du son fondamental, quand on augmente la vitesse du courant d'air.

Le flageolet et le sifflet ordinaire sont des instruments à embouchure de flûte. — Dans la flûte traversière, l'air qui s'échappe par la fente étroite circonscrite par les lèvres du joueur se brise sur le bord tranchant d'une ouverture ovale. — Le son rendu par un vase, un tube, etc., etc., sur les bords duquel on souffle, est produit par un mécanisme de même nature.

On a cherché, à l'aide de tuyaux à embouchure de flûte, à vérifier expérimentalement les lois du mouvement vibratoire de la colonne d'air des tuyaux, telles que la théorie les indique et que nous les avons exposées. — Ces lois sont connues sous la dénomination de *Lois de Daniel Bernoulli*, du nom du savant géomètre qui, le premier, a donné une théorie mathématique du mouvement vibratoire de l'air dans les tuyaux sonores.

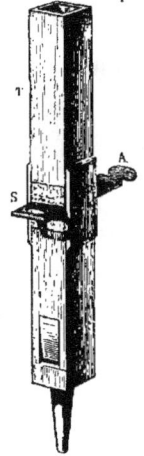

Figure 24.

L'appareil représenté figure 24 est très-commode pour démontrer que le son fondamental d'un tuyau fermé par un bout est à l'unisson du son fondamental d'un tuyau ouvert par les deux bouts et de longueur *double*. — Vers le milieu du tuyau est adaptée une coulisse AS mi-partie *pleine* et mi-partie *évidée*. Suivant le sens dans lequel on pousse la coulisse on obtient un tuyau fermé par la partie pleine de la coulisse ou un tuyau de longueur *double* ouvert par les deux bouts. — Pour faire une expérience, on monte le tuyau sur une soufflerie ; — la coulisse étant dans la position indiquée par la figure, le tuyau fonctionne comme un tuyau fermé par un bout et rend le son fondamental ; — si par un mouvement brusque de la coulisse, on le transforme en un tuyau ouvert par les deux bouts, de longueur double, le son change de *timbre*, mais conserve la même hauteur. — L'expérience réussit aussi bien quand le tuyau fonctionnant comme un tuyau ouvert est transformé en tuyau fermé par un mouvement brusque de la coulisse.

On peut aussi déterminer expérimentalement la position des nœuds et des ventres de vibration tant dans les tuyaux ouverts par les deux bouts que dans les tuyaux bouchés par une extrémité.

La figure 25 représente l'appareil employé par F. Savart pour déterminer la position des nœuds et des ventres de vibration dans un tuyau ouvert par les deux bouts. — Le tuyau T étant monté sur une soufflerie, on règle le vent de manière à lui faire rendre un harmonique du son fondamental. A l'aide d'un fil de soie, on introduit dans le tuyau une membrane de baudruche S tendue sur un anneau rigide et saupoudrée de sable fin. Une des faces du tuyau est fermée par une plaque de verre qui permet de voir ce qui se passe à l'intérieur. — En général la membrane vibre en quelque point qu'on la descende et le sable s'agite. Mais, par tâtonnement, on trouve qu'en certains points le sable reste *immobile;* la position occupée alors par la membrane est évidemment une *surface nodale*. Dans d'autres points, au contraire, l'agitation du sable est *maximum;* la membrane occupe alors un ventre de vibration.

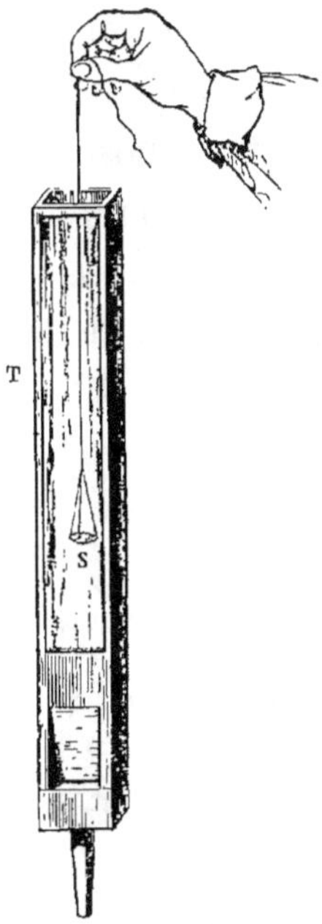

L'appareil représenté fig. 26 permet de déterminer la position des nœuds dans un tuyau bouché.—T est un long tube de verre dans

Figure 25.

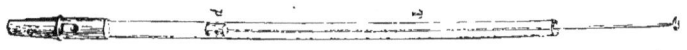

Figure 26.

lequel on peut enfoncer un piston *p*, à l'aide d'une tige rigide. On monte le tube sur une soufflerie et l'on

remonte le piston jusqu'à l'extrémité supérieure ; on
a ainsi un tuyau bouché de toute la longueur du tube
de verre. On règle le vent de manière à obtenir un harmonique du son fondamental. — Pendant que le tuyau
parle, on enfonce graduellement le piston. En général, la hauteur du son rendu change. Mais, pour
certaines positions du piston, le son reprend exactement sa hauteur primitive ; dans ces positions, la
face inférieure du piston coïncide évidemment avec
une surface nodale.

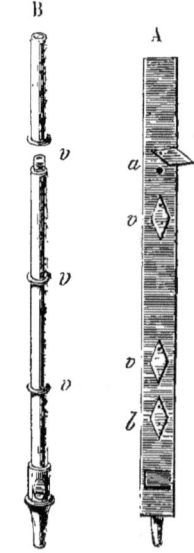

Fig. 27.   Fig. 28.

On peut déterminer la position des ventres de vibration d'un tuyau ouvert par
les deux bouts, en cherchant à
quelle hauteur on peut couper
le tuyau en travers sans changer
le *ton* du son rendu. — A cet
effet, on emploie (fig. 27) une
longue flûte B composée de plusieurs parties réunies par des vis
à l'endroit des ventres de vibration v,v,v. Quand la flûte, montée sur la soufflerie, rend l'harmonique convenable, on peut
enlever successivement les diverses parties, sans changer la
hauteur du son.

On peut, pour la même recherche, employer le
tube A (fig. 28) percé de trous latéraux que l'on

peut ouvrir et fermer à volonté. — Si l'on ouvre les trous correspondants aux ventres de vibration v,v, la hauteur du son rendu ne varie pas. Mais le son change de ton si l'on ouvre l'un des trous a, b, qui ne correspondent pas à des ventres de vibration. — Ce dernier procédé est applicable à la recherche de la position des ventres de vibration d'un tuyau fermé par un bout.

M. Rudolph Kœnig est parvenu à rendre visible, pour un nombreux auditoire, l'état vibratoire des masses et colonnes d'air, par la méthode des *flammes manométriques*. — L'appareil (fig. 29) qu'il a imaginé dans ce but est très-simple. Il consiste en une petite capsule de bois fermée par une membrane très-mince m, en caoutchouc, et dont la paroi solide est percée de deux trous a, b. Au trou a est ajusté un tube T, de caoutchouc, qui apporte un courant de gaz de l'éclairage; ce gaz s'échappe par un

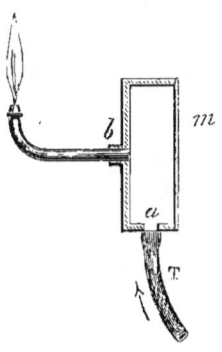

Figure 29.

petit bec fixé au trou b et forme un jet qu'on allume. La pression étant maintenue uniforme, la vitesse d'écoulement du gaz *s'accélère* nécessairement et la *flamme s'allonge*, toutes les fois que la membrane m est refoulée vers l'intérieur de la capsule; la vitesse d'écoulement *se ralentit* au contraire et la *flamme se raccourcit*, toutes les fois que la membrane est refoulée en sens contraire. La flamme *s'éteint* même complétement quand la membrane est très-brusquement et très-violemment refoulée en dehors de la cavité de la capsule. — Cet appareil, très-simple, permet de rendre visibles les variations de pression du gaz contenu dans la capsule; à cet effet, on se sert d'un miroir tournant que l'on met en mouvement en face de la flamme. — Tant que la pression est constante dans la capsule, l'image de flamme réfléchie sur les faces du miroir se présente (fig. 30, I) sous la forme d'un ruban de

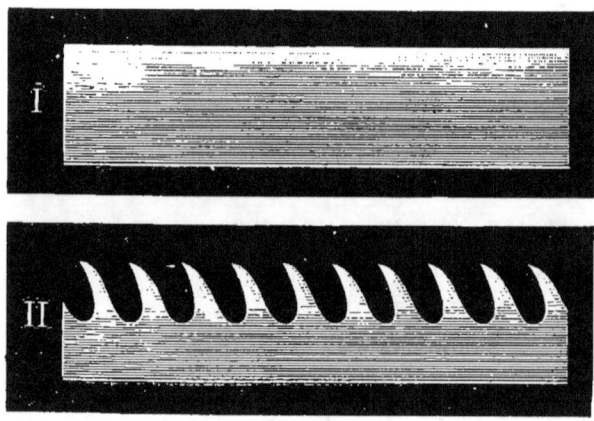

Figure 30.

feu de hauteur uniforme et égale à celle de la flamme. — Mais, si la pression intérieure éprouve de rapides variations, l'image de la flamme (fig. 30, II) se pré-

sente sur la forme d'un ruban *dentelé*; chaque dentelure correspond à une augmentation de la pression
intérieure. — Cet appareil est très-commode pour
rendre visibles les condensations
et les dilatations successives de
l'air correspondantes aux nœuds
de vibration, pour faire saisir à
un nombreux auditoire la distribution des nœuds et des ventres
de vibration dans un tuyau sonore.

Soit A B (fig. 31) un tuyau ouvert par ses deux extrémités et
percé de trois ouvertures latérales en des points correspondants au nœud du son fondamental et aux deux nœuds de son
octave aiguë ou premier harmonique. Chacun de ces trous est
fermé par la membrane élastique
d'une capsule semblable à celle
de la figure 29. — La capsule
médiane *a* est placée sensiblement au *milieu* de la longueur
du tuyau; chacune des deux au

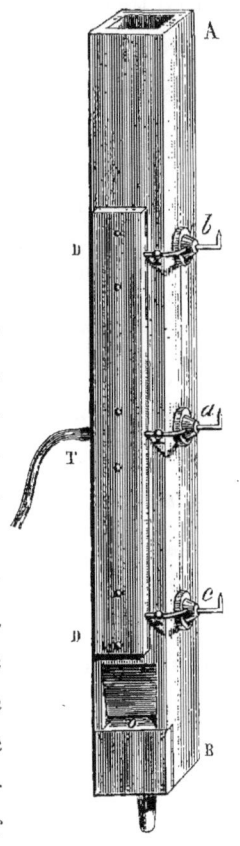

Figure 31.

tres capsules *b*, *c* correspond à peu près au *quart*
de la longueur du tube, à partir de l'extrémité
correspondante. — Une caisse latérale DD est tra-

versée par un courant de gaz de l'éclairage amené
par le tube T, et simultanément distribué aux trois
capsules par autant de petits tubes spéciaux. — Évidemment, toute variation de la densité de l'air contenu dans le tuyau AB déterminera un refoulement de la membrane élastique des capsules, et le
sens du refoulement dépendra du sens de la variation de densité.

Lorsque le tuyau, monté sur une soufflerie, rend
le son fondamental, les trois flammes *vibrent* à la
fois; mais les variations de longueur de la flamme
médiane *a* sont beaucoup plus considérables que
celles des deux autres, parce que, seule, elle correspond à un nœud de vibration, c'est-à-dire à un
point où les variations de densité de l'air du tube
sont *maxima;* cette flamme médiane *a s'éteint* même
complétement, si le courant du gaz de l'éclairage
n'est pas intense et si le son est rendu avec une
grande force.

Si, au contraire, le tuyau rend son premier harmonique, l'octave aiguë du son fondamental, la
flamme médiane *a* reste complétement *immobile*,
parce qu'elle correspond à un *ventre de vibration*,
c'est-à-dire à un point où l'air du tuyau n'éprouve
aucune variation de densité; mais les deux flammes
extrêmes *b, c,* qui correspondent à des *nœuds de vibration*, vibrent elles-mêmes avec force et présentent
des variations considérables d'éclat et de hauteur.

Tous ces phénomènes de vibration, de variation
de hauteur et d'éclat de flammes se reproduisent
exactement dans les images des
flammes réfléchies par un miroir tournant; ils sont facilement
saisis et suivis par un nombreux
auditoire.

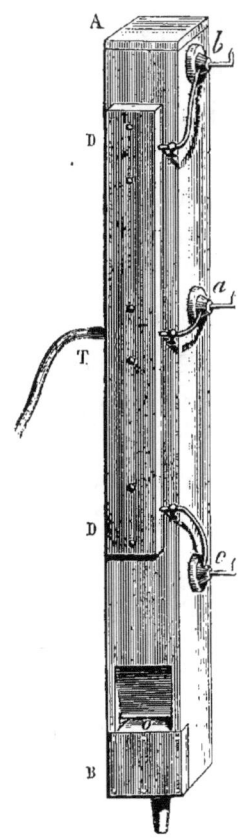

La figure 32 représente un
tuyau fermé par son extrémité A,
et muni, comme le précédent,
de trois capsules *a*, *b*, *c*, auxquelles le gaz de l'éclairage est
distribué simultanément par
une caisse DD. — La capsule *b*
est placée près de l'extrémité
bouchée où se trouve toujours
un nœud de vibration. Les deux
autres capsules correspondent :
la première *c* au *second nœud*,
et la seconde *a* au *ventre de vi-*
bration du premier harmonique
du son fondamental du tuyau.

Si le tuyau rend le son fondamental, les trois flammes vi-

Figure 32.

brent ensemble ; mais les variations de longueur
et d'éclat de ces flammes sont *maxima* en *b*, plus
faibles en *a*, plus faibles encore en *c*. Les variations de densité de l'air du tuyau suivent la même

loi; elles sont *maxima* en *b* qui correspond à un *nœud* et s'affaiblissent graduellement à mesure que l'on se rapproche de la bouche *o* qui, nécessairement, est un *ventre de vibration*.

Si le tuyau rend son premier harmonique, la flamme médiane *a* correspond à un *ventre de vibration* et reste complétement *immobile*. Au contraire, les flammes extrêmes *b*, *c*, qui correspondent au premier et au second *nœud*, vibrent très-fortement, éprouvent des variations de longueur et d'éclat très-considérables. — Si le courant du gaz de l'éclairage n'est pas intense et si le son est rendu avec beaucoup de force, ces flammes extrêmes *b*, *c* s'éteignent.

Le miroir tournant rend très-nets ces phénomènes de variation d'éclat et de longueur des flammes.

Les résultats de l'expérience ne vérifient pas exactement les lois des vibrations des tuyaux sonores théoriquement établies par Daniel Bernouilli.

Le son fondamental est *plus grave* que le son indiqué par la longueur du tuyau; les nombres de vibrations correspondants aux sons fondamentaux de plusieurs tuyaux ne sont pas exactement *inversement proportionnels* à leurs longueurs. Le désaccord est d'autant plus grand que la section transversale des tuyaux est plus considérable. D'après les observations de D. Bernouilli lui-même, la distance du premier nœud à l'embouchure, est *plus faible* que la moitié de l'intervalle de deux nœuds successifs, et la différence augmente avec la hauteur de l'harmonique rendu. De son côté, F. Savart a constaté que la distance du fond d'un tuyau bouché au ventre de vibration le plus rapproché est *supérieure* à la moitié de l'intervalle de deux nœuds successifs, et qu'en général la distance des ventres de vibration est *supérieure* à l'indication théorique.

Les causes de ce désaccord entre la théorie et les résultats de l'expérience sont multiples. — Les couches d'air, voisines de l'embouchure sont, dans les tuyaux *à bouche*, soumises à des mouvements très-compliqués, déterminés par le choc du courant d'air contre le biseau tranchant. F. Savart (1) a montré que l'air en mouvement décrit une hélice dont les tours, d'abord très-rapprochés près de l'embouchure, s'écartent très-rapidement. Ces perturbations sont certainement assez considérables pour modifier la position de la première surface nodale. — Dans les tuyaux bouchés, le fond sur lequel s'opère la réflexion entre lui-même en vibration, et ce mouvement perturbe la marche des ondes incidentes et réfléchies. Cette influence perturbatrice doit varier avec la nature du fond du tuyau, augmenter avec sa facilité à céder au choc des ondes incidentes.

(1) *Annales de chimie et de physique*, 2ᵉ série, 1823, t. XXIV, p. 59.

M. Wertheim a reconnu, en effet, que cette influence est plus prononcée avec des fonds de bois qu'avec des fonds de gutta-percha ou de métal. — Enfin, dans les points où les variations de densité des couches gazeuses sont très-considérables, l'air réagit sur les parois solides des tuyaux et leur communique des mouvements qui exercent une certaine influence sur la marche des vibrations sonores.

Dans le but d'éviter les perturbations de l'embouchure, Dulong faisait vibrer l'air contenu dans un cylindre de verre C (fig. 33) avec un diapason D dont

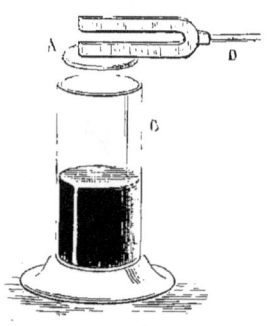

Figure 33.

une branche était munie d'une plaque métallique A de même diamètre que le cylindre. Par ce moyen, l'ébranlement se faisait à *pleine ouverture*. En versant du mercure au fond du cylindre de verre, on modifie la longueur de la colonne d'air de manière

que le son propre de cette colonne et celui du diapason soient de même hauteur.

F. Savart (1) a employé un moyen analogue. Le
tuyau, ouvert par les deux bouts, était composé de
segments pouvant s'engager les uns dans les autres
comme les parties d'une lunette, et la colonne d'air
du tuyau était mis en mouvement au moyen d'une
lame vibrante. Il résulte de ses expériences que,
quand le tube, *très-étroit*, est de longueur convenable pour vibrer à l'unisson de la lame, les
nombres de vibrations sont *inversement proportionnels* aux longueurs; le nœud pour le son
fondamental est sensiblement *au milieu* de la longueur; les sons *propres* du tube sont les *harmoniques* du son *fondamental*. — Mais, si les dimensions
transversales du tuyau sont plus considérables, les
nombres de vibrations ne sont plus *inversement proportionnels* aux longueurs; le nœud du son fondamental n'est plus *au milieu* de la longueur; les sons
propres du tuyau ne sont plus les *harmoniques* du
son *fondamental*. Les mêmes faits s'observent avec
des tuyaux bouchés par une extrémité.

Les lois théoriques de D. Bernouilli sont donc
des limites vers lesquelles convergent les résultats
de l'expérience, à mesure que la section transver-

(1) *Annales de chimie et de physique*, 2ᵉ série, 1823, t. XXIV,
p. 56.

sale des tuyaux est *plus faible* par rapport à leur longueur.

La dimension transversale du tuyau exerce donc une influence incontestable sur la hauteur du son fondamental. Si cette dimension n'est pas très-faible par rapport à la longueur, le son fondamental est *plus grave* que le son indiqué par la théorie, et l'écart augmente en même temps que les dimensions de la section. Pour rendre un même son fonda-mental, les tuyaux doivent donc être d'autant *plus courts* que leurs dimensions transversales sont plus considérables. Mais, quand des tuyaux de dimensions différentes sont accordés pour un même son fonda-

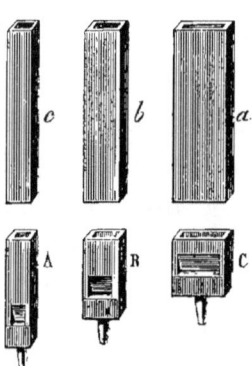

Figure 34.

mental, la longueur de l'onde correspondante à ce son est *constante* et *indépendante* de la section des tuyaux. — Soient, en effet, A, B, C (fig. 34) des tuyaux ouverts qui rendent le même son fonda-

mental; les longueurs *a*, *b*, *c* qu'on peut leur super-
poser *sans altérer la hauteur du son rendu* sont
exactement les mêmes. C'est donc sur la première
concamération voisine de l'embouchure que porte la
perturbation. — Les mêmes faits s'observent avec
des tuyaux bouchés par une extrémité.

Nous devons à F. Savart (1) une très-belle étude
expérimentale du mode de vibration de l'air dans les
tuyaux à embouchure de flûte. Ses recherches ont
enrichi la science de notions importantes sur ce sujet
si délicat et qui a si souvent exercé la sagacité des
géomètres et des expérimentateurs. — Après avoir
démontré que le son rendu par un tuyau prismatique carré, *embouché dans toute la largeur de l'un
des côtés de sa base*, conserve exactement la même
hauteur lorsqu'on diminue ou que l'on augmente sa
largeur *parallèlement à la bouche*, en rapprochant
ou en éloignant ses parois latérales *perpendiculaires*
à la bouche (2), cet habile physicien posa ce principe fondamental :

Dans un tuyau prismatique carré, embouché dans
toute la longueur d'un des côtés de sa base, les mouvements vibratoires de la masse d'air sont ceux qui
se passeraient dans une simple lame d'air rectangulaire, infiniment mince, perpendiculaire à la bouche
du tuyau et ébranlée par un de ses angles.

(1) *Annales de chim. et de phys.*, 2ᵉ série, 1825, t. XXIX, p. 404.
(2) *Loc. cit.*

La hauteur du son rendu par une telle lame d'air
dépend évidemment des dimensions en longueur et
en largeur de la couche gazeuse. — Le son *baisse*
lorsque l'on *augmente* l'une ou l'autre de ses dimensions ou les deux à la fois; il *s'élève* dans le cas contraire. Mais, tant que la largeur de la lame d'air
reste *supérieure* au *sixième* de sa longueur, la hauteur du son rendu reste *indépendante* des variations
de ces dimensions, à la condition que ces variations
soient telles que la *surface de la lame gazeuse reste
invariable*. — Dans le cas, au contraire, où la largeur est *inférieure* au *sixième* de sa longueur, bien
que la surface de la lame d'air soit maintenue *invariable*, le son *baisse* à mesure que la longueur *augmente*. — C'est seulement lorsque la largeur de la
lame d'air est *inférieure* au *douzième* de sa longueur
que son influence est à peu près *insensible*. Dans
ce dernier cas, la hauteur du son est exclusivement
réglée par la longueur; le nombre des vibrations
exécutées est à très-peu près *inversement proportionnel* à la longueur de la lame d'air.

Comparons une série de lames d'air de même surface, rendant un même son, à une série d'autres
lames dont la surface est aussi la même et rendant
aussi un même son; l'étendue de la surface et la
hauteur du son rendu varient d'une série à l'autre.
L'expérience montre que les nombres de vibrations
correspondants aux sons caractéristiques de ces deux

séries sont sensiblement *inversement proportionnels* aux *racines carrées* des surfaces des lames vibrantes. Ainsi le son rendu par des lames d'air rectangulaires dont la surface est de 256 centimètres carrés (racine carrée 16) est à l'octave *aiguë* du son rendu par des lames d'air rectangulaires dont la surface est de 1024 centimètres carrés (racine carrée 32).

D'où il résulte que, pour les tuyaux prismatiques carrés, ouverts ou bouchés, dont l'embouchure occupe tout un côté de la base, et dont le côté de la base est *supérieur* au *sixième* de la hauteur, le nombre de vibrations correspondant au son fondamental est *inversement proportionnel* à la *racine carrée* de la surface de la lame d'air perpendiculaire à la ligne de l'embouchure.

Dans tout ce qui précède, il s'agit seulement du cas où l'embouchure occupe toute la longueur d'un côté de la base d'un tube prismatique carré. F. Savart a étudié l'influence de la longueur de cette embouchure sur la hauteur du son rendu. Il a constaté que, toutes choses égales d'ailleurs, le ton *baisse* à mesure que la longueur de la bouche *diminue;* on peut ainsi *baisser* d'une *sixte* et même d'une *septième* le son fondamental du tuyau. — Le ton *baisse* aussi à mesure que la distance du biseau à la lumière *augmente*.

Enfin F. Savart a démontré expérimentalement

l'exactitude d'un principe général déjà entrevu par le Père Mersenne. — Il a comparé les sons rendus par des tuyaux de *formes semblables* et de dimensions linéaires différentes, ajustés d'ailleurs, de manière que la *longueur* de *l'embouchure*, *l'ouverture* de la *lumière*, en un mot *toutes les circonstances influentes conservent entre elles les mêmes rapports que les dimensions des tuyaux*. Les expériences ont toujours fourni les mêmes résultats résumés dans la proposition suivante :

« Lorsque des masses d'air sont renfermées dans
» des tuyaux de forme semblable, les nombres
» de vibrations qu'elles exécutent sont entre eux
» réciproquement proportionnels aux dimensions
» linéaires de ces masses d'air. »

Ainsi, par exemple, le son fondamental d'un tuyau prismatique carré de 34 centimètres de hauteur et 10 centimètres de côté, est à *l'octave grave* du son fondamental d'un tuyau prismatique carré de 17 centimètres de hauteur et de 5 centimètres de côté.

Ce principe est général ; il s'applique aux tuyaux ouverts et aux tuyaux bouchés ; aux tuyaux prismatiques carrés, prismatiques triangulaires, cylindriques, et même aux sphères armées d'une embouchure de flûte.

Dans le cas des tuyaux cylindriques et des sphères, la longueur de la bouche doit toujours comprendre un même nombre de degrés de la circonférence de la section transversale du cylindre ou de la circonférence d'un grand cercle de la sphère.

La question des perturbations qui se produisent aux extrémités des tuyaux sonores à embouchure de flûte, ainsi que les moyens de corriger les erreurs qui en résultent dans la détermination de la véritable longueur de l'onde aérienne correspondant au son fondamental du tuyau, sont étudiés, avec tous les détails nécessaires, dans une note spéciale (1).

ARTICLE II.

Vibrations des corps solides.

Les corps solides peuvent vibrer *transversalement*, *longitudinalement*, ou *par torsion*. Pour déterminer expérimentalement les lois de ces divers mouvements vibratoires, il faut considérer à part les diverses formes que les corps solides peuvent affecter.

§ I.

Vibrations des cordes.

Une corde tendue par ses deux extrémités peut, suivant la manière dont elle est attaquée, exécuter des vibrations *transversales* ou des vibrations *longi-*

(1) Voir note A, article 1er, à la fin du § 3, consacré à la détermination de la vitesse du son dans les gaz autres que l'air.

tudinales. Toutes choses égales d'ailleurs, la hauteur et le timbre du son rendu varient beaucoup suivant qu'elle obéit à l'un ou à l'autre de ces deux mouvements vibratoires.

Vibrations transversales. — Lorsqu'elle est attaquée perpendiculairement à sa longueur, une corde tendue exécute un mouvement vibratoire de totalité en vertu duquel tous ses points se déplacent simultanément dans le même sens et perpendiculairement à sa position primitive d'équilibre. Ces vibrations transversales sont *isochrones;* mais leur amplitude diminue graduellement à cause de la résistance de l'air auquel le mouvement est communiqué. La corde paraît renflée dans toute sa longueur; ce renflement apparent, résultat de la persistance des impressions sur la rétine, est d'autant plus faible que le point considéré est plus rapproché des extrémités fixes. L'amplitude des vibrations de la corde est donc plus considérable en son milieu que partout ailleurs. — Pour cette raison, le milieu de la corde prend le nom de *ventre de vibration*. — Quand la corde obéit ainsi à un mouvement vibratoire de totalité, elle rend le son le *plus grave* qu'elle puisse donner; ce son est désigné sous le nom de son *fondamental*.

Il résulte de la formule de Lagrange (1) que le

(1) Voir la note B, art. 1, § 1.

nombre des vibrations transversales *simples* exécutées par une corde qui rend le son fondamental dépend à la fois de la longueur, du rayon, du poids spécifique et du poids tenseur de la corde. Ce nombre de vibrations est :

1° Inversement proportionnel à la longueur de la corde ;

2° Inversement proportionnel au rayon de la corde ;

3° Inversement proportionnel à la racine carrée du poids spécifique de la corde ;

4° Directement proportionnel à la racine carréc du poids tenseur de la corde.

Le *sonomètre* fournit un moyen très-simple de vérifier l'exactitude de ces lois. — Il se compose (fig. 35) de deux cordes métalliques tendues sur une

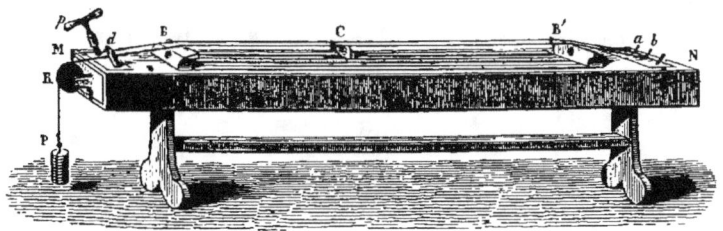

Figure 35.

caisse de bois de sapin qui, par résonnance, renforce les sons rendus. — La première corde *ad* est fixée à deux chevilles et tendue avec une clef *p*, comme dans un piano. — La seconde corde *b* R passe sur une poulie de renvoi ; elle est tendue par un poids P que l'on peut faire varier à volonté. — Tout près de leurs extrémités, ces cordes appuient sur des chevalets fixes B, B'; des chevalets mobiles, tels que C, peuvent glisser sous les cordes et permettent de faire varier les longueurs de leurs parties vibrantes. — Une échelle, divisée en millimètres, fixée sur la paroi supérieure de la caisse, donne la distance du chevalet mobile à chacun des deux chevalets fixes.

Sur la corde *ad* on vérifie facilement la loi des longueurs. — On fait d'abord vibrer la corde dans toute sa longueur et l'on prend pour *ut* le son rendu; puis on fait varier, à l'aide d'un chevalet mobile, la longueur de la partie vibrante, et l'on cherche la position des sons rendus dans l'échelle musicale. Le tableau suivant donne les résultats d'une expérience de ce genre :

Longueur vibrante.	Son rendu.	Nombre de vibrations.
1	ut_1	1
$\dfrac{4}{5}$	mi_1	$\dfrac{5}{4}$
$\dfrac{2}{3}$	sol_1	$\dfrac{3}{2}$
$\dfrac{1}{2}$	ut_2	2
$\dfrac{1}{3}$	sol_2	3
$\dfrac{1}{4}$	ut_3	4

Toutes choses égales d'ailleurs, les nombres de vibrations simples sont donc inversement proportionnels aux longueurs de la partie vibrante de la corde.

La corde *b* R sert à vérifier l'exactitude des autres lois théoriques. — En faisant varier le poids P, on constate facilement que les sons rendus par une même corde soumise à la traction de poids divers correspondent à des nombres de vibrations directement proportionnels aux racines carrées des poids tenseurs. — En soumettant successivement à la traction d'un même poids P des cordes de même nature et de rayons différents, et des cordes de même rayon et de poids spécifiques différents, on obtient des sons correspondants à des nombres de vibrations inversement proportionnels aux rayons et aux racines carrées des poids spécifiques de ces cordes.

Les cordes tendues peuvent obéir à des modes de vibration différents de celui dont nous nous sommes occupé jusqu'ici et qui correspond au son fondamental.

Soit (fig. 36, I) une corde tendue entre les points A et B ; plaçons un chevalet C au *tiers* de sa longueur et attaquons AC avec un archet. — Les vibrations de AC se communiquent à CB qui se partage spontanément en deux segments d'égale longueur, vibrant en sens contraires et à l'unisson de AC. Dans ce cas, il s'établit, en D milieu de CB, un *nœud* com-

pris entre deux *ventres de vibration* E, E'. — Les deux
segments d'égale longueur, CD, DB, vibrent séparément et indépendamment l'un de l'autre. Le son

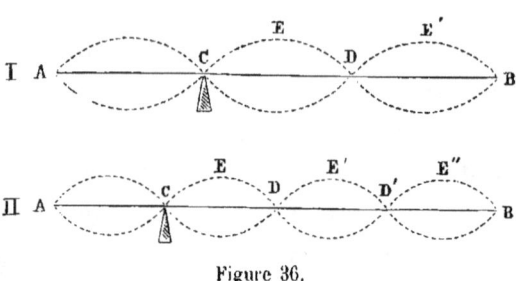

Figure 36.

rendu par chacun de ces segments est, comme celui
de AC, à l'octave *aiguë* du son fondamental de CB
dont la longueur est *double*.

Fixons (fig. 36, II) le chevalet C au *quart* de la
longueur AB. — Au moment où AC est attaqué avec
un archet, CB se partage spontanément en trois
segments d'égale longueur, vibrant en sens contraires, indépendamment les uns des autres et à l'u-
nisson de AC. Dans ce cas il y a sur CB deux nœuds,
D, D', et trois ventres de vibration, E, E', E''. La hauteur musicale du son rendu, mesurée par le nombre
de vibrations correspondant, est *trois fois* celle du
son fondamental de CB.

Les résultats obtenus sont de même nature, quelle
que soit la position du chevalet C, pourvu que AC
soit une partie aliquote de la longueur totale AB de
la corde vibrante.

Sauveur a imaginé un moyen très-élégant, et souvent employé dans les cours de physique, de rendre évidente cette division spontanée de la corde mise en vibration par communication. — Il plaçait des chevalets de papier sur les points correspondants aux ventres et aux nœuds de vibration ; au premier coup d'archet appliqué sur AC, les chevalets correspondants aux *ventres* s'agitaient, sautaient, tombaient à terre, tandis que les chevalets correspondants aux *nœuds* restaient immobiles.

Les musiciens déterminent le partage des cordes du violon et du violoncelle en parties aliquotes, vibrant à l'unisson, en posant légèrement le doigt à la moitié, au tiers, au quart, etc., etc., de leur longueur. — Un nœud se forme au point touché ; les autres nœuds se distribuent spontanément et régulièrement à des distances égales sur le reste de la corde. On obtient ainsi des sons très-aigus, très-purs et d'un timbre spécial. — Pour déterminer le partage spontané d'une corde vibrante en un nombre déterminé de parties aliquotes vibrant à l'unisson, il suffit de la toucher, avec une barbe de plume ou l'extrémité fine d'un pinceau, en un point de sa longueur correspondant à l'un des nœuds que l'on veut produire.

Suivant le mode de division réalisé, suivant qu'une corde de longueur l exécute un mouvement vibratoire de totalité ou se divise en parties aliquotes, l'intervalle compris entre deux nœuds successifs est :

$$l, \; \frac{l}{2}, \; \frac{l}{3}, \; \frac{l}{4}, \; \frac{l}{5}, \; \dots, \; \dots$$

Puisque chaque segment vibre comme si les nœuds qui le terminent étaient des points fixes, les divers sons qu'une même corde de tension invariable peut rendre correspondent à des nombres de vibrations représentés par la série naturelle des nombres entiers 1, 2, 3, 4, 5, ..., ...; c'est la série complète des sons harmoniques (page 87), dont le premier est le son fondamental de la corde entière et dont chaque son partiel correspond à un multiple, par un nombre entier, du nombre de vibrations du son fondamental.

Les résultats des expériences sur le sonomètre ne vérifient pas exactement les indications de la théorie. Quand on procède avec soin, on constate des perturbations dont l'origine a beaucoup exercé la sagacité des physiciens. Dans une note spéciale (1), nous étudierons la nature et les causes de ces perturbations.

M. Melde, de Marburg, a imaginé un moyen à la fois très-ingénieux et très-élégant de mettre en évidence les vibrations des cordes et leur subdivision en parties aliquotes vibrant à l'unisson. — Un long cordonnet de *soie blanche* est passé dans la gorge d'une poulie P (fig. 37) ; l'un de ses bouts est fixé à

(1) Voir note B, art. 1, § 1.

l'extrémité libre de la branche T d'un fort diapason ; l'autre bout porte un plateau D sur lequel on dépose des poids tenseurs. — On attaque avec un archet le

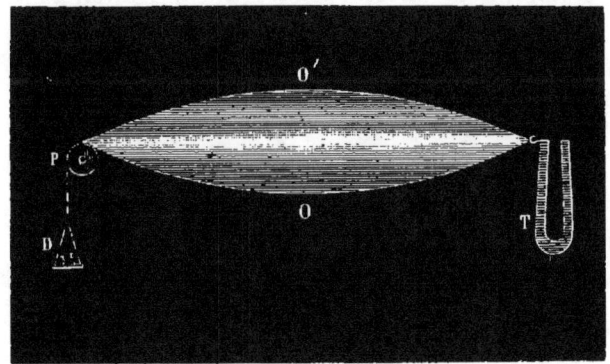

Figure 37.

diapason dont les branches vibrent *parallèlement* à la longueur du cordonnet ; si le poids tenseur est convenable, le cordonnet vibre d'un mouvement de totalité et s'épanouit en un large et magnifique fuseau gazé remarquable par son lustre perlé. — Il est facile de voir que, dans cette expérience, le nombre de vibrations du diapason, correspondant à un temps donné, est *double* du nombre de vibrations du cordonnet de soie. — En effet, aux limites O, O' de ses excursions, le cordonnet de soie est à son *maximum* de relâchement et l'extrémité libre de la branche T est aussi *rapprochée* que possible de la poulie P ; au moment où le cordonnet de soie est ramené à la

ligne droite, sa tension est *maximum* et l'extrémité
libre de la branche T est aussi *éloignée* que possible
de la poulie P ; par conséquent, pendant que le cordonnet de soie passe de O en O′, exécute une vibration *simple*, le diapason exécute une vibration *com-*
plète.

En diminuant les poids du plateau D, on ramène
facilement le cordonnet à une tension convenable
pour qu'il se divise spontanément en deux parties
égales vibrant à l'unisson (fig. 38, I); en continuant à
diminuer le poids tenseur, on détermine la division
spontanée du cordonnet en trois parties égales vibrant à l'unisson (fig. 38, II), et ainsi de suite.

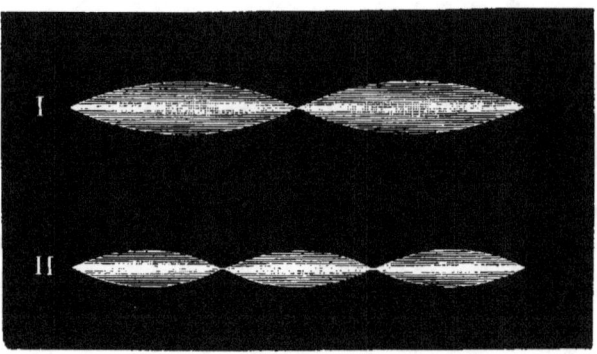

Figure 38.

Lorsqu'on fait vibrer ainsi des cordons de soie
blanche, le phénomène est d'une extrême beauté;
les nœuds apparaissent comme des points absolument fixes, tandis que les ventres s'étalent en fu-

seaux si délicats qu'on les dirait formés d'une gaze opalescente.

« En réfléchissant, dit M. Tyndall (1), aux meil-
» leurs moyens de rendre visibles à un vaste audi-
» toire ces effets enchanteurs, j'ai songé à employer
» un fil de platine chauffé au rouge par un courant
» électrique. Le fil de platine part du diapason,
» passe sur un chevalet en cuivre et aboutit à une
» cheville. Le chevalet de cuivre d'une part et le
» diapason de l'autre, sont les deux pôles d'une pile
» voltaïque, dont le courant traverse le fil et le rend
» incandescent. J'attaque le diapason avec l'archet,
» le fil vibre sans divisions : ses deux extrémités
» brillent d'un éclat éblouissant; mais son milieu
» est obscur, refroidi qu'il est par son passage ra-
» pide à travers l'air. L'incandescence va ainsi en
» diminuant graduellement des extrémités au milieu
» du fil. Je diminue la tension, et voici que le fil se
» partage en deux moitiés vibrantes ou ventres; je le
» détends un peu plus, et il se forme trois ventres;
» je détends encore, et vous le voyez partagé en
» quatre ventres séparés par trois nœuds brillants.
» A droite et à gauche de chaque nœud, l'incandes-
» cence va diminuant jusqu'à s'éteindre. On re-
» marque en outre que, quand le fil se partage en
» segments vibrants permanents, les nœuds brillent

(1) *Le Son*, traduction de l'abbé Moigno. Paris, 1869, p. 114.

» avec plus d'éclat. La raison de ce fait est que l'é-
» lectricité passe plus librement à travers un fil froid
» qu'à travers un fil chaud. D'où il résulte que si les
» ventres sont refroidis par leur passage rapide à
» travers l'air, il passe plus d'électricité dans le fil en
» vibration que dans le fil au repos, voilà pourquoi
» l'éclat des nœuds est accru. Si, avant d'exciter le
» diapason, on chauffe le fil jusqu'au rouge, la tem-
» pérature du nœud, lorsqu'il entrera en vibration,
» pourra atteindre le point de fusion. »

· M. Melde a imaginé, pour ces expériences, une
autre disposition représentée dans la figure 39. La

Figure 39.

branche A du diapason vibre perpendiculairement à
la longueur du cordonnet de soie. En faisant varier
le poids tenseur, on obtient des effets de même nature. Seulement, dans ce cas, le diapason et le cordonnet de soie exécutent, dans un temps donné, un
même nombre de vibrations.

Vibrations longitudinales. — Au lieu d'obéir à un
mouvement vibratoire transversal, les molécules

d'une corde tendue peuvent se mouvoir parallèlement
à l'axe et exécuter des vibrations longitudinales, isochrones. Pour communiquer à une corde ce mouvement vibratoire, il suffit de la frotter, dans le sens
de sa longueur, avec un morceau de laine enduit de
colophane.

Le cas le plus simple est celui où les molécules
d'une corde, tendue (fig. 40) entre les points fixes AB,

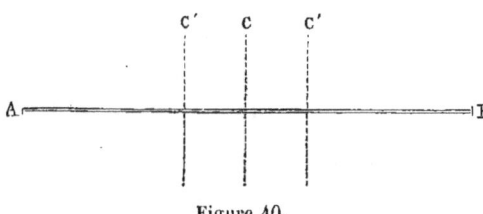

Figure 40.

sont toutes simultanément entraînées dans le même
sens et alternativement vers A et vers B. La corde
exécute alors un mouvement vibratoire de totalité ;
elle rend le son fondamental. — Sous l'influence du
frottement latéral, plusieurs des tranches perpendiculaires à son axe de figure, en lesquelles la corde
se décompose, sont entraînées de B vers A ; ce mouvement se communique de proche en proche, augmente nécessairement les intervalles moléculaires
vers l'extrémité B et les diminue vers l'extrémité A ;
il y a dilatation dans toute la moitié CB, condensation dans toute la moitié CA de la corde. Lorsque
le frottement cesse, l'élasticité imprime à toutes

les tranches de la corde un mouvement de sens
contraire et les entraîne de A vers B. Les tranches
de la corde exécutent ainsi, autour de leurs positions primitives, une série d'oscillations, isochrones
et alternativement dirigées de B en A et de A en B.
Ces mouvements successifs et de sens contraires
constituent les moitiés A C, BC de la corde dans
des états alternatifs de condensation et de dilatation d'intensité croissante à mesure qu'on s'éloigne
de la tranche médiane C, pour se rapprocher des
extrémités fixes A, B. La tranche médiane C, dans ses
excursions entre les limites extrêmes C′, C″, est toujours comprise entre une condensation et une dilatation de même intensité ; par suite, sa *densité* reste
constante. Quant aux autres tranches, leur densité
change à chaque instant et éprouve des variations
d'autant plus considérables qu'elles sont plus rapprochées des extrémités fixes A, B. De toutes les
tranches de la corde, la médiane C est celle dont
les déplacements et les vitesses sont le plus considérables ; les autres tranches éprouvent des déplacements et sont animées de vitesses d'autant plus
faibles qu'elles sont plus rapprochées des extrémités fixes A, B. — La tranche médiane C, dont la
densité est constante et dont les déplacements et
les vitesses sont *maxima*, est un *ventre de vibration;* on appelle *nœuds de vibration* les tranches
extrêmes A, B dont les déplacements et les vitesses

sont *nuls* et dont les variations de densité sont
maxima.

Chladni a démontré expérimentalement que le
nombre des vibrations longitudinales exécutées,
dans l'unité de temps, par une corde tendue rendant le son fondamental est :

1° Inversement proportionnel à la longueur de
la corde;

2° Indépendant des dimensions transversales
et de la tension de la corde.

Toutes choses égales d'ailleurs, le son rendu par
une corde qui vibre longitudinalement est beaucoup
plus aigu que le son dont s'accompagne son mouvement vibratoire transversal.

Nous reprendrons la question de ce mouvement
vibratoire longitudinal des cordes dans une note
spéciale (1). Cette nouvelle étude nous permettra de
montrer que les indications de formules mathématiques du mouvement vibratoire longitudinal s'accordent très-bien avec les résultats de l'expérience.

La corde peut se partager en un nombre indéter-
miné de segments d'égale longueur, dont les vibrations longitudinales, toutes concordantes, suivent
les lois du mouvement général que nous venons
d'analyser. — La figure 41 montre une corde A B
ainsi divisée en quatre parties. Chacune de ces

(1) Voir note B, art. 1, § II.

parties aliquotes de la longueur totale constitue une *concamération* ; deux concamérations successives sont nécessairement séparées par un nœud de vibration et exécutent, à un moment donné, des

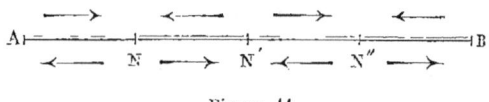

Figure 41.

mouvements de sens contraires. Le milieu de chaque concamération est un ventre de vibration. — Chaque nœud est alternativement le siége de la plus forte condensation et de la plus forte dilatation. Ce partage de la corde en segments d'égale longueur, vibrant à l'unisson, peut se produire spontanément ; on le détermine, à coup sûr, en pressant légèrement, avec le doigt ou avec une barbe de plume, le point où l'on veut faire apparaître un nœud.

Le nombre de vibrations correspondant au son rendu est évidemment proportionnel au nombre de concamérations en lesquelles la corde se partage. — Dans le cas du mouvement vibratoire longitudinal, comme dans le cas du mouvement vibratoire transversal, l'ensemble des sons que la corde peut rendre constitue donc une série complète d'harmoniques 1, 2, 3, 4, 5,..., dont le premier son, le son *plus grave*, est le son fondamental de la corde. — Seulement le son fondamental est beaucoup *plus aigu* dans le cas du mouvement vibratoire longitudinal que dans le cas du mouvement vibratoire transversal.

§ II.

Vibrations des verges et des lames élastiques.

Une *verge* élastique est un corps rigide dont deux dimensions sont très-petites, par rapport à la troisième ; le corps se présente sous la forme d'un prisme ou d'un cylindre très-allongé. — Lorsque la différence des deux petites dimensions est considérable, le corps rigide prend le nom de *lame*. — Ces verges et ces lames diffèrent des cordes en ce qu'elles ont, par elles-mêmes, une forme déterminée d'équilibre stable des molécules que l'action des forces extérieures peut leur faire perdre et qu'elles tendent à reprendre quand elles sont abandonnées à elles-mêmes. Ces verges et ces lames peuvent exécuter des vibrations *transversales, longitudinales* et *tournantes* ou par *torsion*.

Vibrations transversales. — Nous ne nous occuperons ici que du cas où la verge est encastrée par l'une de ses extrémités et libre par l'autre, renvoyant à une note spéciale (1) l'étude générale de ce mouvement vibratoire transversal.

(1) Voir note B, art. 2, § 1.

GAVARRET.

10

Soit AC (fig. 42) une verge élastique fortement
pincée en C dans un étau. — Quand, après l'avoir
écartée de sa position d'équilibre en entraînant
son extrémité libre vers a, on l'abandonne à elle-
même, cette verge exécute, autour de sa position
primitive, une série de vibrations isochrones d'am-

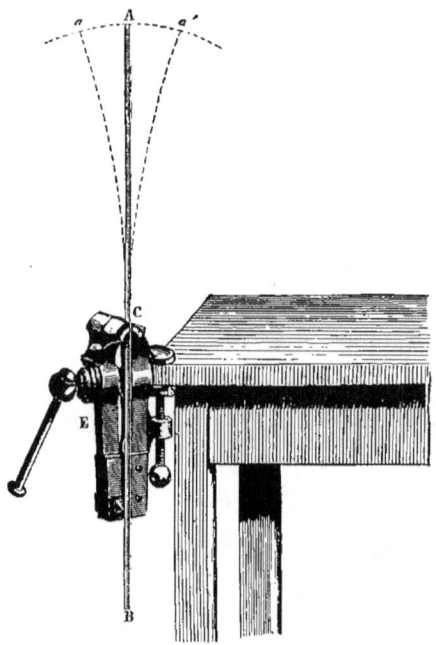

Figure 42.

plitude graduellement décroissante. Quand la verge
est très-longue, ces vibrations sont assez lentes pour
qu'on puisse les compter ; dans ce cas il n'y a pas
de son rendu. — Mais, si la verge est suffisamment

courte, les vibrations se confondent en une impression visuelle continue et s'accompagnent d'un son musical dont on peut déterminer la hauteur avec une sirène. — L'expérience montre que, dans ce cas, le son rendu s'élève de *deux octaves*, lorsque la longueur de la verge est réduite à *moitié*. Lorsque la longueur de la partie vibrante s'abaisse de 1 à $\frac{1}{2}$, le nombre de vibrations, correspondant au son rendu, s'élève donc de 1 à 4. — Cette expérience s'accorde avec la théorie pour démontrer que :

Dans le cas où une verge encastrée par une extrémité obéit à un mouvement vibratoire de totalité, le nombre des vibrations exécutées en une seconde est inversement proportionnel au carré de la longueur de la partie vibrante.

Ce mode de vibration a été utilisé pour construire un instrument de musique connu sous le nom de *violon de fer*. Cet appareil se compose de tiges d'acier libres par une extrémité et encastrées par l'autre dans une caisse de bois destinée à renforcer le son qu'elles rendent quand on les frotte avec un archet. En donnant à ces tiges des longueurs convenables, on les accorde de manière qu'on puisse exécuter un morceau de musique sur cet instrument.

Les *boîtes à musique* sont construites d'après les mêmes principes. Des lames d'acier de longueurs

déterminées sont implantées, comme les dents d'un
peigne, sur une base commune. Un cylindre, armé de
dents convenablement disposées, est mis en mouvement par un mécanisme d'horlogerie. Chaque dent
soulève une lame d'acier et la met en vibration.
L'air exécuté dépend évidemment du mode de distribution des dents à la surface du cylindre.

Le diapason (fig. 43) est une verge prismatique

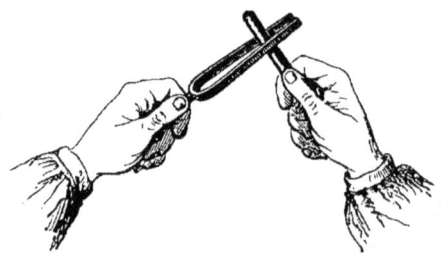

Figure 43.

courbée en son milieu, dont les branches vont se
rapprochant vers leurs extrémités libres. Le coude
est monté sur une colonne métallique qu'on peut
tenir à la main. — On met l'appareil en vibration,
soit en frottant une de ses branches sur la tranche
avec un archet, soit en faisant passer, de force, un
cylindre de bois ou de métal entre les extrémités
libres des deux branches. — Il se forme un nœud de
chaque côté du coude et les branches vibrent à
l'unisson, comme si elles étaient encastrées à la
hauteur du nœud. — Ce petit appareil est employé

dans les orchestres pour régler le ton des instruments ; le diapason *normal*, aujourd'hui adopté, rend le la_3, correspondant à 870 vibrations simples par seconde. — Le diapason tenu à la main rend un son très-faible ; il donne, au contraire, un son très-pur et d'une grande intensité, quand il est monté sur une caisse de résonnance ouverte par un bout et contenant une masse d'air capable d'exécuter le même nombre de vibrations.

Vibrations longitudinales. — Les verges élastiques peuvent aussi vibrer longitudinalement, quand on les frotte parallèlement à leur axe avec un morceau de drap enduit de colophane, ou simplement avec un morceau de drap mouillé dans le cas du verre. — Le mode d'encastrement exerce une grande influence sur le nombre des vibrations exécutées, dans un temps donné, par une même verge, et sur les rapports des sons harmoniques que cette verge peut rendre, en se divisant en segments vibrant à l'unisson. — D'ailleurs, les tranches transversales obéissent, dans les verges, au même mode de mouvement que dans les cordes vibrant longitudinalement (page 141).

Soit AB (fig. 44) une verge métallique fortement assujettie en son milieu K. On frotte latéralement le segment BK avec un morceau de drap M enduit de colophane ; le mouvement vibratoire longitudinal imprimé à ce segment se communique au segment AK. Les vibrations de AK sont attestées par les mouvements de va-et-vient de la bille C heurtée par l'extrémité libre A de la verge. On obtient ainsi des sons remarquables par leur douceur et leur pureté.

Lorsque les segments AK, BK obéissent à un mouvement vibratoire de totalité, la verge rend le son fondamental. Il existe évidemment un nœud en K, un ventre à chacune des extrémités libres A, B.

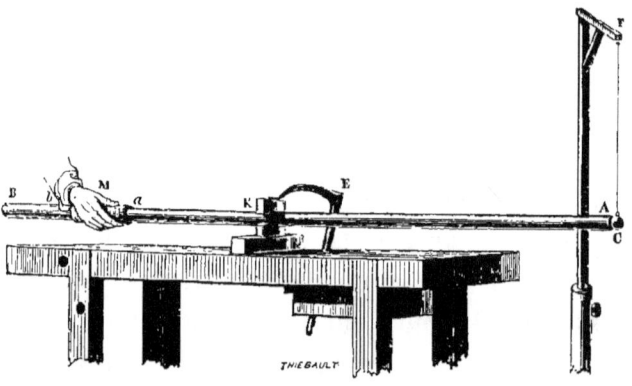

Figure 44.

Chaque segment représente une *demi-concamération*, et la *concamération complète*, correspondante au son fondamental, est de même longueur que la verge. — L'expérience, d'accord avec la théorie (1), montre que les hauteurs des sons fondamentaux rendus par des verges de même substance et de longueurs diffé-

(1) Voir la note B, art. 2, § II.

rentes sont indépendantes de leurs dimensions transversales et inversement proportionnelles aux longueurs de ces verges. — Les nombres des vibrations exécutées par ces verges sont donc, comme pour les cordes vibrant longitudinalement, inversement proportionnels aux longueurs des verges.

Si la même verge AB est fixée en N (fig. 45, I), au *quart* de sa longueur, et si l'on frotte AN, il se produit spontanément un nœud en N', en un point tel que

$$N'B = AN \text{; par suite } NN' = AN + N'B = \frac{AB}{2} \text{.}$$

— Ces trois segments vibrent à l'unisson et forment *deux* concamérations *complètes* : l'une intermédiaire NN', l'autre composée des deux demi-concamérations terminales AN, BN'. Le son rendu dans ce cas est à l'octave aiguë du son fondamental rendu par la barre fixée en son milieu ; le nombre des vibrations exécutées est donc *double*.

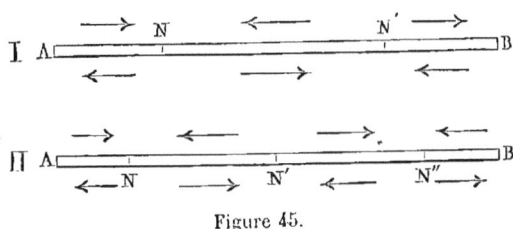

Figure 45.

Si la même verge AB est fixée (fig. 45, II) en N, au *sixième* de sa longueur, et si l'on frotte AN, il se produit spontanément deux nœuds en N', N'', en des points tels que $N''B = AN$, et que $NN' = N'N'' = AN + N''B = \dfrac{AB}{3}$. Ces quatre segments vibrent à l'unisson et forment *trois* concamérations *complètes* de même longueur : deux intermédiaires NN', N'N'', la troisième composée des deux demi-concamérations terminales AN', N''B. — Le nombre de vibrations, correspondant au son rendu dans ce cas, est *triple* du nombre de vibrations correspondant au son fondamental de la verge fixée en son milieu.

Dans les verges *libres par leurs deux bouts* et vibrant longitudinalement, les deux extrémités sont nécessairement des *ventres* de vibration. — La série des sons que ces verges peuvent rendre, en se divisant en concamérations vibrant à l'unisson, constitue une série complète de sons harmoniques, représentée par la série naturelle des nombres entiers 1, 2, 3, 4, 5, …. Le premier son, le plus grave, est le son fondamental de la verge fixée en son milieu ; les autres sont des multiples, par des nombres entiers, du nombre de vibrations de ce son fondamental. La loi est la même que pour les cordes vibrant longitudinalement et pour les tuyaux d'orgue ouverts par les deux bouts.

Soit AB (fig. 46) une verge fixée par son extrémité A et libre par l'autre extrémité B ; elle vibre longitudinalement et rend un son, quand on la frotte latéralement et parallèlement à son axe. Il y a

nécessairement un nœud en A et un ventre en B. —
Le mode de vibration le plus simple existe quand,
de A en B, toutes les tranches sont, à un moment

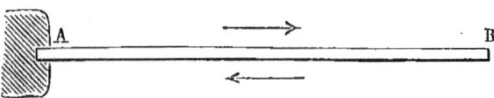

Figure 46.

quelconque, animées de vitesses de même sens. Il
n'y a alors qu'une *demi-concamération* de longueur
AB et la verge donne le son fondamental. — Les
nombres de vibrations correspondants aux sons fondamentaux de verges de même nature et de longueurs différentes sont évidemment inversement
proportionnels aux longueurs de ces verges. — L'expérience démontre, en outre, que le son fondamental d'une verge *encastrée par une extrémité*
est à l'*unisson* du son fondamental d'une verge
de même nature, de longueur *double* et *libre
par ses deux extrémités*, ou, encore, à l'*octave
grave* du son fondamental d'une verge de même
nature, de *même longueur* et *libre par ses deux extrémités*.

Une verge encastrée par une extrémité peut aussi
se partager en segments vibrant à l'unisson, mais le
partage doit toujours s'effectuer de manière qu'il y
ait un ventre de vibration à l'extrémité libre et un
nœud à l'extrémité encastrée.

Lorsqu'il se produit un seul nœud N dans la longueur de la verge (fig. 47, I), ce nœud est au *tiers* de AB, à partir de l'extrémité libre B; il y a alors une concamération *complète* AN et une *demi-concamération* NB. — Le nombre de vibrations correspondant au son rendu dans ce cas est *triple* du nombre de vibrations correspondant au son fondamental.

Lorsqu'il se produit deux nœuds intermédiaires N, N', (fig. 47, II), la demi-concamération terminale

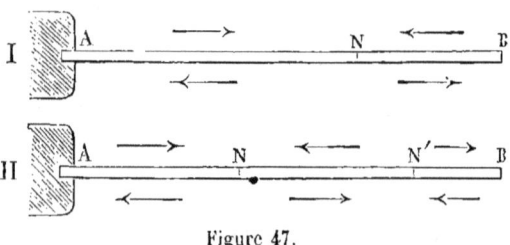

Figure 47.

N'B est égale au *cinquième* de la longueur de la verge; la longueur commune des deux concamérations complètes AN, NN' est double de la longueur de la demi-concamération terminale N'B. — Le nombre de vibrations, correspondant au son rendu dans ce cas, est *quintuple* du nombre de vibrations correspondant au son fondamental de la verge.

Les sons divers que peut rendre une même verge encastrée par une extrémité appartiennent donc à la série des harmoniques du son fondamental de cette verge. Mais l'ensemble de ces sons, y compris le fondamental, est représenté par la série des nombres entiers *impairs* 1, 3, 5, 7, … ; les sons partiels de rang pair font complétement défaut. La loi est la même que pour les tuyaux d'orgue bouchés par une extrémité.

Cagnard de Latour (1) a fait de nombreuses expériences sur les vibrations longitudinales de longs tubes de verre remplis d'eau. Il a constaté que les vibrations du verre se communiquent au liquide qui vibre parallèlement à l'axe du tube et devient un véritable corps sonore. Ces phénomènes sont de nature à jeter quelque jour sur le rôle des parties constituantes de l'oreille et en particulier des canaux demi-circulaires.

Vibrations tournantes. — Ce mode de vibration a été fort peu étudié et n'a reçu aucune espèce d'application ; il doit nous suffire de le mentionner et de le caractériser. — Chladni, qui l'a découvert, l'observa d'abord sur des verges cylindriques ; mais on peut le faire naître sur des verges de toute autre forme. A cet effet, on encastre la verge par une extrémité et on la tient à la main par l'autre bout ; on la frotte ensuite légèrement avec un archet dans un plan perpendiculaire à son axe. Le contact de la

(1) *Annales de chimie et de physique*, 2ᵉ série, 1834, t. LVI, p. 252 et 280.

main rend les vibrations transversales impossibles ;
le frottement de l'archet détermine une véritable torsion qui donne lieu à des mouvements synchrones accompagnés d'un son. D'ailleurs, ce son correspondant aux vibrations tournantes est *plus élevé* que le
son donné par le mouvement vibratoire transversal
de la verge. — Poisson a trouvé un rapport *constant*,
indépendant de la nature du corps, entre les nombres n, n' des vibrations tournantes et des vibrations
transversales exécutées par une même verge encastrée par une extrémité. — Ce rapport vérifié par
F. Savart est :

$$\frac{n}{n'} = \frac{1}{2} \mathbf{V} \overline{10}.$$

§ IV.

Vibrations des plaques et des membranes élastiques.

Les lois des vibrations des plaques et des membranes élastiques ont surtout été étudiées par voie
expérimentale ; de très-nombreuses recherches ont
été faites dans cette direction. C'est seulement dans
quelques cas particuliers que le problème du mouvement vibratoire des plaques élastiques a pu être
résolu par l'analyse.

Vibrations des plaques élastiques. — Fixées
par leur centre de figure et attaquées sur la tranche

avec un archet, les plaques élastiques peuvent rendre des sons très-variés. Elles se partagent en segments vibrants, séparés par des lignes de repos ou *lignes nodales*. Deux segments contigus vibrent nécessairement en sens contraires. A mesure que le son rendu *s'élève*, l'étendue des segments *diminue ;* en d'autres termes le nombre des *lignes nodales* et des *ventres de vibration augmente.* — On met facilement en évidence ce mode de vibration, en recouvrant la plaque d'une couche très-mince de sable fin et sec : au premier coup d'archet, le sable entre en mouvement ; constamment repoussé par les parties vibrantes, il s'accumule sur les lignes nodales et dessine des figures très-variées. — L'expérience montre qu'à la *même* figure correspond toujours le *même* son rendu, mais la réciproque n'est pas vraie ; avec des dispositions *différentes* des lignes nodales, la plaque peut rendre le *même* son. On peut, d'ailleurs, en immobilisant à l'avance des points choisis au moyen d'obstacles convenablement disposés, déterminer à volonté la formation de lignes nodales dans telle ou telle région de la plaque.

On doit à Chladni (1) une étude expérimentale très-suivie des divers modes de division des plaques vibrantes. — F. Savart (2) a fait postérieurement

(1) *Traité d'acoustique.* Paris, 1809, p. 120.
(2) *Annales de chimie et de physique,* 2ᵉ série, 1840, t. LXXIII, p. 225.

des recherches très-importantes sur la disposition
des lignes nodales. Il remplaçait le sable fin par de
la poudre de tournesol en grains très-fins ; quand
cette poudre était accumulée sur les lignes nodales,
il appliquait sur la plaque une feuille de papier
blanc légèrement humectée avec de l'eau de gomme ;
la poudre adhérait au papier et reproduisait, en
bleu, un dessin très-exact et permanent des divisions
de la plaque. F. Savart n'a pu déduire, de ses nombreuses expériences, aucune loi qui permît d'établir un rapport entre le mode de division d'une plaque et le son correspondant.

« Ainsi, dit-il, si l'on construit deux plaques cir-
» culaires de laiton, exactement de mêmes dimen-
» sions, qu'on les mette à l'unisson par un même
» mode de division, qu'ensuite on détermine pour
» chacune les séries de sons pour diverses séries de
» modes de division, on trouve des différences con-
» sidérables entre les sons d'une même série pour
» les différentes plaques. »

F. Savart attribue ces différences à l'hétérogé-
néité physique des substances employées pour faire
des plaques. — Les figures acoustiques d'une même
plaque variant à l'infini, cet habile physicien a dû
se contenter d'en donner une classification métho-
dique.

Il reste cependant expérimentalement établi
que :

Si deux plaques de même substance et de figures géométriquement semblables, c'est-à-dire dont les deux dimensions transversales sont proportionnelles, rendent le son fondamental ou un son plus élevé pour lequel les lignes nodales sont semblables, les *nombres de vibrations sont inversement proportionnels aux carrés des dimensions homologues et directement proportionnels aux épaisseurs des plaques.*

Prenons une plaque aussi homogène que possible et fixée par son centre de figure. — Si la plaque est carrée, les lignes nodales sont toutes parallèles à ses côtés ou à ses diagonales. D'ailleurs ces deux systèmes de lignes nodales peuvent coexister et se combiner pour former des figures très-variées. Mais les sons partiels de la plaque ne sont pas des harmoniques du son fondamental, du son le plus grave. En effet, une plaque carrée rend le son fondamental, quand elle est divisée en *quatre* segments rectangulaires, par deux lignes nodales parallèles à ses côtés et se coupant au centre de figure ; le son rendu est à la *quinte* du fondamental, quand les deux lignes nodales sont des diagonales.

Les plaques circulaires fournissent aussi deux systèmes de lignes ondales : le premier est constitué par des diamètres qui divisent la plaque en un nombre pair de segments égaux ; le second se compose de circonférences dont le centre commun est le centre

de la plaque. — Ces deux systèmes peuvent coexister et produire des figures très-variées. Mais, en général, pour les plaques circulaires comme pour les
plaques carrées, les sons partiels ne sont pas des
harmoniques du son fondamental. — Nous trouvons dans l'ouvrage de M. Helmholtz (1) les détails
d'une expérience qui prouve l'exactitude de cette
dernière proposition. Une plaque circulaire rendait
le son le plus grave quand elle était divisée en
quatre secteurs égaux par deux lignes nodales *diamétrales* se coupant à angle droit. — Ce son fondamental était le ut_1 ; le tableau suivant donne la série des
sons partiels correspondants à diverses combinaisons des lignes nodales diamétrales et circulaires.

NOMBRE des CERCLES NODAUX	NOMBRE DES DIAMÈTRES NODAUX					
	0	1	2	3	4	5
0			ut_1	$ré_2$	ut_3	$sol_3 - sol_3^\sharp$
1	$sol_1^\sharp$	$si_2^\flat$	sol_3			
2	$sol_{3+}^\sharp$					

Ce tableau montre, en outre, qu'une plaque circulaire peut rendre des sons *très-voisins* les uns des

(1) *Théorie physiologique de la musique*, traduction de M. Guéroult, 1868, p. 101.

autres; ainsi sol_3 et $sol_3^{\sharp}$ qui ne diffèrent que d'un demi-ton.

Vibrations des membranes. — Les membranes tendues se divisent, comme les plaques, en segments séparés par des lignes nodales. F. Savart ébranlait les membranes en faisant résonner, à faible distance, un timbre ou un tuyau d'orgue à son plein et soutenu. Dans ces circonstances, le mouvement vibratoire du corps sonore est communiqué à la membrane par l'air ambiant. — Les sons partiels de la membrane ne sont pas des harmoniques du son fondamental correspondant au cas où la membrane exécute un mouvement de totalité, sans aucune ligne nodale. Nous empruntons à M. Helmholtz (1) le tableau suivant des sons rendus et des lignes nodales correspondantes, dans le cas d'une membrane circulaire.

NOMBRE DE LIGNES NODALES		SONS RENDUS
DIAMÈTRES	CIRCONFÉRENCES	
0	0	ut_{-1}
1	0	$la_1^{\flat}$
2	0	$ut_2^{\sharp} + 0,1$
0	1	$ré_2 + 0,2$
1	1	$sol_3 + 0,3$
0	2	$si_3^{\flat} + 0,1$

(1) *Loc. cit.*, p. 103.

Ces sons s'éteignent très-rapidement. — Si l'on fixe la membrane sur une caisse remplie d'air, comme dans les tambours et les timbales, les relations des notes peuvent être changées, et la note fondamentale seule paraît être renforcée au détriment des autres. Les notes secondaires qui accompagnent le son du tambour n'ont pas encore été étudiées avec soin. — Du reste, quand on s'élève dans la série, les sons partiels des membranes tendues sont tellement rapprochés qu'on peut, dans la pratique, admettre qu'une membrane est capable de vibrer à l'unisson d'un son quelconque, à partir d'une limite inférieure déterminée.

La membrane du tympan paraît réellement apte à vibrer à l'unisson d'un son absolument quelconque; mais on doit remarquer que, grâce à la chaîne des osselets et aux muscles de cette chaîne, sa tension peut varier d'une manière continue entre des limites très-étendues. Nous devons mentionner ici une observation de F. Savart (1), qui nous paraît avoir une importance réelle pour l'explication des fonctions des muscles de la chaîne des osselets dans les phénomènes de l'audition. Il résulte de ses recherches que plus une membrane est tendue, plus il est difficile de la faire entrer en vibration sous l'in-

(1) *Recherches sur les usages de la membrane du tympan*, in *Journal de physiologie expérimentale*, 1824, t. IV, et in *Annales de chimie et de physique*, 2ᵉ série, 1824, t. XXVI, p. 5.

fluence d'un corps sonore, et plus l'amplitude de
ses oscillations est faible. Nous aurons à tenir
compte de ce fait expérimental, quand nous étudierons le mode de communication des mouvements
sonores de l'air aux ramifications du nerf auditif.

§ IV.

Vibrations des cloches et des timbres.

Les corps élastiques en forme de cloche, de timbre,
de vase conique, rendent des sons très-intenses
et très-purs quand on les excite sur la tranche,
avec un archet. — Comme les plaques circulaires qui vibrent suivant le système diamétral, ils
se partagent en un nombre pair de segments séparés par des lignes nodales en nombre pair, et vibrant
alternativement en sens contraires. On le démontre
facilement en mettant de l'eau dans l'intérieur de
ces vases; on remarque, à la surface du liquide, des
zones *agitées* répondant aux ventres de vibration
et des lignes de *repos* indiquant la position des lignes nodales du corps sonore.

La division la plus simple que puisse affecter une
cloche est le partage en quatre segments égaux par
quatre lignes nodales; elle rend alors le son fondamental. On s'en assure facilement au moyen d'un
verre à pied A (fig. 48), dans lequel on a versé de

l'eau et dont on attaque la tranche avec un archet.
On remarque, à la surface du liquide, *deux* bandes de
repos *fe*, *gh*, qui se coupent à angle droit et indiquent
les points *f*, *e*, *g*, *h* par lesquels passent les quatre
lignes nodales. Entre ces bandes de repos, la surface
du liquide présente *quatre* régions dans lesquelles
l'eau est agitée ; les ventres de vibration des parois
du verre correspondent aux milieux *a*, *b*, *c*, *d* de
ces régions agitées.

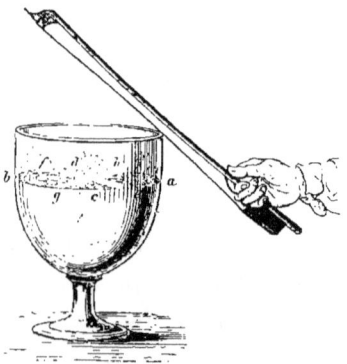

Figure 48.

Le tableau suivant emprunté à M. Helmholtz (1)
montre que les sons propres d'une cloche ne sont pas
généralement des harmoniques du son fondamental
correspondant à l'établissement de *quatre* lignes
nodales.

(1) *Loco citato*, p. 102.

NOMBRE DES LIGNES NODALES	4	6	8	10	12
SONS RENDUS	ut_1	$ré_2$	ut_3	$sol^{\#}_3$	$ré_4$

Les sons partiels ne sont pas aussi voisins les uns des autres que dans le cas d'une plaque circulaire ou d'une membrane circulaire tendue. — Toutes les notes peuvent changer, quand la paroi est trop mince ou trop épaisse sur les bords; il paraît même que l'on peut rendre harmoniques les premiers sons graves en donnant à la cloche une forme particulière, déterminée empiriquement (1). — Il serait même peut-être possible de faire naître d'autres modes de division que les précédents et d'obtenir des lignes nodales parallèles aux bords libres de la cloche. Ces derniers modes de division paraissent fort difficiles à réaliser; on ne les a pas encore étudiés.

ARTICLE III.

Vibrations des liquides.

Les liquides ne sont pas seulement aptes à propager le mouvement vibratoire générateur du son; ils

(1) D'après les observations de M. Gleitz, organiste, la grosse cloche du Dôme d'Erfurth, fondue en 1477, donne, en réalité, les notes suivantes : mi_1, $sol\#_1$, si_1, mi_2, $sol\#_2$, si_2, $ut\#_3$. Ce dernier son, seul, ne rentre pas dans l'accord parfait majeur.

peuvent, dans certaines circonstances, comme les gaz et les solides, jouer le rôle de corps sonores. — Déjà Cagnard de Latour avait montré qu'une sirène, complétement immergée dans l'eau, rend un son bien net lorsqu'on fait passer, à travers la caisse de l'instrument, un courant d'eau de vitesse convenable.

M. Wertheim (1) est parvenu à faire parler des tuyaux armés d'une embouchure de flûte, complétement immergés dans un liquide. — La figure 49

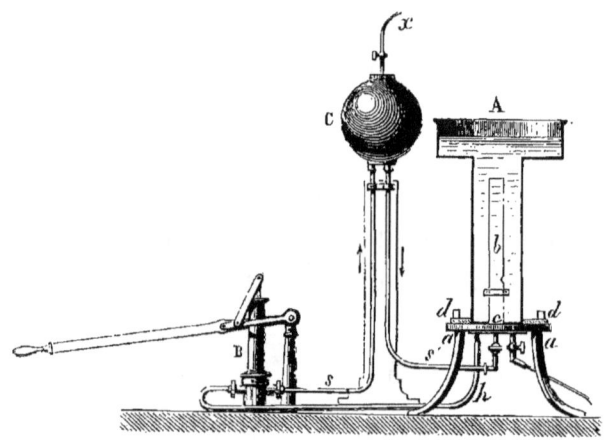

Figure 49.

représente l'appareil employé par M. Wertheim dans ses recherches ; il se compose : d'un réservoir pour le

(1) *Annales de chimie et de physique*, 3ᵉ série, 1848, t. XXIII, p. 458.

liquide, d'une pompe, d'un réservoir à air, d'un manomètre (1) et d'un tuyau *ouvert par les deux bouts.*
— Les tuyaux *fermés par un bout* n'ont pas donné de
résultats satisfaisants.

Le réservoir à liquide A, en zinc, se compose d'un
cylindre de 52 centimètres de hauteur et d'un petit
bassin placé à son sommet; il est soudé sur une
large base en bronze *dd*, boulonnée elle-même sur
un support en fer *aa*. — La plaque horizontale de ce
support ferme l'ouverture inférieure du cylindre A;
elle est percée de trois trous. Le trou central reçoit
le tube de propulsion *s'*; le courant de liquide destiné
à faire parler le tuyau est apporté par ce tube. Le
second trou reçoit un tube d'aspiration *h*; au troisième, est ajusté un tube armé d'un robinet, qui
permet de vider l'appareil.

Le tuyau d'orgue *b* est vissé, en *c*, sur l'extrémité
du tube central; placé verticalement, il est entouré
et rempli de liquide; il reçoit le courant excitateur
par en bas, ce qui empêche les bulles d'air soit de
séjourner dans la lumière, soit d'adhérer à sa paroi
interne.

La pompe B aspire, par le tube *h*, le liquide du
réservoir A et le refoule, par le tuyau d'ascension *s*,
dans une sphère en cuivre rouge C, de 20 centimètres de diamètre, également remplie de liquide et

(1) Le réservoir à air comprimé et son manomètre ne sont pas
représentés dans la figure 49.

communiquant, par le tube x, avec un réservoir à air comprimé. — Cette dernière disposition donne plus de constance à l'écoulement du liquide et plus de durée au son rendu.

A la sortie du réservoir sphérique C, le liquide est refoulé, dans l'embouchure du tuyau d'orgue, par le tube s'.

Les expériences de M. Wertheim montrent qu'une colonne de liquide contenue dans un tuyau d'orgue se partage, comme les colonnes gazeuses, en concamérations vibrant à l'unisson. — Les lois du mouvement vibratoire et de la division des colonnes fluides contenues dans les tuyaux sonores sont les mêmes pour les liquides et pour les gaz. — Dans les tuyaux traversés par des courants de liquide, l'expérience a constaté des perturbations analogues à celles que nous avons signalées dans les instruments à vent à embouchure de flûte.

Avec cet appareil et par une méthode indirecte, M. Wertheim a déterminé la vitesse de propagation du son dans l'eau et dans plusieurs liquides (1).

ARTICLE IV.

Forme de la vibration.

L'intensité du son rendu dépend de l'amplitude des vibrations ; sa hauteur musicale est uniquement

(1) Voir note A, art. II.

commandée par le nombre des vibrations exécutées dans l'unité de temps, c'est-à-dire par la durée de chaque vibration. — Quelle que soit leur importance, ces deux éléments, dont jusqu'ici nous nous sommes exclusivement occupé, ne suffisent pas pour définir complétement un mouvement vibratoire périodique. Une étude plus approfondie, plus exacte du phénomène montre que des vibrations de même amplitude et de même durée se distinguent les unes des autres par des caractères essentiels, tirés du mode de mouvement affecté par le corps élastique entre les limites extrêmes de ses excursions autour de sa position primitive d'équilibre. — La loi des variations de la vitesse du corps élastique pendant la durée d'une vibration *complète* doit donc être connue pour que le mouvement vibratoire soit complétement défini.

Un pendule A (fig. 50), écarté de sa position d'équilibre, oscille à droite et à gauche de la verticale passant par son point de suspension, d'un mouvement régulier, continu, sans secousses. Nulle aux limites extrêmes, A′, A″, de ses excursions, sa vitesse s'accélère, suivant une loi bien connue, à mesure qu'il se rapproche de la verticale CA, et se ralentit, suivant la même loi,

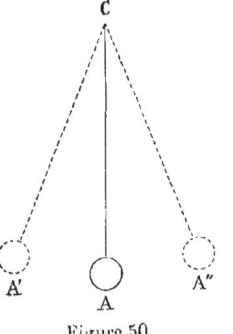

Figure 50.

quand il s'éloigne de cette verticale. — Ce mouvement *pendulaire* est celui qu'exécutent les divers
points d'une corde ou d'une verge élastique, quand
la vibration transversale ou longitudinale s'effectue
sous l'empire des seules forces moléculaires et que
les nœuds de vibration sont absolument fixes. —
Les points des divers segments en lesquels se divise
une plaque ou une membrane, les couches des
diverses concamérations en lesquelles se partage la
colonne d'air d'un tuyau d'orgue, obéissent à un
mouvement de même nature, lorsque les vibrations
s'effectuent entre des lignes ou des surfaces nodales
qui n'éprouvent aucun déplacement.

L'extrémité libre de chacune des branches d'un
diapason, rendant le son fondamental, exécute un
mouvement vibratoire *pendulaire* dont il est facile
d'obtenir, par la méthode graphique, la courbe re-

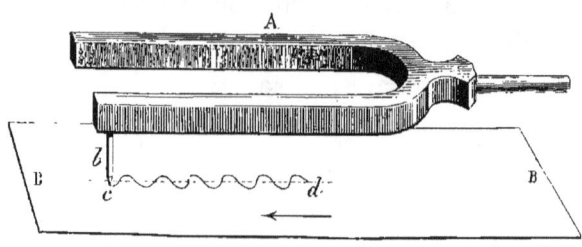

Figure 51.

présentative. — Au-dessous d'un diapason A
(fig. 51), maintenu dans une position horizontale, on
dispose, parallèlement à ses branches, une plaque

BB enduite de noir de fumée. L'une des branches du diapason est armée à son extrémité d'une pointe b, qui appuie très-légèrement sur la plaque. Enfin, on communique à la plaque BB un mouvement uniforme, continu, dans le sens indiqué par la flèche.

Si le diapason est en repos, la pointe b trace sur la plaque une droite indiquée par la ligne ponctuée cd. Mais si l'on attaque le diapason avec un archet, la pointe, entraînée par la branche qui la supporte, exécute un mouvement de va-et-vient qui la porte tantôt d'un côté tantôt de l'autre de la droite cd. La pointe décrit alors une courbe sinueuse régulière, dont la forme est commandée par la nature du mouvement vibratoire des branches du diapason. — Le mouvement de la plaque BB étant uniforme, des longueurs égales comptées sur la droite correspondent à des périodes de même durée ; la distance d'un point quelconque de la courbe à la droite cd indique de combien, au temps correspondant, le mouvement vibratoire avait écarté la pointe de sa position primitive d'équilibre.

Le mouvement *pendulaire* d'un point quelconque d'une corde, d'une verge, d'un segment de plaque, vibrant librement entre des nœuds ou des lignes nodales immobiles, est représenté par une courbe de même nature, par une *sinusoïde*.

Bien différente est la nature du mouvement vibratoire d'une corde de violon soumise à l'influence

d'un archet. Saisie, entraînée par l'archet auquel
elle adhère, cette corde s'éloigne de sa position d'é-
quilibre, puis elle se dégage brusquement et rétro-
grade, sous l'influence de la tension, vers sa position
primitive ; l'archet la saisit de nouveau et l'entraîne
jusqu'à ce que, de nouveau, elle se dégage pour se
mouvoir en sens contraire, et ainsi de suite. — La
vibration complète se compose ainsi de deux périodes : la période d'écartement effectuée sous l'influence de l'entraînement de l'archet ; la période de
retour à la position d'équilibre exécutée sous l'influence de la traction. La durée de cette seconde
période est évidemment *plus courte* que celle de la
première ; la loi des variations de la vitesse de chaque point de la corde n'est pas la même pendant les
deux périodes, régulièrement et périodiquement
renouvelées, de ce mouvement vibratoire.

Sans lui être absolument identique, le mouvement
périodique de la corde de violon est analogue à celui
d'un marteau de forge soumis à l'action d'une roue
hydraulique. — Soulevé d'un mouvement lent et
continu, ce marteau, subitement abandonné par la
roue au point le plus haut de son excursion, retombe
avec la vitesse accélérée que lui communique la
gravitation. Repris de nouveau par la roue, il est
soulevé et retombe de même. La courbe représentative de ce mouvement oscillatoire périodique est
facile à construire.

Divisons (fig. 52) la ligne AD en trois parties
égales AB, BC, CD, et prenons chacune de ces parties pour représenter la durée d'une oscillation *complète* du marteau. Divisons AB en dix parties égales ;
la durée de l'oscillation complète se trouve ainsi divisée en dix intervalles de temps égaux ; chacun des
points de division correspond, à un moment déterminé de cette oscillation, à une *phase* déterminée
du mouvement oscillatoire. Si, en chaque point,
nous élevons une perpendiculaire égale à l'étendue

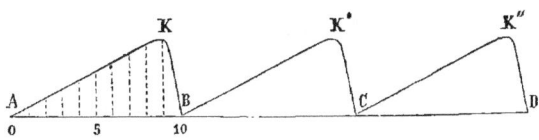

Figure 52.

du soulèvement du marteau au moment correspondant, et si nous faisons passer une ligne par les
sommets de ces perpendiculaires, la courbe AKB
sera représentative du mouvement du marteau. Cette
courbe nous montre que la période de soulèvement,
étendue de A en K, est *neuf* fois aussi longue que la
période de chute. Le marteau exécute une série d'oscillations complètes, de même durée et périodiquement reproduites, AKB, BK'C, CK''D, ... — La
courbe AKB représente très-approximativement la
forme du mouvement vibratoire périodique d'une
corde de violon ou de violoncelle attaquée par

l'archet ; ce mouvement est très-différent de celui d'une corde vibrant librement entre deux points fixes et représenté dans la figure 2, page 3.

La nature du mouvement vibratoire d'un corps élastique est nécessairement et très-exactement traduite par la forme des ondulations déterminées dans la masse d'air ambiante. La figure 6 de la page 16 donne la forme des ondulations aériennes produites par le mouvement vibratoire *pendulaire* d'une lame encastrée par une extrémité. — Tout en ayant la même durée et la même amplitude, les vibrations *pendulaires* d'une corde abandonnée aux seules influences de la traction et des forces moléculaires et les vibrations d'une corde soumise à l'action de l'archet doivent déterminer dans l'air des ondulations de formes très-différentes. Dans les deux cas, l'ondulation aérienne *complète* conserve la même *longueur* et représente la même somme de *forces vives;* le son rendu est donc de même *hauteur* et de même *intensité;* mais les vitesses, les condensations et les dilatations *élémentaires* des couches gazeuses ne suivent pas les mêmes *lois* de variation. Les sensations auditives excitées par ces deux modes de vibration doivent donc différer par des caractères autres que ceux du *ton* et de l'*intensité* du son perçu ; c'est dans l'étude de ces caractères différentiels, dépendant de la forme du mouvement vibratoire générateur du son, que nous aurons à rechercher l'explication des différents *timbres* des sons musicaux. — Nous désignerons, par la dénomination d'ondes *complexes*, les ondes aériennes produites par des corps élastiques qui exécutent des vibrations *non pendulaires ;* ces vibrations elles-mêmes seront dénommées vibrations *complexes*.

Comme exemples de mouvements vibratoires périodiques différents du mouvement pendulaire, nous devons citer le mouvement de la carte dans l'appareil à roues dentées de F. Savart (fig. 14, p. 71), et le mouvement vibratoire de la colonne d'air dans la sirène (fig. 13, p. 65).

Nous avons représenté (fig. 53, 1) la courbe du mouvement ondulatoire communiqué à l'air par la

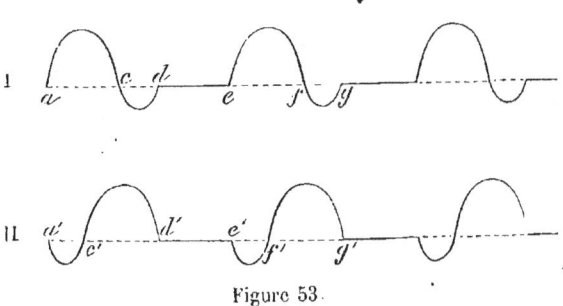

Figure 53.

carte soumise à l'action de la roue dentée. — Les distances comptées sur la ligne horizontale représentent les temps ; les perpendiculaires à la ligne horizontale représentent les intensités correspon-

dantes des vitesses, des condensations ou des dilatations élémentaires des couches d'air. — *ac* est
l'onde aérienne condensante produite par la carte
entraînée par une dent de la roue ; *cd* est l'onde
aérienne dilatante produite par la rétrogradation de
la carte au moment où elle échappe à la dent. L'onde
aérienne *complète acd* se compose de deux ondes
simples de longueur différente ; l'onde condensante est
la plus longue. D'ailleurs, le rapport des longueurs
de ces deux ondes simples varie évidemment avec la
vitesse de rotation de la roue. — Deux ondes complètes successives *acd, efg* sont séparées par un
intervalle, ou *temps de repos*, dont la durée varie
aussi évidemment avec la vitesse de la roue dentée.

Par le même procédé graphique, nous avons représenté (fig. 53, II) la courbe du mouvement vibratoire de l'air dans la sirène. *a'c'* est l'onde dilatante
produite au moment où la coïncidence des trous
établit le courant d'air ; *c'd'* est l'onde condensante
qui résulte de l'interruption du courant d'air ; la
réunion de ces deux ondes *simples* constitue l'onde
aérienne *complète a'c'd'* produite par chaque pulsation du courant d'air. L'onde condensante est plus
longue, a plus de durée que la dilatante. — Deux
ondes complètes successives *a'c'd', e'f'g'* sont séparées
par un intervalle, ou *temps de repos, d'e'*, dont la
durée varie avec la vitesse de rotation du disque
mobile de l'appareil.

Ces deux mouvements vibratoires *complexes* de
l'air sont remarquables par leur discontinuité; cependant ils sont régulièrement périodiques.

La méthode imaginée par M. Melde permet de
mettre en évidence les formes de quelques-uns des
mouvements complexes que les cordes peuvent exécuter. — A cet effet, on attache (fig. 54) les extré-

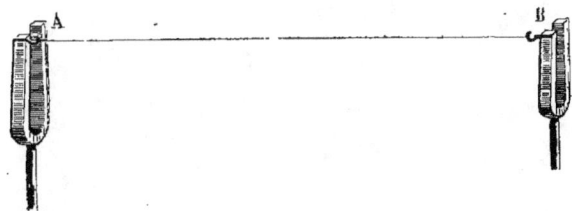

Figure 54.

mités d'un cordonnet de soie, l'un au diapason A,
l'autre au diapason B. Le diapason B est accordé
pour un harmonique du son fondamental du diapason A.

Prenons d'abord A accordé pour le son 1, et B
pour le son 2. — Si le diapason A vibre *seul*, le
cordonnet vibre d'un mouvement de totalité; il se
divise spontanément en deux segments d'égale longueur vibrant à l'unisson, si le diapason B est *seul*
excité. — Mais si les deux diapasons sont simultanément excités, le cordonnet se partage spontanément en deux segments égaux vibrant à l'unisson,
pendant qu'il effectue un mouvement vibratoire de

totalité. Sous l'influence de ce mouvement complexe,
il dessine successivement dans l'espace des figures
très-variées, dans lesquelles on peut toujours reconnaître (fig. 55) les deux mouvements élémentaires

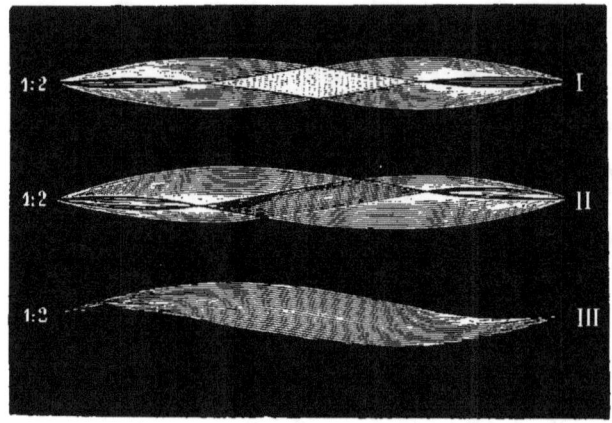

Figure 55.

auxquels il obéit. Dans cette figure, nous avons représenté trois des principales formes qu'affecte
l'image aérienne du cordonnet.

Si, le diapason A restant accordé pour le son 1,
le diapason B est accordé pour le son 3, le cordonnet
se partage spontanément en trois segments égaux
vibrant à l'unisson, pendant qu'il exécute un mouvement vibratoire de totalité. La figure 56 représente une des formes que prend l'image aérienne du
cordonnet, sous l'influence de ce mouvement vibratoire complexe ; il est facile de retrouver, dans cette

figure, les mouvements élémentaires auxquels le cordonnet obéit.

Les formes des vibrations périodiques que peuvent

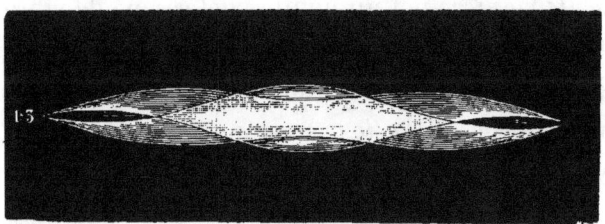

Figure 56.

exécuter les corps élastiques sont excessivement nombreuses ; le nombre de ces mouvements, différant les uns des autres par la loi de variation des vitesses élémentaires, dépasse toute limite assignable. Profitant des ressources de l'analyse la plus délicate et la plus savante, Fourier a su découvrir un lien d'étroite solidarité entre tous ces mouvements ; il a démontré que toute vibration *régulièrement périodique*, quelle que soit sa forme, dérive de la vibration *pendulaire*, dont la *durée* et l'*amplitude* peuvent *varier*, mais dont la *forme* est *immuable*. Les travaux de cet éminent géomètre ont établi en effet que :

« 1° Toute forme quelconque de *vibration régu-* » *lièrement périodique* peut être considérée comme » la *somme algébrique de vibrations pendulaires,* » dont les durées sont une, deux, trois, etc., fois

» *moins grandes* que celle du mouvement vibratoire
» considéré.

» 2° Un mouvement vibratoire donné, *régulier*
» et *périodique*, ne peut être décomposé que d'*une*
» *seule manière*, en un nombre determiné de vibra-
» tions *pendulaires*. »

Nous sommes donc autorisé à réserver les dénominations de *vibration simple* et de *mouvement
vibratoire simple* à la *vibration* et au *mouvement
vibratoire pendulaires*.—En conséquence, nous désignerons toute autre forme de *vibration* et de *mouvement vibratoire régulièrement périodiques* par les
dénominations de *vibration* et de *mouvement vibratoire complexes*.

L'importance de ces théorèmes de Fourier n'est
pas purement mathématique ; la décomposition
d'un mouvement périodique en un nombre déterminé de mouvements pendulaires n'est pas seulement un procédé, un artifice destiné à rendre les
calculs plus faciles. Nous constaterons bientôt que
cette analyse du mouvement vibratoire périodique
a, dans le monde extérieur, une signification *réelle*,
objective, en harmonie avec la nature intime des
choses. A ce titre, les théorèmes de Fourier éclairent
d'une vive lumière les questions les plus délicates,
les problèmes les plus ardus de l'acoustique biologique.

CHAPITRE IV

Dans les chapitres précédents, nous avons étudié
les origines et les lois de production du son, le mode
de propagation de l'ébranlement sonore dans le
milieu ambiant; nous avons défini les qualités du
son ; nous avons exposé les principes de la formation
de la gamme et du classement des divers sons dans
l'échelle musicale. Quelle que soit leur importance,
ces études ne fournissent pas toutes les notions nécessaires pour aborder les questions d'acoustique
biologique soulevées par la théorie de la phonation
et de l'audition. En général, l'atmosphère ne sert
pas de véhicule à un seul système d'ondes sonores,
elle est sillonnée par un nombre variable et parfois
très-considérable de mouvements vibratoires simultanément propagés; nous avons à rechercher les
résultats du croisement et de la superposition de ces
divers systèmes d'ondes aériennes dans les points
de l'espace où ils se rencontrent.

ARTICLE I.

Superposition des mouvements vibratoires.
Interférence des ondes sonores.

Lorsqu'on jette une petite pierre en un point d'une nappe d'eau tranquille, il se forme, autour de ce centre d'ébranlement, des vagues concentriques qui se propagent de proche en proche, en décrivant des circonférences dont le rayon augmente graduellement. Chaque vague se compose d'un *mont* et d'un *val*. Les molécules du mont sont *soulevées*, celles du val *abaissées* au-dessous de leur niveau primitif. Le mont représente une *onde simple de soulèvement*, le val une *onde simple de dépression;* leur ensemble forme une *onde complète*.

Jetons maintenant deux petites pierres en des points différents de la nappe d'eau; de ces deux centres partent des ondes qui, s'étendant régulièrement et circulairement, finissent par se rencontrer. — En chacun des points d'intersection des deux systèmes d'ondes, les molécules du liquide sont sollicitées par des forces d'intensité et de sens incessamment et périodiquement variables; puis les deux systèmes, un instant confondus, se dégagent et poursuivent leur marche régulière à la surface du liquide. — Si nous fixons notre attention sur la région d'entre-croisement, nous constatons facilement que : les impulsions sont concordantes et leurs effets *s'ajoutent* dans tous les points où arrivent ensemble deux ondes de *soulèvement* ou deux ondes de *dépression ;* dans ces points, les exhaussements ou les dépressions du liquide sont *plus considérables* que dans chacun des systèmes séparés. Mais, dans les points assaillis simultanément par une onde de *soulèvement* et par une onde de *dépression*, les effets se *retranchent ;* dans ce cas, le résultat de ces deux impulsions discordantes est, suivant leur intensité relative, ou un exhaussement ou une dépression *plus faible* que dans chacun des deux systèmes, ou même le maintien de la surface du liquide au *niveau général* de la masse d'eau.

Adoptant pour point de départ le niveau de l'eau tranquille, prenons pour *positives* les hauteurs correspondantes aux soulèvements au-dessus de ce niveau, et pour *négatives* les hauteurs correspondantes aux dépressions au-dessous de ce niveau ; l'état de la surface du liquide, dans les régions d'entre-croisement des deux systèmes d'ondes, satisfait aux conditions exprimées dans la proposition suivante :

La hauteur de l'eau, en chacun de ses points et à chaque instant, est égale à la somme algébrique des hauteurs qu'atteindrait le liquide s'il était sollicité, au même point et au même instant, par chacun des deux systèmes d'ondes agissant seul.

Il résulte de ce principe, et l'observation est en accord parfait avec la théorie, que dans les points de la surface du liquide où se croisent une onde de *soulèvement* et une onde de *dépression* de même *intensité*, les impulsions égales et de sens contraires se *neutralisent*, l'eau n'éprouve aucune agitation et conserve son *niveau*, il y a *interférence*.

Les impulsions apportées à un point quelconque de la surface de l'eau par des systèmes d'ondes qui s'entre-croisent, se combinent suivant la même loi, quel que soit le nombre des centres d'ébranlement.

« C'est, dit M. Helmholtz (1), le spectacle que nous
» donne surtout la mer, considérée du haut d'un
» rivage élevé, lorsque, après un vent violent, elle
» commence à se calmer. On voit alors, tout d'un
» coup, les grandes vagues venant des lointaines
» extrémités de l'horizon, par longues lignes droites,
» se distinguer çà et là par l'écume qui blanchit
» leur crête, se succéder à des distances régulières
» et se diriger contre le rivage. A chaque change-
» ment de la forme de ce dernier, elles sont rejetées
» dans des directions différentes, en sorte que les
» ondes, qui arrivent ensuite, sont coupées oblique-
» ment par les précédentes. Un bateau à vapeur en

(1) *Loco citato*, p. 33.

» marche produit encore, derrière lui, un système
» d'ondes en forme de fourche, et l'oiseau qui
» pêche un poisson détermine la formation de
» petites vagues circulaires. L'œil de l'observateur
» arrive facilement à suivre séparément toutes ces
» diverses ondes, grandes ou petites, larges ou
» étroites, droites ou courbes ; il peut voir que leur
» marche sur la surface de l'eau est, pour chacune,
» exactement la même que si la nappe liquide
» n'était pas simultanément sollicitée par d'autres
» forces et d'autres mouvements. »

Des phénomènes de même nature se produisent
nécessairement dans toute masse d'air sillonnée par
plusieurs ébranlements sonores simultanément propagés. — Analysons d'abord les effets produits par
deux sources sonores très-voisines l'une de l'autre
qui émettent simultanément des sons *de même hauteur* et *de même intensité*. A chaque instant, un
point quelconque de la masse gazeuse ambiante reçoit, de ces deux systèmes d'ondes de *même période*,
des impulsions élémentaires dont la résultante dépend de la distance du point considéré à chacun des
deux centres d'ébranlement.

1° *Le point considéré est à égale distance des deux
centres d'ébranlement.* — Dans ce cas, les ondes
sonores émanées simultanément des deux sources
et représentées par les courbes I, II de la figure 57

marchent dans des directions sensiblement parallèles et sont parfaitement concordantes ; les impulsions élémentaires qu'elles communiquent au point

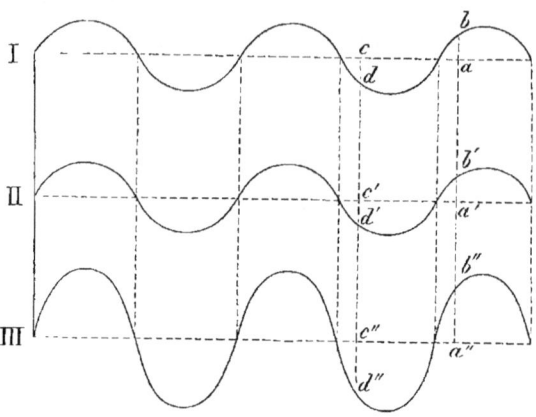

Figure 57.

considéré sont donc de même intensité et de même
sens. — Ainsi, au moment même où le système I
apporte en ce point la *condensation ab*, le système II
arrive avec la *condensation* $a'b' = ab$; l'effet *résultant* est donc une *condensation* $a''b'' = ab + a'b'$. —
Au moment même où, par le fait de la continuation
du mouvement ondulatoire, le système I apporte en
ce point la dilatation *cd*, le système II arrive avec la
dilatation $c'd' = cd$; l'effet *résultant* est donc une
dilatation $c''d'' = cd + c'd'$. — Tous les points de la
masse gazeuse situés à égale distance des deux centres d'ébranlement sont donc simultanément traversés par deux systèmes I, II d'ondes sensiblement

parallèles et *concordantes*, dont les impulsions élémentaires sont de même intensité et de même sens, et s'ajoutent. — Dans tous ces points le son est nécessairement *renforcé*, et la série des ébranlements produits se trouve représentée par un système III d'ondes sonores de *même longueur* ou *période* que les ondes de chacun des deux systèmes I et II, mais dont les condensations, les dilatations et les vitesses élémentaires ont une intensité double.

Les résultats sont évidemment les mêmes dans tous les points dont les distances aux centres d'ébranlement diffèrent de la longueur d'un nombre *entier* d'ondulations *complètes* ou d'un nombre *pair* d'ondulations *simples*. Dans tous ces cas, en effet, comme dans le précédent, les deux systèmes d'ondes communiquent, simultanément et à chaque instant, aux couches gazeuses situées en ces points de l'espace, des impulsions élémentaires de même intensité et de même sens, car les ondes qui arrivent ensemble en ces points sont de *même phase*.

2° *Les distances du point considéré aux deux centres d'ébranlement diffèrent de la longueur d'une onde simple.* — Dans ce cas, les résultats sont très-simples et diffèrent beaucoup des précédents. Les deux systèmes d'ondes sonores sont représentés par les courbes I, II de la figure 58. — Il est facile de voir que le point considéré est, à chaque instant, traversé par une onde condensante et une onde dilatante, dont les effets se *détruisent* complétement. — Ainsi, par exemple, au moment même où le système I apporte en ce point la condensation ab, le

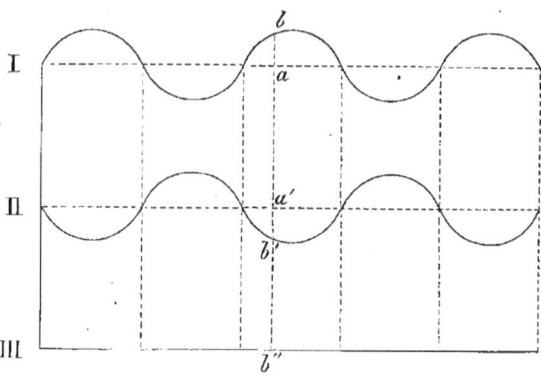

Figure 58.

système II arrive avec la *dilatation* $a'b' = ab$. Les impulsions élémentaires superposées sont de *sens contraires* et d'*égale intensité*; leur *résultante* est nécessairement *nulle*. Tous les points de la masse gazeuse dont les distances aux deux centres d'ébranlement diffèrent d'une longueur d'onde *simple* sont donc simultanément traversés par deux systèmes I, II d'ondes sensiblement parallèles et complétement *discordantes*, dont les impulsions élémentaires, de même intensité et de sens contraires, s'*annulent* en se retranchant. Dans tous ces points, le son est nécessairement éteint, il y a *interférence*; l'état invariable de la masse gazeuse en ces points est représenté par la ligne droite III.

Ces phénomènes d'*interférence*, d'*extinction* du son se reproduisent évidemment en tous les points de la masse gazeuse dont les distances aux deux centres d'ébranlement diffèrent d'un nombre *impair* d'ondes *simples*. Dans tous ces cas, en effet, comme dans le précédent, les deux systèmes d'ondes communiquent, simultanément et à chaque instant, aux couches gazeuses situées en ces points des impulsions élémentaires de même intensité et de sens contraires qui *s'annulent* complétement, car la *différence de phase* des deux ondes qui arrivent simultanément en ces points est égale à $\frac{1}{2}$, à *une longueur d'onde simple* divisée par *une longueur d'onde complète*.

3° *Les distances du point considéré aux deux centres d'ébranlement diffèrent d'une quantité inférieure à la longueur d'une ondulation simple*. — Représentons les deux systèmes d'ondes de directions parallèles par les systèmes de courbes I, II (fig. 59). Le système II, émis par le centre d'ébranlement le plus rapproché du point considéré, précède le système I sur toute la ligne de propagation et atteint ce point avec une avance $ab = a'b'$ plus petite qu'une longueur d'onde *simple*. Pendant que ce point est traversé à la fois par les deux systèmes, il existe constamment entre les ondes I et II un *retard* égal à ab, ou une *différence de phase* égale au rapport de ab à la longueur d'une onde complète. Générale-

ment donc les impulsions élémentaires, simultanément apportées à ce point par les deux systèmes,
diffèrent par leur intensité ; elles peuvent même être

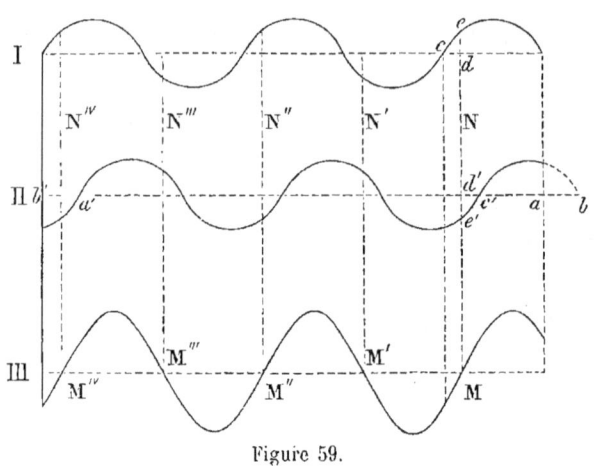

Figure 59.

de sens contraires ; leur somme algébrique est l'impulsion *résultante* communiquée aux couches gazeuses correspondantes. — Si, perpendiculairement
à la direction commune des deux systèmes, nous
menons un plan N situé à égale distance des nœuds
c, c', il est évident qu'au moment même où le système I apporte au point considéré la *condensation
de*, le système II arrive avec la *dilatation d'e'* de
même intensité ; ces deux impulsions se *détruisent;*
il y a également interférence au moment du passage
simultané par ce point des impulsions élémentaires
des deux systèmes qui correspondent aux plans

N', N'', N''', N^{IV}, placés, comme le plan N, à égale distance de deux nœuds des systèmes d'ondes I, II. De la manière dont les positions des plans N, N', N'', N''', N^{IV} sont déterminées, il est facile de déduire que les distances NN', N'N'', N''N''', N'''N^{IV} ont pour valeur commune la longueur d'une onde simple de chacun des systèmes I, II. — Le point considéré est donc soumis à une série de condensations et de dilatations se succédant périodiquement, représentée par la courbe *résultante* III, dans laquelle les nœuds M, M', M'', M''', M^{IV} sont séparés par des intervalles dont la valeur commune est égale à l'intervalle de deux nœuds successifs dans chacun des deux systèmes I, II. — Les ondes *résultantes* étant de même période que les ondes composantes, le son *résultant* est donc de même hauteur que les deux sons superposés ; seulement la forme des ondes sonores *résultantes* diffère de la forme *pendulaire* des ondes composantes, ce qui, nous le verrons plus tard, détermine une modification du *timbre*.

Les résultats de la superposition des mouvements vibratoires des deux systèmes I, II sont évidemment les mêmes dans tous les cas où les distances du point considéré aux deux centres de mouvement diffèrent d'une quantité qui n'est ni un nombre *pair*, ni un nombre *impair* d'ondes *simples*.

L'expérience démontre qu'en réalité la composition de deux mouvements vibratoires superposés s'opère suivant les principes que nous venons d'exposer. Les plaques vibrantes se prêtent très-facilement à la réalisation des phénomènes relatifs à l'interférence des sons.

Soit P (fig. 60) une plaque circulaire qui, attaquée avec un archet, s'est divisée en *quatre* secteurs

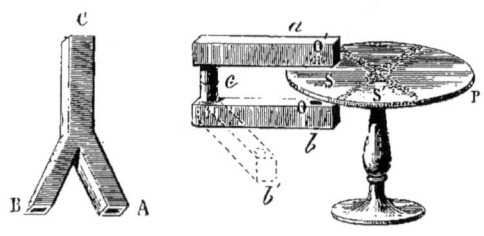

Figure 60.

égaux, vibrant à l'unisson et séparés par deux lignes nodales diamétrales. Soit, en outre *acb* un système de deux tuyaux de même longueur (*a*, *b*) réunis par un troisième *c*. Le tuyau transversal *c*, composé de deux parties emboîtées, permet de faire tourner les tuyaux *a*, *b* dans un plan perpendiculaire à *c*. A leurs extrémités libres les tuyaux *a*, *b* sont percés d'ouvertures latérales O, O' tournées l'une vers l'autre. Ajoutons que les tuyaux *a*, *b* sont choisis de dimensions telles que la colonne d'air contenue dans chacun d'eux *renforce* le son de la plaque, en vibrant à l'unisson.

Disposons le système de manière que le tuyau

supérieur a soit placé, au-dessus de la plaque, suivant le diamètre passant par le milieu du secteur S, et que le tuyau inférieur b soit rejeté latéralement en b'. Le secteur S envoie à l'ouverture O' du tuyau a une série d'ondes condensantes et dilatantes qui se propagent dans le système ; le son rendu est *renforcé*.

Mais, si l'on dispose les deux tuyaux parallèlement et suivant le diamètre passant par le milieu du secteur S, l'un au-dessus, l'autre au-dessous de la plaque, *tout renforcement cesse* à l'instant, l'on n'entend plus que le son de la plaque. Dans cette position, le secteur envoie simultanément une condensation par l'ouverture O et une dilatation de même intensité par l'ouverture O', et *vice versâ*. Il en résulte deux séries d'ondes sonores se propageant, l'une dans le tuyau a, l'autre dans le tuyau b, qui atteignent le tuyau de communication c, et se superposent avec une *différence de phase* égale à $\frac{1}{2}$, puisque le *retard* de l'une de ces deux séries sur l'autre est égal à une longueur d'ondulation *simple*. Les deux mouvements vibratoires interfèrent nécessairement et le système des deux tuyaux ne produit plus aucun effet de *renforcement*.

Le tuyau bifurqué CAB est de dimensions convenables pour renforcer le son de la plaque. Si l'on place l'ouverture inférieure B au milieu du secteur S et l'ouverture A en dehors de la plaque, le secteur S fait pénétrer, par B, une série d'ondes alternativement condensantes et dilatantes ; le son de la plaque est *renforcé*. Mais, si l'on place l'ouverture B au milieu du secteur S et l'ouverture A au milieu du secteur contigu S', le *renforcement cesse à l'instant*. Dans ce dernier cas, les secteurs contigus S, S' vibrant en sens contraires, une onde condensante pénètre par B au moment même où une onde dilatante de même intensité pénètre par A, et *vice versâ*. Les deux mouvements vibratoires se superposant avec une *différence de phase* égale à $\frac{1}{2}$ sont en *retard* l'un sur l'autre d'une longueur d'onde *simple* et nécessairement *interférente ;* le tuyau ne *renforce* plus le son de la plaque qui seul est entendu.

M. Lissajous (1) a imaginé un moyen très-simple de mettre en évidence le phénomène de l'interférence du son. A (fig. 61) est une plaque métallique vibrante, divisée en *six* secteurs égaux, séparés par *trois* lignes nodales diamétrales ; deux secteurs successifs sont nécessairement animés de mouvements de *sens contraires*. Ainsi, les secteurs de rang *pair* 2, 4, 6 se *dépriment* par l'effet du mouvement vibratoire, pendant que les secteurs de rang *impair* 1, 3, 5 *s'élèvent*, et *vice versâ*. Les diverses ondes émanées simultanément de la plaque sont donc, à un moment quelconque, condensantes pour une

(1) *Comptes rendus de l'Académie des sciences*, 1855, t. XL, p. 133.

moitié des secteurs, dilatantes pour l'autre moitié ; d'ailleurs, les ondes fournies par tous les secteurs de *même parité* sont toujours ensemble condensantes ou dilatantes et de même phase.

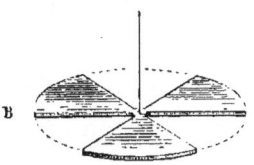

La résultante de toutes les ondes qui atteignent, à un instant donné, un point situé sur l'axe de figure de la plaque doit être *constamment nulle ;* en effet, ces ondes constituent deux groupes en retard l'un sur l'autre de la longueur d'une onde *simple ;* au moment de leur super-

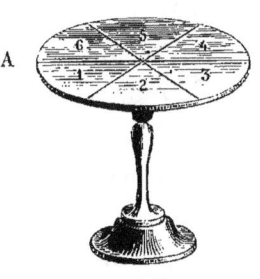

Figure 61.

position, ces deux groupes de mouvements vibratoires ont donc une *différence de phase* égale à $\frac{1}{2}$ et apportent en ce point des impulsions de même intensité et de sens contraires; ils s'entre-détruisent mutuellement, ils *interfèrent.* Pour un point situé hors de l'axe, la destruction du mouvement vibratoire n'est plus complète; l'intensité du son est seulement plus ou moins *affaiblie,* suivant la position du point considéré. Pour faire cesser ces effets d'*interférence,* il suffit d'arrêter, dans leur marche, les ondes émanées des secteurs de même parité, et de laisser les autres se propager librement.

M. Lissajous obtient ce résultat au moyen d'un disque de carton B, de même diamètre que la plaque, et découpé en *six* secteurs égaux, alternativement pleins et vides. Avec ce disque, tenu par un fil fixé en son centre de figure, on peut recouvrir la moitié des secteurs de la plaque sans les toucher, de manière qu'un secteur *découvert* soit toujours compris entre deux secteurs *couverts;* les trois secteurs métalliques de rang *pair* étant couverts, les trois secteurs de rang *impair* sont découverts, et *vice versâ*. Le disque B étant ainsi disposé au-dessus et très-près de la plaque, après l'avoir attaquée avec un archet, on constate que le son acquiert une intensité beaucoup plus grande, est *renforcé* à peu près comme il le serait par un tuyau vibrant à l'unisson. L'effet est assez marqué pour faire *renaître* la sensation auditive, alors même que le mouvement vibratoire de la plaque est assez *affaibli* pour que le son ne soit plus *perceptible*.

Le renforcement est *maximum* quand les secteurs du carton coincident exactement avec ceux de la plaque; il *diminue* à mesure que le disque s'écarte de cette position; il *disparaît* complétement quand les lignes nodales de la plaque sont bissectrices des secteurs *vides* du disque. Ce dernier résultat pouvait être prévu, car les secteurs *vides* du disque étant à cheval sur deux secteurs contigus de la plaque, chacun d'eux laisse nécessairement passer deux séries

discordantes d'ondes sonores émanées de ces secteurs.

Lorsqu'on imprime un mouvement de rotation
sur son axe à un diapason dont les branches sont
maintenues verticales au niveau de l'oreille, la sensation auditive passe par des périodes alternatives
de renforcement et d'affaiblissement. — Dans la
figure 62, *a,b* représentent les extrémités du diapa-

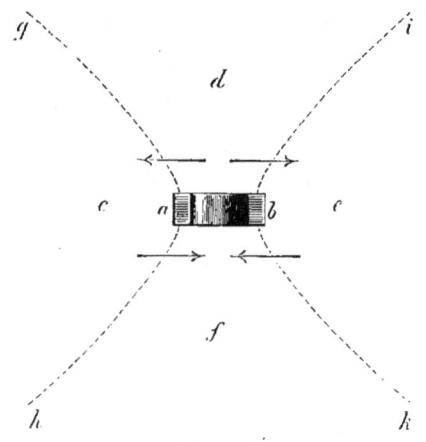

Figure 62.

son vues d'en haut. — Le son est *renforcé*, mais
inégalement, lorsque l'oreille occupe l'une des quatre
régions *c*, *d*, *e*, *f*. — Il est *affaibli* quand elle est
placée sur l'une des quatre lignes ponctuées *g*, *h*, *i*, *k*.
— Ces phénomènes s'expliquent très-facilement par
la combinaison des deux mouvements vibratoires déterminés, dans la masse gazeuse ambiante, par les

deux branches a, b du diapason. — Ces deux branches
sont toujours animées de vitesses de sens contraires ;
alternativement elles s'éloignent comme l'indiquent
les flèches supérieures et se rapprochent comme l'indiquent les flèches inférieures. — Dans les régions d, f
les couches d'air reçoivent de a et b des impulsions de
même sens qui s'ajoutent ; l'intensité du son est *maximum*. — Dans les régions c et e, les impulsions communiquées aux couches d'air sont nécessairement de
sens *contraires*, mais elles ne se *détruisent* pas, parce
que la différence de *phase* n'est pas assez considérable
et que la branche la plus rapprochée de l'oreille agit
plus fortement que l'autre ; le mouvement vibratoire
n'est pas éteint, le son est nettement entendu, mais
avec moins d'intensité qu'en d et en f. — Sur les
points des quatre lignes g, h, i, k, les ondes engen-
drées par les deux branches se neutralisent complétement l'une l'autre ; le long de ces lignes
l'oreille n'entend rien. Weber a démontré que, conformément à la théorie des interférences, ces lignes
sont des arcs d'hyperbole. — Lorsque l'oreille placée sur l'une de ces quatre lignes d'interférence
n'entend rien, il suffit, pour faire *renaître* le son, de
coiffer l'une des branches du diapason avec un tube
de carton dont les parois font obstacle à la propagation du mouvement vibratoire correspondant ; la
branche libre agit alors *seule* d'une manière efficace
sur la masse gazeuse et sur l'oreille ; cette dernière

expérience est analogue à celle de M. Lissajous sur
la plaque vibrante et le disque de carton découpé
(page 195).

M. P. Desains a imaginé (fig. 63) un appareil

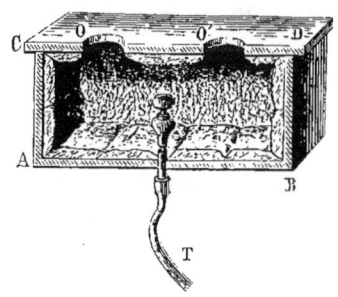

Figure 63.

très-simple qui donne de très-bons résultats. — On
prend une caisse rectangulaire de bois, au centre de
la face inférieure de laquelle on perce un trou
destiné à fixer un fort sifflet S. Sur la face supérieure
de la caisse, on perce deux trous O, O', beaucoup plus
larges, symétriquement placés par rapport à la verticale, passant par l'axe du sifflet S. Enfin on colle, sur
toute la paroi interne, de la ouate de coton destinée
à empêcher toutes les réflexions sonores à l'intérieur
de la boîte. Les choses étant ainsi disposées on fait
parler le sifflet avec un soufflet mis en communication avec lui par le tube T.

En raison de leur position, les deux trous O, O'
deviennent en réalité deux sources sonores fournis-

sant à chaque instant des ondes de *même phase* et de *même intensité*. — Avec une petite membrane élastique recouverte de sable fin, on peut étudier les effets de la rencontre de ces deux systèmes d'ondes dans la masse gazeuse ambiante.

On constate ainsi facilement qu'en tous les points d'un plan perpendiculaire au milieu de la ligne qui joint les centres des deux trous O, O', le sable de la membrane accuse, par ses agitations, un mouvement vibratoire intense; ce résultat pouvait être prévu. En effet, tous les points de ce plan sont à égale distance des trous O, O'; par suite, les ondes qui s'y croisent sont de même phase et les vitesses élémentaires s'ajoutent.

Mais dans le plan A B C D perpendiculaire au premier, on trouve successivement des nœuds et des ventres de vibration, accusés par l'immobilité ou l'agitation du sable de la membrane. Les nœuds correspondent à des points tels que leurs distances aux trous O, O' diffèrent d'un nombre *impair* d'ondes simples; ces points sont simultanément abordés par une onde condensante et une onde dilatante, dont les impulsions élémentaires égales et de sens contraires se neutralisent; il y a interférence. Les ventres au contraire, correspondant aux *maxima* d'agitation du sable, sont placés en des points dont les distances aux trous O, O' diffèrent d'un nombre *pair* d'ondulations simples; ces points sont simultanément atteints par des ondes de *même phase* dont les impulsions élémentaires s'ajoutent.

Quand la membrane est placée sur un nœud et que le sable reste parfaitement immobile, il suffit de boucher l'un des trous O, O' pour détruire l'un des mouvements ondulatoires ; l'existence du second mouvement ondulatoire est alors accusé par l'agitation du sable de la membrane.

Sur le sommier d'une soufflerie, plaçons à côté

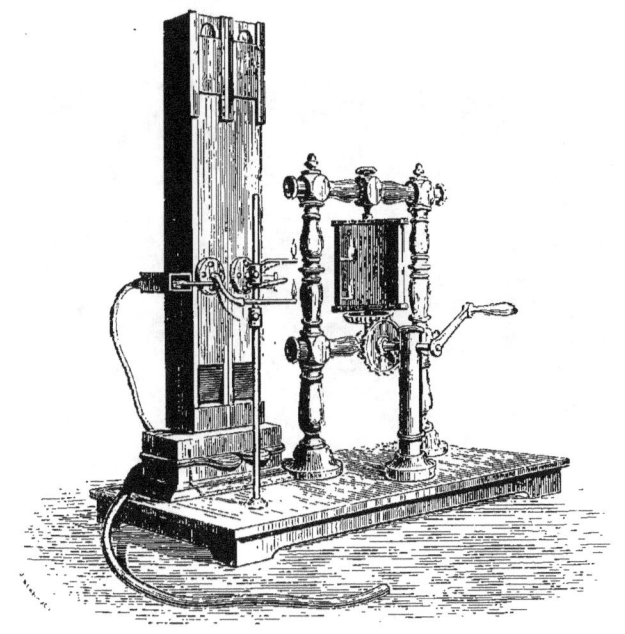

Figure 64.

l'un de l'autre deux tuyaux d'orgue exactement accordés à l'unisson (fig. 64). Tant que l'on ne fait parler que l'un des deux tuyaux, un son *énergique* est rendu. Mais du moment que les deux tuyaux sont simultanément attaqués, l'appareil ne rend plus qu'un son *considérablement affaibli*. Cependant, dans ce dernier cas, la colonne d'air de chacun des deux tuyaux vibre comme lorsqu'elle est isolément ébranlée. — En effet, les flammes des becs de gaz en communication avec les capsules manométriques, placées sur ces tuyaux dans la région du nœud du son fondamental, *s'agitent*. La figure 65 repré-

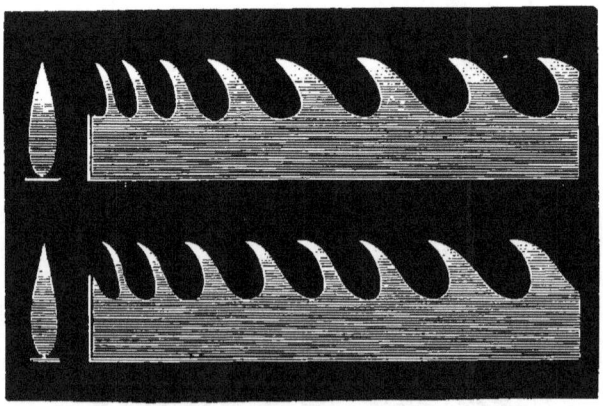

Figure 65.

sente, à gauche, les images des deux flammes fournies par le miroir immobile et pendant que les tuyaux ne parlent pas. — Mais du moment que les deux tuyaux parlent et que le miroir tourne, ces images se résolvent en deux séries superposées de jets lumineux très-accentués et également espacés. Chacun de ces jets lumineux correspond à une *compression* de l'air dans le tuyau correspondant ; la *dilatation* est accusée par l'intervalle *obscur* de deux jets successifs. — Mais les jets lumineux des deux séries ne sont pas placés au-dessus les uns des autres sur une même verticale ; ils sont *alternants ;* à un espace obscur de sa série supérieure correspond un jet lumineux de la série inférieure.

Cette distribution alternante des jets lumineux des deux séries montre qu'au moment même où l'air est *condensé* dans un tuyau il est *dilaté* dans l'autre, et réciproquement. Il en résulte que les ondes sonores émises par les deux tuyaux sortent discordantes, avec une *différence de marche* égale à la longueur d'une ondulation *simple.* — Ces deux systèmes d'ondes, au lieu de se *renforcer*, *s'affaiblissent* mutuellement et ne produisent qu'un son de *peu d'intensité.* Dans ce cas, comme dans toutes les expériences de même nature faites avec des tuyaux d'orgue, le son résultant n'est pas *nul*, l'interférence n'est pas complète, parce que le son fondamental fourni par ces tuyaux n'est jamais un son *simple*, mais est accompagné d'un certain nombre d'harmoniques.

Nous devons à M. R. Kœnig un appareil très-ingénieux, qui permet de démontrer d'une manière rigoureuse les lois de l'interférence des sons et de rendre les phénomènes nettement saisissables à un nombreux auditoire. — Le tube cylindrique of (fig. 66) se divise, en f, en deux branches dirigées l'un vers m, l'autre vers n ; ces branches s'infléchissent et aboutissent aux tubes g, g', auxquels est ajustée, au moyen de deux tubes semblables, une planchette de bois pp munie de deux capsules manométriques c, c'. — La portion $b n b'$ de la branche n peut glisser suivant $a b$, $a' b'$, comme le tuyau d'un trombone. Lorsque b et b' appuient contre a et a', les branches m, n sont de même longueur. La branche m est de longueur invariable ; on peut allonger la branche n ; un index fixé sur le milieu de la traverse t indique, sur la règle graduée S, l'allongement communiqué à cette branche n.

La figure 67 représente la composition de la planchette $p\,p$, ses deux capsules manométriques, et leur ajustement aux trois becs de flamme d', d, d''. — Un courant du gaz de l'éclairage pénètre par le tube T dans une caisse C B, d'où il est distribué par deux tubes de caoutchouc aux capsules manométriques c, c'. De la capsule c partent deux tubes de caoutchouc, dont l'un distribue le gaz au bec d' et l'autre au bec d ; de la capsule c' partent également deux tubes de caoutchouc, dont l'un distribue le gaz au bec d'' et l'autre au bec d. — Ainsi, la flamme d' est exclusivement alimentée par le gaz de la capsule c et la flamme d'' par le gaz de la capsule c' ; la flamme

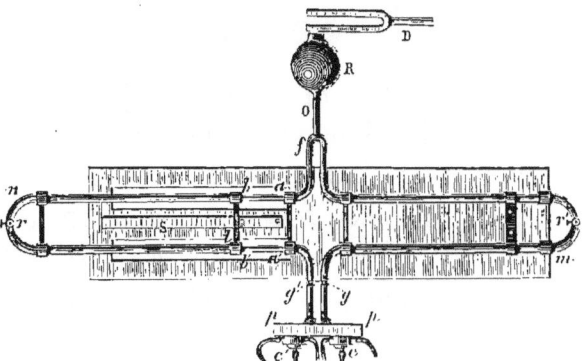

Figure 65.

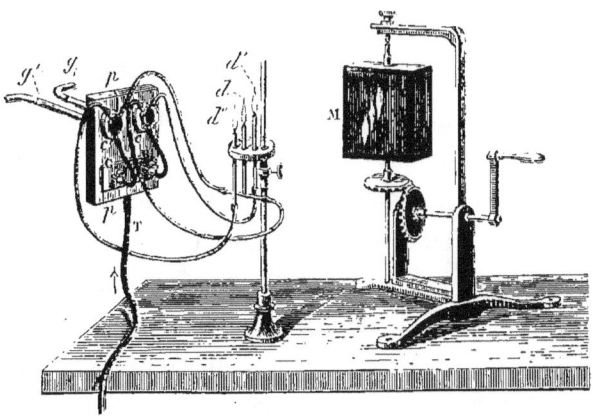

Figure 67.

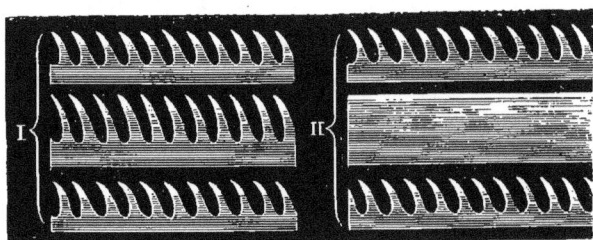

Figure 68.

médiane d est alimentée à la fois par le gaz des deux capsules c,c'.

A l'extrémité du tube of (fig. 66) est ajusté un résonnateur accordé à l'unisson du diapason D (1), et destiné à renforcer le son *simple* de ce diapason.

Tant que le diapason D et le miroir tournant M restent en repos, les trois flammes d, d', d'' se réfléchissent dans le miroir ainsi que l'indique la figure 67.

Commençons par faire glisser le tube n jusqu'à coïncidence des points a et b, a' et b'; l'index de la traverse t est sur le *zéro* de l'échelle graduée S; les branches n, m sont de même longueur. Faisons alors parler le diapason D. — Les ondes sonores pénètrent dans le tube of, se divisent en deux portions d'égale intensité pour s'engager dans les branches n, m. Ces deux ondes partielles arrivent donc en g, g' après avoir parcouru des chemins d'égale longueur; au moment où elles atteignent les membranes élastiques des capsules manométriques c, c', elles sont parfaitement concordantes, toutes les deux condensantes ou dilatantes, de même phase et de même intensité. — Les trois flammes de la figure 67 s'agitent; leurs images réfléchies sur le miroir tournant se résolvent (fig. 68, I) en trois séries superposées de jets lumineux. Les jets des trois séries sont placés sur une même verticale, ce qui annonce que les condensations et les dilatations

(1) Voir, chapitre V, les propriétés de ces résonnateurs.

sont simultanées dans les deux capsules; de plus, la hauteur des jets de la série moyenne, qui traduisent les variations d'éclat de la flamme moyenne *d* alimentée à la fois par le gaz des deux capsules, est sensiblement *double* de la hauteur commune des jets des deux séries extrêmes produits par les flammes extrêmes *d'*, *d''*, dont chacune est alimentée seulement par le gaz de l'une des deux capsules. Cette dernière circonstance démontre qu'à chaque instant, les deux ondes partielles communiquent aux membranes des deux capsules *c*, *c'* des impulsions de même intensité et de même sens, dont la somme est traduite par les variations d'éclat de la flamme médiane *d*.

Faisons ensuite glisser la branche *n* jusqu'à ce que l'intervalle *a b* (fig. 66) soit égal à la *moitié de la longueur* d'une onde simple. — Dans ce cas, le chemin *f a b' n b' a' g'* l'emporte évidemment *d'une longueur d'onde simple* sur le chemin *f m g*. En *g*, *g'*, les ondes partielles sont donc complétement discordantes; leur *différence de phase* est ½, l'une étant en retard sur l'autre d'une *longueur d'onde simple*; par suite, les impulsions simultanément communiquées aux membranes des capsules *c*, *c'* sont constamment de *même intensité et de signes contraires*. — Les deux flammes extrêmes *d' d''* s'agitent seules, la flamme médiane *d* reste immobile; leurs images, fournies par le miroir tournant, sont traduites (fig. 68, II) par un ruban lumineux, correspondant à la flamme médiane immobile d, placé entre deux séries des jets lumineux de même hauteur. Les jets lumineux de ces deux séries sont produits par les flammes d', d'', dont chacune est alimentée seulement par le gaz de l'une des capsules c, c'; leur hauteur commune et leur disposition *alternante* démontrent qu'à un moment donné quelconque les ondes partielles communiquent aux membranes des deux capsules des impulsions de même intensité et de sens contraires. La hauteur uniforme du ruban lumineux intermédiaire indique que la flamme médiane d, alimentée par le gaz des deux capsules, n'éprouve aucune variation; les impulsions communiquées aux membranes des deux capsules par les deux systèmes d'ondes partielles étant constamment de même intensité et de sens contraires, se détruisent, *interfèrent*.

En faisant varier la longueur de la branche n, on démontre que, conformément aux indications de la théorie :

1° Les images des trois flammes réfléchies sur le miroir tournant donnent la figure 68, I, toutes les fois que la différence des chemins parcourus par les deux systèmes d'ondes partielles est égale à un *nombre pair* d'ondulations simples, ou à un *nombre entier* d'ondulations complètes. — Dans ce cas, les ondes sonores partielles sont parfaitement concordantes, de *même phase*, en g, g' ; leurs *impulsions s'ajoutent*.

2° Les images des trois flammes réfléchies sur le miroir tournant donnent la figure 68. II, toutes les fois que la différence des chemins parcourus est égale à un *nombre impair* d'ondulations simples. — Dans ce cas, les ondes sonores partielles sont complétement discordantes en g, g' ; *leur différence de phase est* $\frac{1}{2}$; elles sont en retard l'une sur l'autre *d'une longueur d'onde simple ;* il y a *interférence*.

L'index de la traverse t et la règle graduée S permettant de mesurer, dans chaque cas, la différence des chemins parcourus, il est facile de déterminer la longueur de l'onde *simple* du son rendu par le diapason. A cet effet, il suffit de mesurer la différence de chemin parcouru qui détermine une interférence complète, qui fait passer les images des trois flammes réfléchies par le miroir tournant de la figure 68, I à la figure 68, II.

Deux robinets r, r' sont placés sur les coudes des branches n, m de l'appareil à interférences (fig. 66) ; ils permettent de faire varier la nature du gaz dont l'appareil est rempli. On peut ainsi répéter les expériences précédentes dans les divers gaz et déterminer les longueurs qu'affecte l'onde caractéristique d'un son de hauteur déterminée et propagé dans des milieux gazeux de nature différente.

L'analyse des phénomènes qui se passent dans un tuyau sonore nous a montré (page 90 et suivantes) que, sous l'influence de la superposition des ondes directes et réfléchies, la colonne gazeuse se partage en concamérations de même longueur qu'une onde simple incidente et vibrant à l'unisson. Il s'établit ainsi, dans la colonne gazeuse, une série de nœuds de vibration dont l'intervalle commun est égal à la longueur d'une concamération ou d'une onde incidente simple, et une série de ventres de vibration placés à moitié de la distance de deux nœuds consécutifs. — Les nœuds sont placés sur des lames gazeuses simultanément traversées par deux ondes dont les vitesses sont de *sens contraires*, et toutes les deux *condensantes* ou *dilatantes ;* sur ces lames *nodales* la vitesse est constamment *nulle* et les *variations de densité* sont *maxima*. — Les ventres sont placés sur des lames gazeuses, simultanément traversées par une onde *condensante* et une onde *dilatante* dont les vitesses sont de *même sens ;* sur ces lames *ventrales*, la densité est *constante* et les *variations de la vitesse* sont *maxima*. — L'établissement des nœuds et des ventres de vibration fixes dans les tuyaux sonores est un phénomène d'*interférence* des ondes directes et des ondes réfléchies ; la vitesse est constamment nulle sur les surfaces nodales, parce que, dans ces tuyaux, les vitesses élémentaires sont sensiblement les mêmes dans les ondes directes et dans les ondes réfléchies.

De semblables phénomènes d'interférence des ondes directes et des ondes réfléchies doivent se manifester en plein air. — Si nous considérons un centre d'ébranlement d'où émane un système d'ondes sonores venant frapper une surface réfléchissante, il doit se produire, entre cette surface et cette source sonore, des séries de nœuds et de ventres de vibration fixes, comme dans les tuyaux sonores. Seulement, en plein air, les vitesses élémentaires des ondes sonores sont inversement proportionnelles aux chemins parcourus depuis l'origine du mouvement et, par suite, sont plus faibles dans les ondes réfléchies que dans les ondes directes. Dans ce cas donc, la vitesse n'est pas absolument *nulle*, mais seulement *minima*, sur les surfaces nodales; sur les surfaces ventrales, au contraire, les vitesses sont *maxima*. Les nœuds et les ventres se distinguent très-nettement par des caractères relatifs très-marqués de différences d'intensité de l'ébranlement des couches gazeuses ou de la sensation sonore.

Il est facile de voir, d'ailleurs, que la distribution des *nœuds* et des *ventres* de vibration, dans la masse d'air interposée à la source sonore et à la surface réfléchissante, est nécessairement la même que dans un tuyau *bouché*, dont le fond coïnciderait avec la surface réfléchissante elle-même. — Les *nœuds*, ou les *points de vitesse minima*, sont situés sur des surfaces dont la distance à la surface réfléchissante est égale à un *nombre pair de demi-ondulations simples*, ou à un *nombre entier d'ondulations simples*; Les *ventres*, ou les *points de vitesse maxima*, sont situés sur des surfaces dont la distance à la surface réfléchissante est égale à un *nombre impair de demi-ondulations simples*. — Ces phénomènes ont été étudiés expérimentalement par le colonel N. Savart (1), frère du savant acousticien, et par M. Seebeck (2).

M. Seebeck a vérifié l'exactitude de ces indications de la théorie, au moyen d'une membrane verticale *mn* (fig. 69) tendue sur un cadre de bois dont la section est représentée en A et en B; un pendule *p* très-léger et très-mobile touchait la membrane en son centre de figure. L'appareil était promené dans l'espace compris entre la source sonore et la surface réfléchissante ; dans chaque position, l'amplitude des impulsions communiquées au pendule par les vibrations de la membrane accusait l'intensité de la vitesse de l'ébranlement de la couche

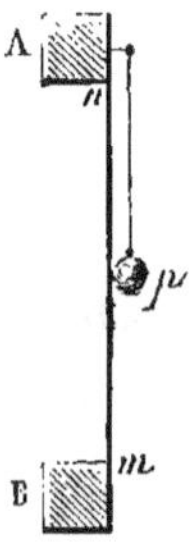

Fig. 69.

(1) *Annales de chimie et de physique*, 2ᵉ série, 1839, t. LXXI, p. 20. — 3ᵉ série, 1845, t. XIV, p. 385.
(2) *Annales de Poggendorff*, t. LIX, p. 177 et t. LXVII, p. 145. — *Annales de chimie et de physique*, 3ᵉ série, 1846, t. XVII, p. 490.

d'air correspondante. — Il a constaté ainsi, entre la source sonore et la surface réfléchissante, l'existence de nœuds et de ventres de vibration distribués comme nous l'indique la théorie des tuyaux sonores *bouchés* par un bout. — Nous devons faire remarquer que les vitesses élémentaires simultanément apportées à chaque couche d'air sont directement communiquées à la membrane mn, et conservent leur *sens* dans l'onde directe et dans l'onde réfléchie qui se croisent.

Le colonel N. Savart avait recours à la sensation auditive pour déterminer les positions des nœuds et des ventres de vibration. La source sonore était placée dans un plan horizontal passant par les deux conduits auditifs ; la tête était déplacée suivant la perpendiculaire à la surface réfléchissante menée par la source sonore. Il déterminait ainsi les points correspondant aux *maxima* et aux *minima* d'intensité de la sensation auditive. — Dans cette recherche, la tête était maintenue dans deux positions distinctes : tantôt le plan médian de la tête était parallèle à la surface réfléchissante, et l'axe commun des deux conduits auditifs se confondait avec la ligne de propagation du son ; tantôt le plan médian de la tête était perpendiculaire à la surface réfléchissante, et l'axe commun des deux conduits auditifs était perpendiculaire à la ligne de propagation du son. Dans le premier cas, une des deux oreilles était bouchée; dans le second cas, le son était simultanément perçu par les deux oreilles. — Ces deux modes d'investigation ont fourni au colonel N. Savart des résultats concordants entre eux, mais en complet désaccord avec ceux de M. Seebeck. Les *nœuds* et les *ventres* de vibration déterminés par le premier correspondent aux *ventres* et aux *nœuds* de vibration déterminés par le second observateur.

Ce désaccord n'est qu'apparent; la véritable explication en a été très-ingénieusement fournie par M. R. Kœnig.

Quand on procède à la détermination de la position des nœuds et des ventres de la colonne aérienne, en promenant une membrane tendue dans l'intérieur d'un tuyau sonore, cette membrane reste complétement immobile dans la région d'un nœud, parce que ses deux faces supportent des pressions égales et des lignes contraires. Elle s'agite fortement, au contraire, dans la région d'un ventre, parce qu'elle est alternativement entraînée, vers l'extrémité libre et vers l'embouchure du tuyau, par les vitesses de même sens et alternativement renversées des couches d'air en contact avec ses deux faces. — Telles sont aussi les indications fournies par la méthode d'investigation de la membrane librement tendue, adoptée par M. Seebeck.

Mais on peut explorer le mouvement vibratoire de la colonne d'air du tuyau sonore par un autre procédé. — Sur la paroi du tuyau et au niveau d'un *nœud*, on pratique un trou latéral qu'on met en communication avec le conduit auditif au moyen d'un tube de caoutchouc. La membrane du tympan subit alors, et seulement sur sa face externe, toutes les variations de pression dont le nœud est le siége ; le son éclate avec force dans l'intérieur de l'oreille. — Si l'on met le conduit auditif en communication avec un trou latéral pratiqué au niveau d'un ventre, la variation de densité de l'air est *nulle* dans cette région, la membrane du tympan n'est *nullement* influencée et la sensation auditive est complétement éteinte. — Ces indications sont tout à fait d'accord avec les résultats obtenus par le colonel N. Savart, qui utilisait la sensation auditive pour déterminer la distribution des surfaces nodales et ventrales fixes entre la source sonore et la surface réfléchissante.

L'oreille doit donc indiquer un *maximum* de résonnance là où se produit un *nœud* de vibration, dont la membrane librement tendue accuse l'existence. — Par contre, l'oreille doit indiquer un *minimum* de résonnance là où se produit un *ventre* de vibration, dont la membrane librement tendue accuse l'existence.

Nous avions donc raison de dire qu'entre les résultats de M. Seebeck et ceux du colonel N. Savart, le désaccord n'est qu'apparent. Il nous a suffi de rendre leur véritable signification aux indications fournies par les deux méthodes expérimentales adoptées par ces deux observateurs, pour montrer qu'en avant de la surface réfléchissante, entre cette surface et la source sonore, il existe une série de *nœuds* et une série de *ventres* de vibration fixes, résultant de l'interférence des ondes directes et des ondes réfléchies, et que la distribution de ces nœuds et de ces ventres est celle que leur assigne la théorie des tuyaux bouchés par une extrémité.

Il est évident que la position des *nœuds* et des *ventres fixes* est tout à fait indépendante de la distance de la source sonore à la surface réfléchissante. Mais le timbre du son résultant de la superposition des ondes directes et réfléchies peut différer du timbre de la source sonore ; M. Seebeck a démontré, en effet, que les ondes réfléchies sont toujours de même période que les ondes directes, mais peuvent avoir une *forme différente*. — Dans le chapitre consacré à l'étude du timbre, nous verrons que la forme de l'onde exerce une influence considérable et prédominante sur le timbre du son rendu.

Dans le cours de ses recherches, M. le colonel N. Savart a constaté un fait très-intéressant. Il a montré que la superposition des ondes directes et des ondes réfléchies fournit un moyen simple d'isoler et de reconnaître les sons musicaux de hauteurs différentes, dont le mélange constitue un bruit qui s'accompagne d'une sensation dépourvue de tout caractère musical. Chacun de ces sons élémentaires de hauteurs différentes produit nécessairement, en se réfléchissant, un système particulier et distinct de nœuds et de ventres de vibration. On peut donc, en promenant l'oreille sur une perpendiculaire à la surface réfléchissante, entendre ces divers sons prédominer tour à tour, les saisir, les distinguer, constater leur existence dans le *bruit*, au titre d'éléments composants de la masse sonore. — En procédant ainsi, le colonel N. Savart a pu reconnaître l'existence des sons musicaux définis dans le bruit d'une voiture roulant sur le pavé, d'une chute d'eau, de la vapeur s'échappant avec force par un petit orifice, du vent dans les feuilles des arbres, etc., etc., en l'écoutant après réflexion sur une paroi verticale. Le bruit de la mer lui a fourni des sons musicaux d'une intensité fort remarquable.

Par le même procédé, il a aussi isolé et saisi nettement les divers harmoniques, dont s'accompagne toujours le son fondamental d'un instrument à vent et surtout d'un instrument à cordes.

F. Savart (1) a fait d'intéressantes recherches sur les phénomènes produits par un corps vibrant qui résonne dans une masse d'air limitée de grandes dimensions. Il a constaté que, dans les masses d'air

(1) *Annales de chimie et de physique*, 2ᵉ série, 1823, t. XXIV, p. 75.

limitées de tous côtés ou seulement dans une partie
de leur étendue, il se forme des ventres de vibration
et des surfaces nodales dont la forme et la direction varient à l'infini, suivant la forme même des
parois limitantes, selon l'étendue et la distribution
des corps qui, dans cette enceinte, peuvent faire
obstacle à la libre propagation des ondes sonores.
Ces lignes nodales et ces ventres de vibration résultent évidemment de la superposition des ondes directes et des ondes réfléchies, en même temps que
de la combinaison de divers systèmes d'ondes réfléchies qui sillonnent la masse d'air dans toutes les
directions. — Dans toutes les salles destinées à contenir un très-grand nombre d'auditeurs, pendant
que l'orateur parle, les ondes de toute provenance
se croisent dans tous les sens, se superposent, produisent nécessairement des phénomènes d'interférence. A côté de zones où le son est *renforcé*, il s'en
trouve d'autres où, par suite de mouvements vibratoires discordants, le son est complétement *éteint*,
ou du moins assez *affaibli* pour que la voix de l'orateur soit à peine *perceptible*. C'est à éviter, autant
que possible, ces phénomènes d'interférence que
doivent appliquer toute leur attention les architectes
chargés de diriger la construction des théâtres, des
églises, des amphithéâtres de cours publics et, en
général, des salles destinées aux grandes assemblées délibérantes.

ARTICLE II.

Faculté d'analyse de l'oreille. — Sons simples. —
Sons composés. — Sons complexes.

Ces phénomènes, ces compositions de mouvements vibratoires, déterminés par le concours de deux systèmes d'ondes aériennes, se produisent nécessairement lorsque l'atmosphère est simultanément sillonnée par les ondes émanées d'un nombre quelconque de centres d'ébranlement, dans l'air d'une salle de bal par exemple.

« Là, dit M. Helmholtz (1), nous avons un certain
» nombre d'instruments de musique, des personnes
» qui causent, des vêtements qui bruissent, des
» pieds qui glissent, des verres qui tintent, et tout
» cela donne naissance à des ondes distinctes qui
» se propagent dans l'air de la salle, sont renvoyées
» par les murs, reviennent en sens inverse jusqu'à
» la rencontre d'un autre mur, sont encore réflé-
» chies, et ainsi de suite jusqu'à leur extinction. Il
» faut s'imaginer des ondes de 8 à 12 pieds de long,
» sortant de la bouche des hommes et des instru-
» ments les plus graves ; d'autres, plus courtes, de
» 2 à 4 pieds, sortant de la bouche des femmes ; le
» bruit des vêtements produit de petites ondes fines

(1) *Loco citato*, p. 34.

» entremêlées. Bref, c'est un enchevêtrement de
» mouvements divers qu'il est presque impossible
» de se représenter dans toute sa complication. —
» Et, pourtant, l'oreille est en état de distinguer
» chacun des éléments constitutifs de ce tout si
» embrouillé. »

Il se passe, dans cette masse d'air, quelque chose
d'analogue à ce que nous avons constaté (page 182)
sur la surface d'une nappe d'eau sillonnée par plusieurs systèmes d'ondes circulaires. Chacun de ces
systèmes tend à imprimer à la surface du liquide
une forme particulière, résultant des impulsions de
soulèvement et de dépression qu'il communique
aux molécules. La fusion de toutes ces impulsions
d'origines diverses, concordantes en certains points,
discordantes en d'autres, aboutit à des forces résul-
tántes qui communiquent à chaque molécule un
mouvement de sens et de vitesse déterminés, et impriment à chaque instant à la surface de l'eau une
forme caractéristique. Dans les régions d'entre-croisement des ondes, nous pouvons dire que les divers
systèmes de mouvement vibratoire *coexistent* en ce
sens que chacune des *éminences* et des *dépressions*
de la surface du liquide est décomposable en autant
de parties que de systèmes superposés, et que chacune de ces parties traduit l'impulsion élémentaire
communiquée aux molécules par l'un de ces systèmes.

Les éminences et les dépressions, les changements de niveau que nous avons constatés à la surface des liquides ne peuvent évidemment pas se produire dans une masse gazeuse ; ils sont remplacés par des condensations et des dilatations, par des changements de densité. Mais, à un moment donné, une couche gazeuse, comme une couche liquide, ne peut affecter qu'un état déterminé, traduisant la résultante de toutes les impulsions élémentaires communiquées simultanément à cette couche. Lors donc que plusieurs systèmes d'ondes sonores sillonnent une masse gazeuse, chaque point de la masse, à un moment donné, obéit à un mouvement de sens et de vitesse déterminés, subit une condensation ou une dilatation également déterminée, et cet état de mouvement et de densité varie d'un instant à l'autre, comme la résultante des impulsions élémentaires des divers systèmes ondulatoires qui se croisent et se superposent en ce point. — *Si donc plusieurs corps sonores déterminent simultanément plusieurs systèmes d'ondes sonores, les modifications de densité, les déplacements et les vitesses des molécules, dans le conduit auditif, sont respectivement égaux à la somme algébrique des quantités correspondantes dans chacun des systèmes pris isolément.* — Dans ce sens, on peut dire que les divers mouvements vibratoires propagés dans une même masse gazeuse *coexistent* dans le mouvement vibratoire de forme déterminée

auquel obéissent les couches d'air du conduit auditif, sur lesquelles s'effectue l'entre-croisement, la
superposition des ondes sonores.

Sur une nappe liquide, l'œil suit les divers
systèmes d'ondes dans leur marche progressive,
depuis leur origine jusqu'au lieu de leur entre-croisement ; il voit comment, dans la région de superposition, l'état de la surface est modifié par l'intervention de chacun de ces systèmes ; il saisit, à chaque
instant, les résultats de la superposition, de la combinaison de ces divers mouvements vibratoires, de
leur fusion en un mouvement résultant de forme
déterminée. — Aux limites des régions d'entre-croisement, l'œil assiste à la *renaissance* de chacun de
ces mouvements vibratoires composants avec leurs
formes caractéristiques ; il les voit se dégager les uns
des autres, il suit enfin leur marche progressive à la
surface du liquide, dans leurs directions primitives.
— C'est en profitant de tous ces moyens d'informa-
tion, que l'œil parvient facilement à distinguer le
mouvement vibratoire *simple* d'un seul système
d'ondes du mouvement vibratoire *composé* résultant
de la superposition de plusieurs systèmes, et même
à distinguer les uns des autres les éléments constitutifs de ce mouvement *composé*.

L'oreille se trouve dans une position bien plus
défavorable en présence de plusieurs systèmes
d'ondes sonores qui se fusionnent ; ses ressources

pour analyser le mouvement vibratoire *composé* sont bien plus limitées. Elle ne sait rien de ces ondes, ni avant, ni après leur entre-croisement; elle n'est impressionnée que par les effets de leur superposition. — L'oreille est dans la situation où se trouverait un œil regardant, à travers un tube étroit et à parois opaques, un point limité de la région de la surface liquide où se croisent les divers systèmes d'ondes.

En effet, les divers systèmes d'ondes sonores propagés dans une masse gazeuse, en se fusionnant dans le conduit auditif, communiquent à la couche d'air en contact avec la membrane du tympan un mouvement de sens et de vitesse déterminés. En réalité, tous ces mouvements vibratoires, différents par le rhythme et l'origine, n'impressionnent l'oreille que par l'intermédiaire de cette couche d'air, dont l'état varie sans doute d'un instant à l'autre, mais qui, à un moment donné, ne peut avoir qu'une densité déterminée, ne peut être animée que d'une vitesse de sens et d'intensité déterminés. — C'est au moyen de cette impression *unique*, que l'organe auditif parvient à distinguer un mouvement vibratoire *simple* d'un mouvement vibratoire *composé*; à analyser, comme dans la salle de bal dont nous avons parlé (page 219), la masse sonore propagée, à percevoir distinctement chacun des sons superposés, confondus dans cette masse sonore. — Cette faculté d'analyse, dont l'oreille est douée, dépend évidemment de propriétés déterminées du mouvement de l'air qui peuvent se distinguer dans la faible masse gazeuse du conduit auditif, mais aussi certainement de propriétés inhérentes à l'oreille elle-même, résultant de la disposition de celles de ses parties constitutives qui servent de support aux dernières ramifications du nerf auditif.

L'entre-croisement d'ondes sonores d'origines différentes peut déterminer, dans l'air du conduit auditif, un mouvement vibratoire qui ne soit pas *périodique*. Même alors que de chacune des diverses sources sonores, entrées simultanément en jeu, émane un mouvement vibratoire périodique, le mouvement résultant de ces mouvements partiels manque de *périodicité* dans la plupart des cas ; il en résulte que la sensation auditive n'a pas le caractère *musical ;* le son perçu rentre dans la catégorie des *bruits*.

Cependant le mouvement résultant de plusieurs ébranlements simultanés peut être *régulièrement périodique ;* dans ce cas, le son *composé* résultant de la fusion de tous les sons simultanément émis a nettement le caractère *musical*. — Il est facile de démontrer que les conditions de la *périodicité* du mouvement vibratoire résultant sont remplies, lorsque *les sons simultanément rendus sont les harmoniques d'un seul et même son fondamental pris parmi eux*, c'est-à-dire lorsque *le nombre de vibrations caractéristiques de chacun de ces sons partiels est un multiple*

par un nombre entier du nombre de vibrations correspondant à l'un d'eux. — Dans tous les cas où le
son *résultant* est *régulièrement périodique, le plus
grave de tous les sons simultanément rendus et propagés est le son fondamental d'une série d'harmoniques
dont les autres sons partiels font partie.*

Faisons résonner simultanément deux diapasons,
dont l'un rende le son 1 et l'autre le son 2. Le mouvement vibratoire de chacun de ces diapasons est
simple ou *pendulaire;* dans un temps donné, le diapason accordé pour le son 2 fait un nombre de vibrations *double* du nombre des vibrations exécutées par
le diapason accordé pour le son 1. — En A (fig. 70),

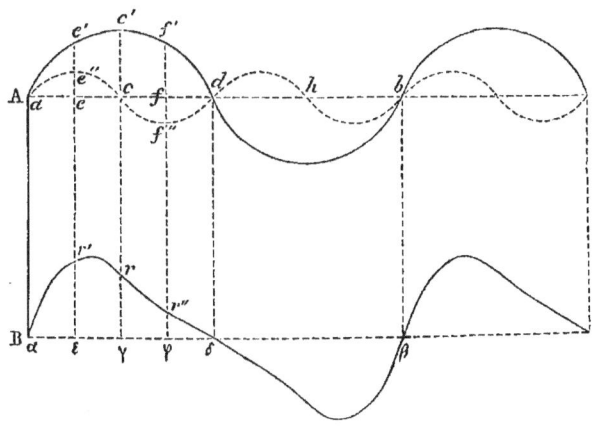

Figure 70.

nous avons représenté, *superposées,* les courbes figuratives des mouvements ondulatoires de l'air; la

courbe *pleine* correspond au son 1, la courbe *ponctuée* au son 2. Par suite, chaque ondulation *complète a d b* de la courbe pleine comprend *deux* ondulations *complètes* et *quatre* ondulations simples de la courbe ponctuée. — Dans ces courbes, les distances horizontales représentent les temps, les hauteurs verticales représentent les condensations ou les dilatations et les vitesses élémentaires des couches d'air.

Cela posé, la construction de la courbe figurative du mouvement ondulatoire de l'air résultant de la fusion de l'onde *condensante a d* du son 1 et de l'onde *complète a c d* du son 2 est bien facile. En effet, puisque les impulsions de même sens s'ajoutent et que celles de sens contraires se retranchent, il suffit de prolonger jusqu'à l'horizontale, tracée en B, les verticales menées par les points *a, e, c, f, d* et de prendre $\varepsilon r' = e e' + e e''$, $\gamma r = c c'$, $\varphi r'' = f f' - f f''$. La courbe menée par les points α, r', r, r'', δ, représente l'onde condensante qui résulte de la fusion de l'onde condensante simple *a d* du son 1 et de l'onde complète *a c d* du son 2. — On construirait de même l'onde dilatante $\delta \varsigma$ résultant de la fusion de l'onde dilatante simple *d b* du son 1 et de l'onde complète *d h b* du son 2.

En résumé, le mouvement ondulatoire résultant, représenté par la courbe B, est régulièrement périodique comme ses deux mouvements composants superposés en A, comme les mouvements vibratoires des deux sources sonores. — De plus, l'onde complète du mouvement résultant a la même longueur que l'onde complète du plus *grave* des deux sons fusionnés, du son 1 ; sa forme seule est différente. — La courbe B représente le mouvement ondulatoire des couches d'air du conduit auditif, et comme ce mouvement est régulièrement périodique, l'impression auditive est *unique*, la sensation est *musicale*, *composée* et de *même hauteur* que le plus *grave* des deux sons fusionnés en un seul son *composé*.

En A (fig. 71), nous avons superposé les courbes

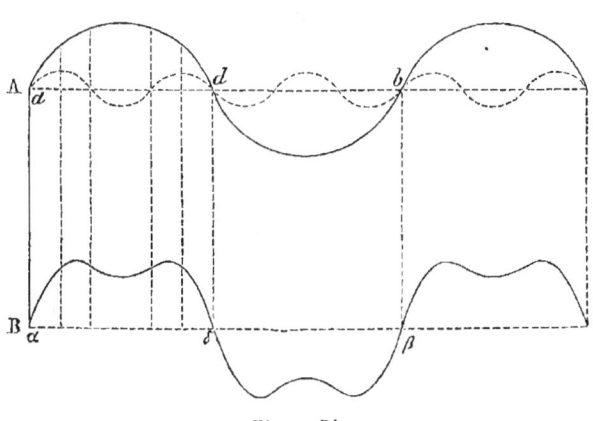

Figure 71.

figuratives des mouvements ondulatoires déterminés dans l'air par deux diapasons, dont l'un est accordé pour le son 1 et l'autre pour le son 3 ; la courbe pleine appartient au son 1, la courbe ponctuée au son 3.

Dans ce cas, l'onde complète *a d b* du son 1 comprend *trois* ondes complètes ou *six* ondes simples du son 3. — En B, nous avons construit, par le procédé employé dans l'exemple précédent, la courbe du son résultant de la fusion des deux sons simultanément émis. — L'inspection de ces courbes montre que le mouvement ondulatoire résultant est *régulièrement périodique* comme les deux mouvements composants et que l'onde complète $\alpha\delta\xi$ du son résultant a la même longueur que l'onde complète *a d b* du plus grave des deux sons composants, dont elle ne diffère que par la forme. — La courbe B représente le mouvement ondulatoire résultant des couches d'air du conduit auditif; cette fois encore, l'impression auditive est *unique*, la sensation est *musicale*, *composée* et de *même hauteur* que le plus grave des deux sons fusionnés dans le conduit auditif.

Toutes les fois donc que des sons, émanés de sources différentes et simultanément émis, sont tels que le nombre d'ondulations aériennes correspondant à chacun des sons partiels est un multiple par un nombre entier de l'un d'eux, le mouvement ondulatoire résultant de leur fusion est régulièrement périodique comme les mouvements ondulatoires composants. Les exemples précédents montrent, en outre, que la sensation auditive est un son *composé, musical*, de *même hauteur* que le plus *grave* des sons fusionnés. — Les sons partiels forment une échelle d'harmoniques et le son perçu est de même hauteur que le fondamental de cette échelle.

Dans les deux cas que nous avons examinés, les sources sonores entrent en jeu et fournissent les deux séries d'ondulations aériennes juste au même instant. Cette condition n'est pas nécessaire pour que le mouvement ondulatoire aérien résultant soit régulièrement périodique; la périodicité et la régularité se maintiennent encore lorsque l'un des sons composants est en retard sur l'autre d'une fraction quelconque de la longueur de son ondulation complète caractéristique. — La forme de la courbe figurative du mouvement ondulatoire aérien résultant varie avec la valeur de ce retard, mais la longueur de l'ondulation complète et la hauteur musicale sont les mêmes dans le son résultant et dans le plus grave des sons composants. — Il est facile de vérifier l'exactitude de ces propositions, en traçant les courbes représentatives des deux sons composants en retard l'un sur l'autre d'une quantité déterminée, et en construisant, d'après les procédés indiqués, la courbe du mouvement ondulatoire résultant.

Les sons composants restant les mêmes, le mouvement ondulatoire aérien résultant est donc toujours de même période et produit un son de même hauteur musicale que le son composant le plus grave; mais il peut affecter des formes très-différentes. La courbe représentative de ce mouvement ondulatoire résultant peut présenter autant de formes différentes que l'on peut donner de valeurs différentes au retard de l'un des mouvements ondulatoires composants sur l'autre, ou à leur différence de *phase*.

Le mouvement ondulatoire aérien résultant est, dans tous les cas, régulièrement périodique comme chacun des mouvements composants, comme tout mouvement générateur d'un son musical. Il semble donc que l'oreille soit dans l'impossibilité de distinguer un son *composé* d'un son *simple* de même hauteur rendu par un diapason. Cependant, quand un diapason résonne *seul*, nous ne percevons qu'un *seul* son indécomposable, tandis que, dans la sensation auditive excitée par le mouvement ondulatoire résultant de la fusion d'ondes aériennes produites par *deux* diapasons résonnant simultanément, nous distinguons nettement le son émané de chacun des centres d'ébranlement.

Les théorèmes de Fourier, relatifs à la décomposition de tout mouvement vibratoire, ou ondulatoire, régulièrement périodique, autre que le mouvement pendulaire (page 179), nous aident à comprendre le mécanisme de cette analyse des mouvements composés par l'oreille. En effet, dans tous les cas que nous avons considérés, le son perçu est un son composé ou la résultante de sons *simples* simultanément rendus par des sources sonores distinctes. D'autre part, le mouvement ondulatoire correspondant à ce son composé est la résultante des mouvements pendulaires des diapasons résonnant simultanément. Il est donc tout naturel d'admettre que, dans tous ces cas, l'oreille se conduit conformément aux principes posés par Fourier; qu'elle décompose le mouvement composé de l'air, dans le conduit auditif, en ses éléments *pendulaires*; qu'elle dégage ainsi les sons rendus par les divers centres d'ébranlement et confondus dans un même mouvement ondulatoire de l'air; qu'en outre elle parvient à distinguer ces sons partiels simples les uns des autres, parce qu'elle leur rend l'état d'indépendance dont ils jouissaient avant la fusion de leurs ondes respectives.

Après avoir étudié les sensations auditives excitées par les résonnances simultanées de plusieurs centres d'ébranlement, fixons notre attention sur les sons émanés d'une source *unique*. — L'expérience démontre que la sensation auditive excitée par les vibrations d'un diapason et, en général, de tout corps élastique exécutant un mouvement *pendulaire* est *indécomposable*; quelle que soit son origine, la vibration pendulaire, dont la forme est *immuable*, ne produit jamais qu'un son *simple* de hauteur déterminée. — Réciproquement, toutes les fois que la sensation auditive est *indécomposable* et

se résume en un son *simple*, la vibration génératrice
de ce son est pendulaire.

Toutes les fois, au contraire, que le mouvement
vibratoire de la source sonore unique n'est pas pendulaire, est *complexe*, la sensation auditive est elle-
même *complexe*, décomposable en un certain nombre
de sons distincts. Ainsi dans le son rendu par une
corde de violon, de violoncelle, de piano, de guitare,
de cithare, dans les sons dont s'accompagnent tous
les mouvements vibratoires *complexes* mentionnés
page 170 et suivantes, une oreille exercée distingue
nettement le son fondamental et un certain nombre
d'harmoniques, tous sons *simples* ou *pendulaires*.

Lors donc que le mouvement ondulatoire de l'air
du conduit auditif est *simple* ou *pendulaire*, le son
rendu et perçu est *simple*, la sensation auditive est
indécomposable.

Mais si le mouvement ondulatoire de l'air du conduit auditif *n'est pas pendulaire*, la sensation auditive est *décomposable* en éléments sonores distincts.
Que le mouvement de l'air du conduit auditif soit
composé ou résultant de la fusion de plusieurs mouvements d'origines différentes, que ce mouvement soit
complexe ou correspondant à la vibration *non pendulaire* d'une source sonore unique, le résultat est le
même. Dans tous les cas, l'ébranlement de l'air du
conduit auditif s'accompagne d'un son *décomposable*
en éléments *pendulaires*.

La faculté, dont l'oreille est douée, d'analyser le son produit par un mouvement vibratoire non pendulaire est donc indépendante de l'origine, du mode de génération de ce son. — Lorsque l'air obéit à un mouvement vibratoire *composé*, résultant de la fusion de mouvements pendulaires d'origines différentes, l'explication de cette faculté de l'oreille nous a été fournie par les théorèmes de Fourier. Dans ce cas, cette interprétation du phénomène n'est pas seulement acceptable ; elle est légitimée par ce fait qu'en réalité les éléments pendulaires de ce mouvement *composé*, qui se propageaient indépendamment les uns des autres avant la fusion des ondes, reprendraient leur marche progressive indépendante au delà de leur point d'entre-croisement. — L'œil qui suit la propagation, à la surface d'une nappe d'eau tranquille, de plusieurs systèmes d'ondes parties de plusieurs centres d'ébranlement, assiste à une fusion et à une séparation successives de ce genre.

Il est bien probable qu'alors même que le mouvement *non pendulaire* de l'air du conduit auditif est un mouvement *complexe*, produit par les vibrations *non pendulaires* d'une source sonore *unique*, l'oreille opère l'analyse du son par le même procédé. — Mais, avant d'étendre au mouvement vibratoire *complexe*, au son *complexe* émané d'un centre *unique* d'ébranlement, l'explication de la faculté d'analyse de l'oreille déduite des théorèmes de Fourier, nous devons nous demander si ces sons élémentaires *simples* indiqués par la théorie mathématique et perçus par l'oreille ont, dans le son *complexe* émané d'une source unique, l'existence réelle que nous avons reconnue aux sons partiels d'un son *composé* résultant de la fusion d'ondes *pendulaires* d'origines multiples. Le chapitre suivant est consacré à la recherche de la solution de cet intéressant et beau problème d'acoustique biologique.

CHAPITRE V

ANALYSE DES SONS PAR LE PHÉNOMÈNE DE L'INFLUENCE
ET PAR L'OREILLE.

Nous avons à rechercher, dans les actions mécaniques du mouvement vibratoire sur le monde extérieur, et aussi dans les sensations auditives elles-mêmes, la preuve de la réalité de l'existence d'un certain nombre de sons *simples* dans le son produit par un mouvement vibratoire *régulièrement périodique* et *non pendulaire*, quelle que soit d'ailleurs son origine. Cette étude tout expérimentale peut seule nous permettre de définir, indépendamment de toute considération théorique, la signification pratique de la décomposition d'un mouvement vibratoire *régulièrement périodique* et *non pendulaire* en un nombre déterminé de systèmes de vibrations *pendulaires*.

ARTICLE Ier.

Analyse des sons par le phénomène de l'influence.

Tous les corps élastiques exécutent, autour de leur position d'équilibre, des vibrations dont l'am-

plitude croissante peut devenir très-considérable,
quand ils sont soumis à l'influence d'une série de
secousses se succédant dans un ordre déterminé et
dont chacune est beaucoup trop faible pour leur
imprimer un déplacement appréciable. — C'est ainsi
qu'un enfant, en exerçant des tractions périodiques
sur la corde, parvient à mettre en branle les cloches
les plus lourdes de nos églises. L'enfant se suspend
à la corde pendant que le levier de la cloche descend, et lâche la corde au moment où le levier
remonte. Chaque fois, le poids de son corps communique au mouvement de la cloche une accélération bien faible sans doute ; mais ces accélérations
s'ajoutent en se renouvelant, et finissent par imprimer à la cloche le mouvement vibratoire le plus
étendu que permette son mode de suspension. —
L'effet final serait inverse, le mouvement de la cloche s'affaiblirait graduellement et s'éteindrait au
bout d'un certain temps, si l'enfant se suspendait à
la corde pendant l'oscillation ascendante et lâchait
la corde au début de l'oscillation descendante du
levier.

Que les vibrations soient assez lentes pour que l'œil
puisse les suivre, ou qu'elles soient assez rapides pour
produire un son, les effets de ces secousses faibles et
renouvelées suivant un rhythme déterminé se traduisent par des phénomènes de même nature. Nous
pouvons dire que tout corps élastique entre en vibra-

tion et rend un son, quand on entretient autour de
lui, dans le milieu ambiant, une trépidation périodique même très-faible, pourvu que la période de
cette trépidation soit exactement égale à la période
du mouvement vibratoire caractéristique de l'un des
sons propres de ce corps. L'exactitude de cette proposition fondamentale peut facilement être vérifiée
sur un piano.

Sans ébranler la corde correspondante, on soulève
l'étouffoir en appuyant légèrement le doigt sur une
touche du piano, et l'on émet fortement, dans la
caisse, le son propre de cette corde. Sous cette influence, la corde s'ébranle, vibre, résonne et continue à rendre le son excitateur après qu'il a cessé
de se faire entendre. Il est d'ailleurs facile de s'assurer que la corde dégagée est bien celle qui répond
au son excitateur, car il suffit de laisser retomber
l'étouffoir pour que la résonnance s'éteigne. — Dans
cette expérience, le mouvement vibratoire déterminé
dans l'air de la caisse par le son excitateur agit directement sur la table d'harmonie, dont les trépidations
s'étendent graduellement aux points d'attache de la
corde et à la corde elle-même. Comme dans l'exemple de la cloche, l'effet de chacune de ces trépidations est négligeable, mais ces actions concordantes,
en s'ajoutant, communiquent à la corde un mouvement appréciable, qui se traduit par un son rendu.

Ces résultats sont indépendants de l'origine du son

excitateur; on peut aussi les obtenir avec tout instrument à cordes muni d'une table d'harmonie, avec
des masses d'air limitées, avec des verges, des membranes et des plaques élastiques. Dans le mémoire
de F. Savart *Sur les modes de division des plaques
vibrantes* (1), nous trouvons un bel exemple de ces

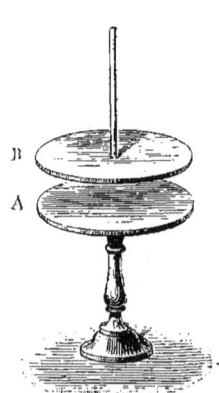

Figure 72.

sons par influence. — A et B
(fig. 72) sont deux plaques circulaires de laiton de même épaisseur et sensiblement de même
diamètre. Elles sont accordées
de manière à vibrer à l'unisson,
pour un mode de division déterminé. On les recouvre de sable
fin et l'on fait vibrer la plaque
inférieure A; on saisit alors la
plaque B par son manche et on

la maintient au-dessus et très-près de la plaque A.
Sous l'influence du mouvement vibratoire des
couches gazeuses interposées, la plaque B entre
bientôt en vibration, affecte le même mode de
division et rend le même son que la plaque excitatrice A.

Nous avons supposé le son excitateur et le son
propre du corps élastique exactement de même

(1) *Annales de chimie et de physique*, 2ᵉ série, 1840, t. LXIII,
p. 268.

hauteur. Cette condition n'est pas rigoureusement nécessaire pour obtenir un son par influence. Un corps élastique peut résonner sous l'influence d'un mouvement vibratoire, dont la période n'est pas exactement la même que celle de son mouvement propre; mais, dans ce cas, l'intensité du son rendu par influence est d'autant *plus faible* que la différence de hauteur du son excitateur et du son propre du corps excité est *plus grande*. D'ailleurs, les limites des différences de hauteur, entre lesquelles le son peut être obtenu par simple influence, varient avec la nature des corps élastiques.

Les corps de faible masse, *cordes de violon, membranes tendues*, communiquent facilement leur mouvement à l'air et cessent rapidement de vibrer; par voie de réciprocité, ces corps participent facilement aux ébranlements de l'air et vibrent très-facilement par influence. Par cela même que ces corps opposent une très-faible résistance à toutes les impulsions extérieures, leur mode propre de vibration s'altère facilement, s'accélère ou se ralentit pour s'adapter au rhythme de la vibration de la masse gazeuse ambiante. Il en résulte que ces cordes et ces membranes peuvent résonner sous l'influence de sons sensiblement différents de leurs sons propres. Mais, si la différence est notable, le son rendu par influence n'est plus le son propre du corps excité; sa hauteur est celle du son excitateur.

Il n'en est pas de même des corps élastiques de grande masse, tels que les cloches, les plaques et verges métalliques. Ces corps vibrent très-longtemps, communiquent lentement leur mouvement vibratoire à l'air, opposent une grande résistance aux impulsions extérieures, ne participent que très-difficilement aux ébranlements de l'air. Aussi, pour les faire résonner par influence, faut-il les soumettre à l'action d'un son excitateur dont la hauteur soit, sinon rigoureusement la même, du moins très-rapprochée de celle de leur son propre.

Un chanteur doué d'une voix juste fait facilement résonner une cloche de verre par influence, en émettant, dans son intérieur, le son propre du vase ; si même la voix est puissante et si le son est fortement émis, le mouvement vibratoire communiqué à la cloche peut être assez intense pour briser ses parois. Mais, pour obtenir ce dernier résultat, il ne suffit pas d'émettre le son excitateur avec beaucoup de force, il faut de toute nécessité le maintenir rigoureusement à la même hauteur que le son propre de la cloche.

Chladni (1) donne les noms de quelques auteurs qui rapportent des faits de cette nature. Il résulte même de ce passage de son ouvrage que l'observation de la rupture d'un vase sous l'influence d'un

_____

(1) *Traité d'acoustique*, p. 325

son rendu dans son voisinage remonte à une très-haute antiquité. « On m'a aussi communiqué, dit-il,
» un endroit du *Talmud* (*Bawa Kama*, 18) qui con-
» tient des discussions sur l'indemnité qu'on peut
» exiger quand un vase est rompu par la voix d'un
» animal domestique ; ce qui donne lieu de présumer
» que si un fait semblable n'était jamais arrivé, on
» n'aurait pas eu l'idée de s'occuper de discussions
» sur cet objet. »

Il est très-difficile de faire résonner les diapasons par influence ; on y parvient cependant en les montant (fig. 73) sur des caisses de résonnance accor-

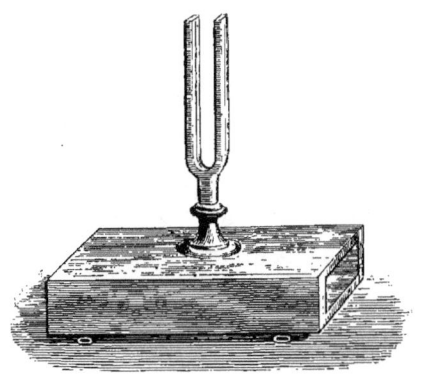

Figure 73.

dées au ton de ces appareils. — On choisit deux diapasons, ainsi montés, qui rendent exactement le même son et que l'on place en des points assez éloignés d'une même chambre. On attaque un de ces diapasons avec un archet, l'autre s'ébranle sous l'influence des vibrations aériennes et continue à résonner après qu'on a éteint le son du premier. Mais le diapason influencé met un temps notable à entrer en pleine vibration; la moindre discordance suffit pour que la communication du mouvement vibratoire ne s'effectue pas. Un petit morceau de cire fixé sur l'une des branches de l'un des deux diapasons en altère le son propre d'une quantité inappréciable pour l'oreille la plus exercée, suffisante cependant pour empêcher la production du son par influence.

Dans tous les exemples précédemment cités de production du son par influence, le son excitateur est un son *simple;* le mouvement vibratoire communiqué au corps élastique est donc *pendulaire* et traduit par un son *simple*. Nous avons maintenant à rechercher quel est le mode d'influence exercé sur un corps élastique par un son excitateur *composé* ou *complexe*.

Une membrane élastique peut rendre des sons très-variés. Elle rend le son fondamental, quand elle exécute un mouvement vibratoire de totalité, quand toutes ses parties obéissent simultanément à des mouvements alternatifs de soulèvement et d'abaissement. Mais elle peut se partager en segments vibrants, séparés par des lignes nodales diamétrales ou circulaires; la hauteur du son rendu varie avec le nombre et la disposition de ces lignes nodales. Les sons *propres* d'une membrane tendue sont donc aussi nombreux que les modes de division qu'elle peut affecter; nous savons, d'ailleurs, que ces sons *propres* ne sont pas des *harmoniques* du son fondamental.

Lorsque, dans le voisinage d'une membrane tendue, l'on rend avec force le son fondamental, la membrane résonne à l'unisson par influence. La membrane répond de même à l'un quelconque de ses sons propres émis avec force; elle vibre, résonne et rend un son de même hauteur que le son excitateur choisi. Cependant tous ces sons propres ne sont pas également favorables au succès de l'expérience; ceux que, par influence, on obtient le plus facilement sont d'abord le fondamental, puis les sons propres les plus graves.

M. Helmholtz a profité de ces propriétés des membranes tendues pour construire des appareils très-simples, qui permettent de procéder, avec une grande sûreté, à l'analyse d'un son *composé* ou *complexe*.

A (fig. 74) est un flacon de verre ouvert par les deux bouts. On tend sur l'ouverture supérieure une vessie de porc qui se dessèche sur place; l'extrémité inférieure *a* est munie d'une douille de cuivre qui permet de faire varier l'étendue de l'ouverture correspondante. Ce flacon joue le rôle de la caisse de résonnance du diapason ; on l'accorde au son fonda-mental de la membrane (1). Quand l'accord est bien

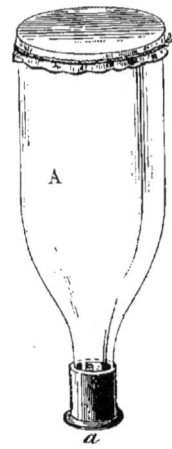

Figure 74.

établi, la membrane ne rend plus que le son fondamental. On s'en assure en la recouvrant de sable fin ; quand la membrane résonne, le sable est repoussé du centre à la circonférence et se rassemble finalement sur une ligne nodale circulaire *unique* et très-voisine du bord fixe de la membrane.

L'appareil étant ainsi accordé, recouvrons la membrane de sable fin et faisons résonner un diapason dans son voisinage. — Si le dia-pason donne le son fondamental de la membrane, le sable s'agite, se rassemble sur la ligne nodale mar-ginale ; la membrane vibre, répond par influence au son du diapason. — Mais, pour tout son de hau-teur différente, la membrane et le sable restent au repos. — Tant que le son excitateur est un son *simple*, l'appareil ainsi accordé n'entre en vibra-

(1) Le son fondamental de la membrane est d'autant plus *grave* que son diamètre est plus *grand* et sa tension *moindre ;* le son propre du flacon *baisse* à mesure que sa capacité s'*agrandit* et que l'ouverture *a* se rétrécit ; on profite de ces propriétés pour accorder le flacon et la membrane à l'unisson.

tion, ne résonne par influence que dans le cas où *la hauteur du son excitateur est la même que celle du son fondamental de la membrane.*

Si, dans le voisinage de l'appareil, on fait résonner simultanément deux ou plusieurs diapasons accordés pour des tons différents, l'air est sillonné par des mouvements vibratoires pendulaires de sources différentes et apporte à la membrane un mouvement *composé*, un son *composé*. — Le sable s'agite, les vibrations par influence se produisent, dans tous les cas où l'un des sons composants *simples* de ce son *résultant* excitateur est de même hauteur que le son fondamental de la membrane, et *seulement* dans ce cas. — L'expérience démontre que le sable reste immobile et que les vibrations par influence font défaut, lorsque le son fondamental de la membrane ne se retrouve pas parmi les sons composants simples de la masse sonore excitatrice.

On peut encore faire résonner, dans le voisinage de l'appareil, un son *complexe* d'origine unique, tel que le son rendu par la corde d'un instrument à archet. D'après les théorèmes de Fourier, ce son *complexe* peut être décomposé en un nombre déterminé de sons *simples* de hauteurs différentes et telles que les sons les plus aigus soient tous des harmoniques du plus grave, qui représente le son fondamental de la série et détermine le *ton* de la sensation auditive. — L'expérience montre que, dans tous les cas où le son fondamental de la membrane est de même hauteur que l'un de ces sons *partiels* en lesquels le son *complexe* excitateur peut être décomposé, les vibrations par influence se produisent. — Mais ces vibrations par influence font complétement défaut, si le son fondamental de la membrane ne se retrouve pas parmi les sons *partiels* du son *complexe* excitateur.

Nous empruntons à M. Helmholtz les résultats d'une expérience faite avec un appareil de ce genre. — Le son fondamental de la membrane était le $fa_2^\sharp$; le son complexe excitateur était fourni par un harmonium, instrument qui rend des sons très-riches en harmoniques. — La membrane vibrait fortement par influence quand l'harmonium émettait le $fa_2^\sharp$, le $fa_1^\sharp$, le si_{-1} ; elle vibrait encore, mais plus faiblement, quand l'harmonium émettait le $fa_{-1}^\sharp$, et le $ré_{-1}$. Or, le son fondamental $fa_2^\sharp$ de la membrane est à l'unisson du $fa_2^\sharp$ de l'harmonium, c'est, en même temps, le premier harmonique du $fa_1^\sharp$, le second du si_{-1}, le troisième du $fa_{-1}^\sharp$, le quatrième du $ré_{-1}$. — Le son fondamental de la membrane se retrouvait donc parmi les sons *partiels* de chacun des sons *complexes* excitateurs empruntés à l'harmonium.

Les théorèmes de Fourier nous ont appris que tout son *composé* ou *complexe*, quelle que soit son origine, peut être théoriquement décomposé en un nombre déterminé de sons partiels *simples* de hauteurs également déterminées. D'autre part, il résulte des expériences précédentes que les sons partiels *simples*, indiqués par les géomètres comme éléments composants de la masse sonore, exercent une action mécanique d'influence, nette et déterminée, sur une membrane tendue. — Nous sommes ainsi autorisé à admettre la réalité de l'existence de ces sons partiels *simples* dans le son *complexe*, à considérer la décomposition de tout mouvement vibratoire périodique *complexe* en mouvements vibratoires *pendulaires* ou *simples*, comme ayant un fondement réel dans la nature des choses, comme un moyen de dégager les uns des autres des mouvements vibratoires *élémentaires*, dont l'existence nous est attestée par des actions sur le monde extérieur complétement indépendantes des sensations auditives.

Les membranes tendues fournissent un moyen précieux de procéder à l'analyse des sons sans l'intervention de l'oreille ; mais leurs mouvements sont très-peu marqués, manquent de netteté quand l'intensité des sons étudiés est faible. — Leur sensibilité n'est pas comparable à celle du *résonnateur* dont M. Helmholtz a doté la science et a su tirer un si grand parti.

Un *résonnateur* (fig. 75) est une sphère creuse de verre ou de laiton R, percée de deux ouvertures *a* et *b*, diamétralement opposées. L'ouverture *b*, disposée en entonnoir, est introduite dans le conduit auditif ; il faut avoir soin de la recouvrir d'une couche de cire suffisante pour boucher complétement le conduit. La masse d'air de cette sphère

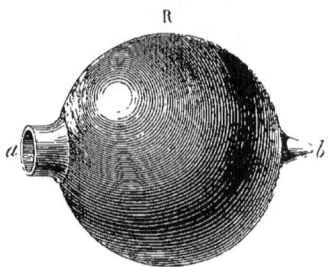

Figure 75.

communique avec celle du conduit auditif et forme, avec la membrane du tympan, un système élastique susceptible de mouvements vibratoires particuliers ; le son fondamental de la sphère est beaucoup plus *grave* que les autres sons *propres* qu'elle peut rendre. Ce son fondamental est *seul* considérablement renforcé par le phénomène de l'influence ; l'oreille, en communication directe avec la masse d'air de la sphère R, perçoit le son renforcé.

Si, l'une des oreilles étant exactement bouchée, on arme l'autre d'un résonnateur, tous les sons différents du son fondamental du résonnateur émis dans le voisinage sont *plus étouffés* qu'à l'ordinaire ; mais si l'on donne le son fondamental de l'appareil, ce son *éclate avec force* dans l'intérieur de l'oreille.

On peut ainsi facilement constater, dans certains cas, l'existence du son fondamental du résonnateur dans le sifflement du vent, dans le bruit des roues d'une voiture, dans le murmure de l'eau, etc., etc. — Dans une salle de concert, l'oreille entend retentir *fortement* et distingue *nettement* le son fondamental du résonnateur au milieu de tous les sons qui sillonnent l'air, toutes les fois que ce son fondamental est reproduit par l'orchestre.

Le son fondamental du résonnateur éclate aussi avec force, quand on émet un son *complexe* contenant un harmonique de même hauteur que lui ; le son émis est dit alors un *sous-harmonique* du son propre du résonnateur. — Ainsi, un résonnateur accordé à ut_3 résonne fortement par influence quand on donne, sur un harmonium ou sur un instrument à archet, les sons ut_2, fa_1, ut_1, $la^b{}_1$, fa_{-1}, $ré_{-1}$, ut_{-1}. Il est facile de voir que le son fondamental du résonnateur est un harmonique de tous ces sons excitateurs empruntés à l'harmonium ; en effet, ut_3 est le premier harmonique de ut_2, le second de fa_1, le sixième de $ré_{-1}$, le septième de ut_{-1}. — Une série de résonnateurs accordés à des tons différents permet donc, même à une oreille peu exercée, de faire l'analyse complète d'un son *complexe*, de déterminer exactement le nombre et le rang des divers harmoniques qui entrent dans sa composition, au titre de sons partiels.

Nous devons préciser nettement la fonction du résonnateur dans tous les phénomènes de résonnance par influence. L'expérience, d'accord avec la théorie mathématique des mouvements de l'air, montre que la masse gazeuse du résonnateur joue, dans tous les cas, le rôle de conducteur des ébranlements sonores extérieurs. Quel que soit le son rendu dans le milieu ambiant, l'air du résonnateur participe à l'ébranlement, en exécutant des vibrations pendulaires de même période que les vibrations caractéristiques du son excitateur, et *point d'autres*. Seulement, les vibrations de la masse gazeuse du résonnateur acquièrent une *intensité considérable*, une *intensité maximum*, quand le son excitateur extérieur et le son fondamental de l'appareil sont de *même période*. Lorsque, au contraire, la période du mouvement vibratoire extérieur diffère de celle du son fondamental du résonnateur, l'intensité des vibrations pendulaires provoquées par influence dans la masse d'air de l'appareil est *plus faible*, et d'autant *plus faible* que la différence entre la période du son extérieur et celle du son fondamental du résonnateur est plus *grande*. La sensation auditive ne joue donc ici aucun rôle dans le phénomène de l'influence, car l'oreille ne fournit à l'appareil que la membrane du tympan qui sert à limiter la masse d'air. La sensibilité extrême du résonnateur provient de ce que la membrane du tympan communique directement au système nerveux de l'audition les vibrations de l'air de la sphère.

Le résonnateur, ajusté à une capsule à flamme manométrique, permet de procéder à l'analyse des

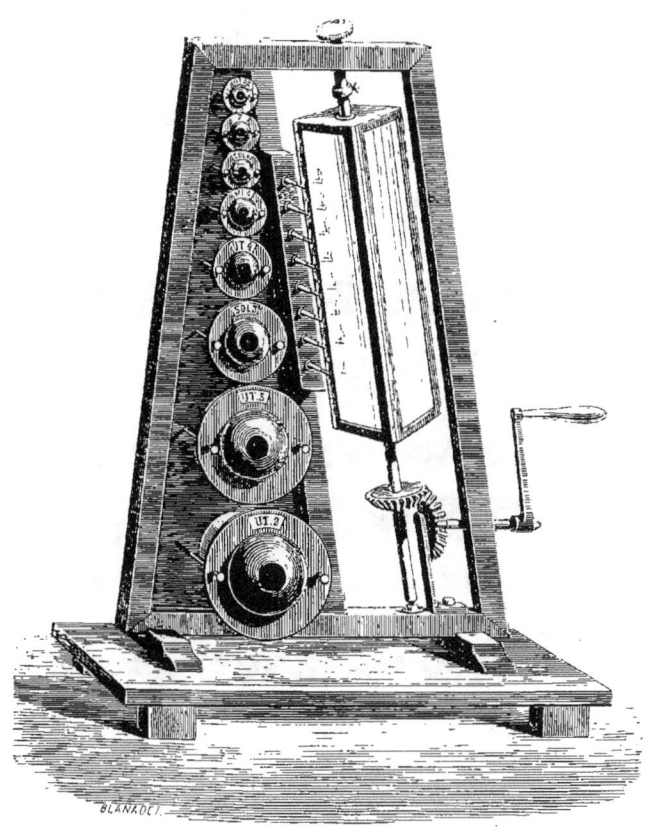

Figure 76.

sons sans que l'oreille entre en jeu. — A cet effet, huit résonnateurs (fig. 76), formant une série harmonique dont ut_2 est le son fondamental, sont ajustés les uns au-dessus des autres sur un même support très-solide. Chaque résonnateur communique, par un tube de caoutchouc, avec une capsule manométrique. Les becs de gaz de ces capsules sont disposés, les uns au-dessus des autres, sur une ligne inclinée ; les flammes sont réfléchies par un long miroir tournant à quatre faces. — Quand les flammes sont *tranquilles* et que le miroir tourne, chacune d'elles donne pour image un *ruban* lumineux (fig. 77 I) de

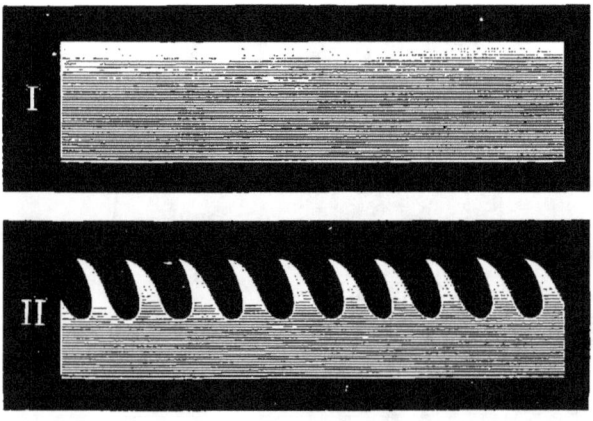

Figure 77.

hauteur uniforme ; quand, au contraire, une flamme est *agitée*, son image est une bande lumineuse *ondulée* (fig. 77 II), dont les dents correspondent aux *maxima* de condensation du gaz dans la capsule.

Prenons une série de *huit* diapasons accordés pour

les sons propres des résonnateurs, et mettons-les tous
simultanément en vibration. Les *huit* flammes *s'agitent*, chacune donne une image *ondulée* (fig. 77 II).
Si l'on éteint le son de l'un quelconque des diapasons,
immédiatement la flamme du résonnateur à l'unisson
avec ce diapason, et *celle-là seulement*, devient *tranquille* et fournit une image en forme de ruban
(fig. 77 I) ; cette flamme recommence de nouveau à
s'agiter si, de nouveau, on excite le diapason. — Le
son *composé*, résultant de la fusion des sons *simples*
des *huit* diapasons, est donc décomposé en ses éléments *simples* par cet appareil, et l'existence, dans
la masse sonore *résultante*, de chacun de ses sons
simples composants est accusée par la résonnance
d'influence d'un résonnateur accordé au même ton.

En face de l'appareil, rendons avec force un
ut_2 sur la corde d'un violoncelle et mettons le miroir
en mouvement. La flamme correspondant au résonnateur ut_2 est fortement agitée. En même temps,
les flammes des autres résonnateurs s'agitent aussi,
mais avec d'autant moins d'intensité que leur son
propre est plus élevé. Dans ce cas, le son *complexe*
de la corde du violoncelle, provenant de la fusion du
fondamental ut_2 et de ses divers harmoniques, se
trouve *dissocié ;* ses éléments *simples isolés* agissent
directement par influence sur les résonnateurs accordés à leur unisson.

Si l'ut_2 est rendu par un tuyau d'orgue fermé par

un bout, dont le son *complexe* ne contient que les sons *partiels* de rang *impair*, les résonnateurs de rang *impair* ut_2, sol_3, mi_4, etc., répondent *seuls* à l'appel par influence; dans les autres, l'air reste en repos; les flammes de rang *impair* sont seules agitées, celles de rang *pair* restent parfaitement calmes.

Les cordes tendues sur une table d'harmonie résonnent fortement; au point de vue du phénomène de l'influence, elles se distinguent des membranes, des plaques, des verges et des cloches dont les divers sons partiels, beaucoup plus aigus que le fondamental et généralement *inharmoniques*, n'éprouvent dans les résonnateurs qu'un renforcement tout à fait insignifiant.

Nous avons vu (page 133) qu'une corde tendue peut se diviser spontanément en parties aliquotes vibrant à l'unisson, et que la hauteur du son rendu est proportionnelle au nombre des parties en lesquelles la corde est divisée. Les sons propres d'une corde sont donc très-nombreux; nous savons, d'ailleurs, qu'ils forment une série complète d'harmoniques, dont le fondamental correspond au son le plus *grave* de la corde, au son correspondant à la vibration de totalité. Le nombre de vibrations peut s'accroître, la hauteur du son rendu par la corde peut s'élever jusqu'à ce que les longueurs comprises entre deux nœuds successifs soient trop courtes pour

vibrer. Quel que soit, d'ailleurs, le nombre des
parties aliquotes vibrant à l'unisson et indépendamment les unes des autres, chaque point de la corde
exécute évidemment un mouvement vibratoire *simple*
ou *pendulaire ;* la sensation auditive excitée par des
vibrations de cette nature est toujours un son *simple*,
indécomposable.

Le mouvement périodique des cordes du violon
et du violoncelle attaquées avec un archet, des cordes
pincées de la harpe, de la guitare, de la cithare, des
cordes frappées du piano, s'écarte notablement de la
forme simple ou pendulaire ; il s'effectue suivant une
loi plus compliquée. Ces mouvements doivent être
considérés comme résultant de la fusion d'un nombre
plus ou moins considérable de mouvements pendulaires. Outre le son fondamental, les instruments
à cordes émettent donc simultanément un nombre
considérable d'harmoniques. En général, le nombre
des harmoniques qui font cortége au son fondamental est d'autant plus grand que la corde est plus
fine, ou peut se diviser en parties aliquotes plus
courtes. Avec les résonnateurs on peut compter jusqu'à *seize* harmoniques dans les sons des cordes métalliques très-fines ; les plus élevés de ces sons partiels sont trop voisins pour être nettement distingués ;
cette circonstance rend compte du caractère *sifflant*
des sons rendus par des cordes de cette nature.

Nous pouvons poser en règle absolue qu'une corde

tendue vibre par influence, toutes les fois que l'un des sons partiels du son excitateur est à l'unisson du son fondamental de la corde ou de l'un de ses harmoniques. Mais, en général, la coïncidence a lieu entre plusieurs sons partiels de l'excitateur et plusieurs sons propres de la corde ; il devient ainsi difficile, parfois même impossible, de déterminer le son qui a produit le phénomène d'influence. Aussi, pour procéder à l'analyse exacte d'un son, les membranes tendues et surtout les masses d'air limitées des résonnateurs sont préférables aux cordes tendues.

Une corde tendue vibre aussi par influence quand on rend, dans son voisinage, l'un de ses harmoniques supérieurs. — Ainsi la corde ut_2 du piano, dégagée de son étouffoir, vibre par influence quand on attaque les cordes ut_3, sol_3, ut_4, etc. Dans ce cas, la corde excitée se divise en parties aliquotes de longueur convenable pour vibrer à l'unisson de la corde excitatrice. On peut s'en assurer en plaçant des chevrons de papier sur la corde ut_2 ; on constate ainsi qu'il se produit, le long de la corde, des nœuds et des ventres alternatifs, dont le nombre concorde avec les indications de la théorie.

« La décomposition du mouvement sonore, dit » M. Helmholtz (1), en vibrations pendulaires

_____

(1) *Loco citato*, p. 65.

» simples, a donc une signification réelle, qui ferait
» défaut à toute autre décomposition du même genre.

» Chaque système d'ondes simples, chaque vi-
» bration pendulaire, est un tout existant par lui-
» même ; la vibration simple se propage dans l'es-
» pace, elle met en mouvement d'autres corps élas-
» tiques ayant des sons propres correspondants ; et
» cela d'une manière tout à fait indépendante des
» autres sons de hauteur différente, émanés de la
» même source ou de sources différentes, qui se
» propagent en même temps qu'elle. Chaque son
» peut aussi, nous l'avons vu, être isolé de la masse
» sonore par un moyen purement mécanique, la vi-
» bration par influence des corps élastiques. Chaque
» son partiel existe donc, aussi bien et au même
» titre, dans le son complexe produit par un instru-
» ment, que, par exemple, les diverses couleurs de
» l'arc-en-ciel existent dans la lumière blanche, éma-
» nant du soleil ou de tout autre corps incandescent.
» La lumière n'est autre chose aussi qu'un mouve-
» ment vibratoire d'un milieu élastique particulier,
» l'éther, comme le son un mouvement vibratoire
» de l'air. Dans un rayon de lumière blanche, existe
» un mouvement qui peut être considéré comme la
» somme de beaucoup de mouvements vibratoires
» périodiques de durée différente, correspondant
» aux diverses couleurs du spectre solaire. Naturel-
» lement chaque molécule d'éther ne peut avoir, à

» un moment donné, qu'une vitesse déterminée et
» qu'un écart déterminé de sa position d'équilibre,
» exactement comme les molécules d'air dans un
» espace traversé par plusieurs systèmes d'ondes so-
» nores. La molécule d'éther n'a jamais, en réalité,
» qu'un mouvement unique, et si, théoriquement,
» nous le considérons comme composé, c'est dans
» un certain sens arbitraire. Mais l'onde lumineuse
» peut aussi être décomposée en ondes correspon-
» dant aux différentes couleurs, par des moyens
» mécaniques empruntés au monde extérieur,
» soit par la réfraction à travers un prisme, soit
» par le passage de la lumière à travers de minces
» réseaux, et, mécaniquement parlant, chaque onde
» simple, correspondant à une couleur simple,
» existe par elle-même, indépendamment de toutes
» les autres.

» Nous ne devons pas expliquer cette décompo-
» sition d'un son d'un instrument en un grand
» nombre d'éléments simples, par une illusion de
» l'oreille ou une fantaisie de l'imagination, comme
» j'ai vu quelques musiciens portés à le faire, quoi-
» que percevant eux-mêmes très-bien le phénomène.
» Nous devrions alors considérer aussi, comme des
» illusions des sens, les couleurs du spectre dans les-
» quelles on peut décomposer la lumière blanche.
» A chaque instant, l'existence réelle, *objective*, des
» sons partiels se manifeste par les vibrations d'in-

» fluence exécutées par une membrane qui projette
» au loin le sable dont elle est couverte. »

ARTICLE II.

Analyse des sons par l'oreille.

De ce fait que, dans la sensation auditive excitée
par les divers instruments de musique, nous distinguons nettement le son fondamental de ses harmoniques, nous sommes en droit de conclure que l'o-
reille n'a nul besoin du secours d'appareils particuliers
pour décomposer les sons *complexes* en une série de
sons partiels *simples*, qu'en réalité, elle est douée de
la faculté de dégager les uns des autres les éléments
pendulaires d'une masse sonore transmise par
l'air. Cependant on éprouve, en général et surtout
quand on n'est pas habitué à des recherches de cet
ordre, de grandes difficultés à saisir nettement, à
reconnaître les harmoniques composants d'un son
musical. Il n'est donc pas inutile de rappeler en peu
de mots les procédés très-simples auxquels on peut
recourir pour faire l'éducation de l'oreille.

Nous avons vu (page 87) que les harmoniques
de la série commençant par ut_1 sont représentés par
les notes suivantes :

1	2	3	4	5	6	7	8...
ut_1	ut_2	sol_2	ut_3	mi_3	sol_3	$la_3^\#$	ut_4...

Ut_1 est le son fondamental de la série ; le chiffre inscrit au-dessus de chaque note indique le nombre entier par lequel il faut multiplier le nombre de vibrations caractéristique du son fondamental ut_1 pour obtenir le nombre de vibrations caractéristique de l'harmonique correspondant. — L'expérience démontre que les sons partiels de rang impair (sol_2, mi_3, $la_3^\#$) sont saisis, distingués avec plus de facilité que les sons partiels de rang pair (ut_2, ut_3, sol_3, ut_4). M. Helmholtz fait remarquer, en outre, que parmi les sons partiels impairs, les plus faciles à entendre sont, en général, par ordre d'intensité, le troisième sol_2, le cinquième mi_3, enfin le septième $la_3^\#$ ou $si_3^\flat$ déjà beaucoup plus faible.

Une oreille peu exercée peut ne pas reconnaître l'harmonique sol_2 dans le son émis par la corde ut_1 du piano ; le procédé suivant facilite beaucoup la perception de cet harmonique. — On attaque la corde sol_2, on éteint le son en laissant retomber l'étouffoir et l'on frappe immédiatement avec force la corde ut_1 ; l'oreille entend alors très-nettement l'harmonique sol_2, sur lequel l'attention a été attirée, se dégager du son complexe ut_1. — On parvient de la même manière à distinguer nettement l'harmonique mi_3 dans le son complexe ut_1 de la corde du piano.

M. Helmholtz recommande spécialement l'expérience suivante, dans laquelle l'harmonique et le son complexe sont rendus par la même corde. — On appuie assez *fortement*, avec les crins d'un pinceau, sur un nœud déterminé de la corde d'un piano ou d'un monocorde, qui rend alors nettement l'harmonique correspondant. On attaque de nouveau la corde, en diminuant *graduellement* la pression des crins du pinceau ; on entend, en même temps que l'harmonique, le son fondamental dont l'intensité, à peine appréciable d'abord, augmente *graduellement* à mesure que la pression diminue jusqu'à ce que la corde, tout à fait libre, rende le son complexe ordinaire dans lequel l'oreille préparée continue à distinguer nettement l'harmonique considéré. On obtient ainsi une série d'états transitoires entre l'harmonique isolé et le son complexe ; états dans lesquels l'harmonique conserve son intensité et le son fondamental devient graduellement plus perceptible ; l'oreille s'habitue ainsi à reconnaître facilement un son simple, un élément composant déterminé, dans une masse sonore. En procédant de cette manière, M. Helmholtz a pu reconnaître jusqu'au *seizième* son partiel dans le son complexe d'une fine corde métallique. Au delà, les harmoniques sont trop rapprochés pour qu'il soit possible de les distinguer nettement les uns des autres.

Le résonnateur fournit un moyen, à la fois très-simple et très-efficace, d'habituer l'oreille à saisir les harmoniques constituants du son complexe d'un instrument de musique quelconque..Supposons que l'on veuille saisir le troisième son partiel, le *sol*₂, dans le son complexe *ut*₁ d'un instrument. Pendant que le son *ut*₁ résonne, on arme l'oreille d'un résonnateur accordé pour le *sol*₂; aussitôt ce *sol*₂ éclate avec force et attire fortement l'attention. On écarte peu à peu le résonnateur; l'intensité du *sol*₂ diminue graduellement, sans que l'attention cesse de rester fixée sur lui. Enfin, le résonnateur est complétement écarté, et l'oreille continue à distinguer nettement l'harmonique *sol*₂, dans le son complexe *ut*₁ de l'instrument de musique.

« Quand, dit M. Helmholtz (1), on s'essaie souvent, » dans ces conditions, à distinguer les harmoniques, » on apprend à les reconnaître avec une facilité tou- » jours croissante, on finit même par n'avoir besoin » d'aucun secours. Il faut cependant toujours une » certaine concentration de l'attention pour analyser » un son avec l'oreille seule; aussi n'est-il guère pos- » sible, sans le secours des résonnateurs, de compa- » rer avec exactitude différents timbres, surtout re- » lativement aux harmoniques faibles. »

Nous avons à démontrer maintenant que l'oreille décompose effectivement les sons suivant la loi des vibrations simples, conséquence directe des théo- rèmes de Fourier sur la décomposition des mouve-

(1) *Loco citato*, p. 71.

ments vibratoires régulièrement périodiques. — Le calcul et le phénomène de l'influence permettent de déterminer exactement les sons partiels qui entrent dans la composition d'un son complexe donné et ceux de ces sons partiels qui font défaut. Nous avons vu que l'oreille, seule ou avec le secours de certains procédés, saisit nettement les premiers de ces sons partiels, ceux dont le phénomène de l'influence et la théorie attestent l'existence dans le son complexe. Pour mettre hors de doute sa faculté de décomposition, telle que nous venons de la définir, il nous suffira de montrer que la sensation auditive n'accuse jamais, dans un son complexe, les seconds de ces sons partiels, c'est-à-dire ceux dont l'absence est indiquée par la théorie, d'accord avec le phénomène de l'influence.

Lorsque, avec un archet, on attaque une corde tendue en un point qui coïncide avec un nœud de l'un quelconque de ses harmoniques, la corde vibre, résonne, mais tous les mouvements vibratoires simples, et par suite, tous les harmoniques qui ont un nœud au point ébranlé *font nécessairement défaut* dans le mouvement général de la corde, dans le son rendu ; l'exactitude de cette proposition est attestée à la fois par la théorie et par le phénomène de l'influence. — Ainsi, quand on attaque la corde exactement en *son milieu*, tous les sons partiels d'ordre *pair* dans la série des harmoniques disparaissent du son obtenu. — On supprime de même les *troisième*, *sixième*, *neuvième* sons partiels, en attaquant la corde au *tiers* de sa longueur; les *quatrième*, *huitième*, *douzième* sons partiels; en l'ébranlant au *quart* de sa longueur, et ainsi de suite.

Cela posé, il est facile de démontrer que l'oreille n'accuse jamais la présence, dans le son complexe, de ces sons partiels expérimentalement supprimés. — Ainsi, attaquons exactement au *tiers* de sa longueur, la corde ut_1, le son rendu sera toujours ut_1, mais l'oreille ne reconnaîtra dans ce son complexe, ni le sol_2, ni le sol_3, ni le $ré_4$, qui sont ses *troisième*, *sixième*, *neuvième* sons partiels. Il suffit d'appliquer l'archet excitateur à une distance même très-petite de ce point, pour rétablir ces sons partiels ; l'oreille les reconnaît alors dans le son complexe, qui lui-même change de *timbre* tout en conservant la même hauteur musicale ut_1.

L'expérience démontre encore que, si le son rendu est *simple*, produit par un mouvement pendulaire, la sensation auditive est *indécomposable*, le son perçu est *simple*, sans mélange d'aucun son partiel.

« Dans le cas, dit M. Helmholtz (1), où on ne peut » analyser théoriquement le mouvement, nous pou-

. (1) *Loco citato*, p. 78,

» vous toujours, au moyen des résonnateurs ou
» d'autres corps vibrant par influence, décomposer in-
» dividuellement chaque son complexe, et comparer
» les résultats de cette décomposition, telle qu'elle
» se fait par les lois de la vibration par influence,
» avec ceux fournis par l'oreille privée de tout secours.
» Celle-ci est naturellement beaucoup moins sensi-
» ble qu'armée d'un résonnateur, et il est souvent
» difficile, sans lui, de reconnaître, parmi d'autres
» sons plus forts, ceux que le résonnateur donne avec
» peu d'intensité. En revanche, aussi loin qu'ont pu
» s'étendre mes recherches, elles concordent toutes
» sur ce point que l'oreille, à elle seule, perçoit tous
» les sons renforcés par le résonnateur, et ne distin-
» gue au contraire, aucun harmonique non accusé
» par cet instrument. »

Il demeure donc expérimentalement établi que :
*l'oreille n'a la sensation d'un son simple que lors-
qu'elle est excitée par un mouvement vibratoire pendulaire, et qu'elle décompose tout autre mouvement
vibratoire périodique de l'air, en une suite de vibrations pendulaires dont chacune correspond à la sensation d'un son simple.*

Le son du violon et de tous les instruments à archet s'accompagne d'un bruit de raclement, comme
le son de la flûte d'un frôlement de l'air contre le
biseau de l'embouchure, le son de la clarinette et

des instruments à anche d'un ronflement de la lan
guette élastique ; tous ces bruits accessoires sont autant de caractères qui servent à distinguer les sons
de ces divers instruments, dans la masse sonore d'un
grand orchestre. Une autre circonstance facilite
beaucoup cette distinction. En général, ces divers
instruments n'entrent pas simultanément en jeu, et
l'impression auditive éprouve des modifications sensibles chaque fois qu'un instrument, muet jusque-là,
commence à résonner. — L'oreille ne dispose pas
des mêmes ressources pour l'analyse d'un son complexe d'origine *unique ;* d'une part, tous les sons
partiels, fondamental et harmoniques, débutent et
finissent en même temps ; d'autre part, les bruits
accessoires, caractéristiques du mode de résonnance
de l'instrument, sont communs à tous ces sons partiels et ne peuvent pas aider à les distinguer. Il n'y
a donc pas lieu de s'étonner si une oreille, même très-
exercée, dégage plus difficilement les éléments pendulaires d'un son complexe d'origine *unique,* que
les sons rendus simultanément par les divers instruments d'un orchestre.

D'ailleurs, dans le son d'un instrument, le caractère sur lequel nous fixons plus spécialement notre
attention, que nous tenons absolument à déterminer
exactement, est sa *hauteur* musicale qui, exclusivement réglée par le son fondamental, reste toujours
complétement indépendante du nombre et de l'in-

tensité des harmoniques. Cette habitude de notre esprit nous rend plus difficile la perception des harmoniques, perception complétement inutile à la détermination si importante de la place du son rendu dans l'échelle musicale. Ce n'est donc pas parce qu'ils sont trop faibles, que nous ne distinguons pas habituellement les sons harmoniques dans le son complexe, c'est surtout parce que notre attention n'est pas fixée sur eux et que leur perception *consciente* n'est pas nécessaire à la détermination du *ton* de la sensation auditive. Ces harmoniques, en effet, quoique n'étant pas nettement perçus comme sons isolés, ont souvent une intensité presque égale, quelquefois même supérieure à celle du son fondamental. En tout cas, ils donnent de la force au son rendu par l'instrument.

Il est une autre qualité des sons musicaux, le *timbre*, sur laquelle les harmoniques exercent une très-grande influence. — L'expérience montre que les sons absolument simples ou du moins presque complétement dépouillés d'harmoniques, tels que ceux du diapason et ceux des gros tuyaux bouchés de l'orgue résonnant sous l'influence d'un faible courant d'air, ont un timbre *sourd*, *doux* et *sans éclat*. La présence des six premiers harmoniques donne au son de la *puissance*, de la *rondeur*, quelque chose d'*éclatant* et d'*agréable* qui pourtant deviendrait *criard* et *insupportable*, si l'intensité de ces sons partiels

était trop considérable. — La suppression des sons
partiels de rang *pair* communique au son le timbre
nasillard des instruments à anche. — Nous avons
déjà dit que le timbre *sifflant* des sons des fines
cordes métalliques est déterminé par la présence des
harmoniques les plus élevés dans le son complexe
rendu. — Ainsi donc, alors même que l'oreille n'effectue pas une véritable analyse de la sensation auditive, les modifications du *timbre* nous indiquent
l'existence des sons harmoniques et même, jusqu'à
un certain point, leur mode d'association dans le
son complexe d'origine unique.

Ces expériences et cette discussion mettent en
pleine lumière l'exactitude des principes suivants
posés par M. Helmholtz (1).

« 1° Les harmoniques correspondant aux vibra-
» tions simples d'un mouvement aérien composé,
» existent dans la sensation, bien que n'arrivant pas
» toujours jusqu'à la perception *consciente;*

» 2° On peut en avoir la perception *consciente,*
» sans autre secours qu'une direction régulière
» imprimée à l'attention ;

» 3° Même dans le cas où ils ne sont pas perçus
» isolément, et où ils se fondent dans la masse, leur
» existence est accusée dans la sensation par la modi-
» fication du *timbre ;* en particulier, l'impression de

(1) *Loco citato*, p. 91.

» la plus grande hauteur des sons partiels se traduit
» d'une manière caractéristique par plus d'*éclat* et
» d'*acuïté* dans le timbre. »

Dans le chapitre suivant, nous ferons une étude
plus complète des rapports intimes, des liens de
solidarité des harmoniques et du timbre des sons
musicaux.

CHAPITRE VI

DU TIMBRE DES SONS MUSICAUX.

Le son est la sensation excitée dans le nerf acoustique par le mouvement vibratoire d'un corps élastique ; à chacune des qualités fondamentales du son doit donc correspondre un caractère déterminé du mouvement vibratoire générateur. Nous avons établi que l'*intensité* et la *hauteur musicale* du son dépendent : la première de l'amplitude des vibrations, la seconde de la rapidité du mouvement vibratoire ou du nombre des vibrations exécutées dans l'unité de temps. Pour rendre compte du *timbre*, nous ne pouvons plus disposer que de la forme du mouvement vibratoire générateur. — Nous avons établi que, sans influence sur le *ton* du son rendu, la forme de la vibration commande le nombre, le rang et l'intensité des harmoniques qui accompagnent le son fondamental. — A la fin du chapitre précédent, nous avons montré qu'il existe un lien d'étroite solidarité entre le timbre et le mode d'association des sons partiels d'un son complexe, c'est-à-dire entre le

timbre du son rendu et la forme du mouvement
vibratoire générateur.

M. Helmholtz a imaginé une expérience très-
simple pour montrer que *deux* sons simultanément
rendus peuvent se fondre en un *seul* son, dont le
timbre diffère très-notablement de celui de chacun des
sons composants. — A (fig. 78) est un flacon de verre

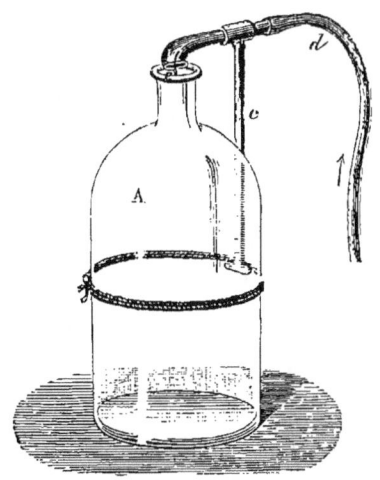

Figure 78.

auquel on ajuste un tube *d* de gutta-percha, au moyen
d'un support *c*. L'extrémité du tube est aplatie et
terminée par une fente étroite *e* ; par son autre extrémité, le tube communique avec une soufflerie. Pendant que l'air s'échappe par la fente *e*, le flacon rend
un son *sourd*, analogue à celui de la voyelle ou et à
peu près complétement dépouillé d'harmoniques.

On peut, à volonté, *baisser* le ton, en couvrant une partie de l'orifice du flacon avec une petite plaque de bois ; on le *hausse*, en versant de l'huile dans le flacon.

M. Helmholtz avait ainsi accordé un premier flacon en si_1^b, et un second flacon plus petit à l'octave aiguë, en si_2^b ; quoique de hauteurs différentes, les sons de ces deux flacons avaient le même timbre *sourd*, analogue à celui de la voyelle ou. — Quand, après avoir fait résonner les deux flacons alternativement et indépendamment l'un de l'autre, il les attaquait simultanément, il distinguait d'abord nettement les deux notes dans la masse sonore ; mais peu à peu la note aiguë se fondait dans la note grave. Dans cette fusion graduelle, le changement de timbre était caractéristique. Les deux flacons résonnant ensemble ne faisaient entendre finalement que le si_1^b du flacon accordé au ton le plus grave ; seulement, au lieu de conserver le timbre *sourd* de la voyelle ou commun à ses deux sons composants, le son résultant prenait le timbre *plus clair, plus éclatant* de la voyelle o. — L'addition d'un son plus élevé suffit donc pour modifier considérablement le timbre, sans altérer la hauteur musicale du son rendu.

Cette expérience et celles que nous avons rapportées dans les chapitres précédents nous conduisent naturellement à admettre que : le *timbre dépend du nombre, du rang et de l'intensité des harmoniques*

associés au son fondamental (1). — Le timbre est en
réalité la sensation *inconsciente* de la superposition
des harmoniques au son fondamental. Les preuves
les plus décisives de l'exactitude de cette proposition
sont fournies par l'analyse des sons des différents
instruments de musique.

La manière dont le son commence et finit varie
beaucoup avec la source qui le fournit. — Le son
des cordes lourdes et fortement tendues s'établit
lentement et se prolonge longtemps avant de s'é-
teindre ; les phénomènes sont inverses avec les cordes
légères et faiblement tendues ; le *pizzicato* fournit
un son bref, sec et sans ampleur. — Avec la flûte,
le hautbois, la clarinette, le passage d'un ton à
l'autre s'opère facilement grâce aux trous latéraux
du tuyau et n'exige qu'une très-faible variation de
l'intensité du souffle. Il n'en est pas de même des
instruments de cuivre ; avec la trompette, le trombone, etc., une certaine force de souffle est nécessaire pour changer le ton. — Toutes ces particularités sont sans doute caractéristiques du son de
quelques instruments, peuvent servir à les distin-

(1) M. Résal, dans une note communiquée à l'Académie des
sciences (*Comptes rendus des séances de l'Académie des sciences*,
1874, t. LXXIX, p. 821), a montré que, bien longtemps avant
M. Helmholtz, Monge avait posé le principe fondamental de la
théorie du timbre des sons musicaux.

guer, mais ne sauraient être considérées comme les
éléments constituants du timbre musical d'un son
uniforme et continu.

En général, les sons des instruments à vent sont
accompagnés de bruissements et de sifflements déterminés par l'air, au moment où il se brise contre
les bords aigus de l'embouchure. — Le frottement
de l'archet produit un grincement particulier, qui
se mêle au son de la corde ou de la verge excitée.
— Ces petits bruits accompagnateurs, bruits d'embouchure ou d'archet, dont l'intensité varie avec
l'habileté de l'artiste exécutant, caractérisent à un
haut degré les sons des instruments de musique.
Cependant, nous ne pensons pas devoir les ranger
au nombre des éléments fondamentaux du timbre.
En effet, à une distance assez considérable pour
que ces bruits accessoires cessent d'être sensibles,
on distingue, généralement et assez facilement, les
uns des autres les sons des divers instruments de
musique.

Nous ne tiendrons compte, dans cette étude, que
de la partie véritablement musicale du son, de celle
qui correspond à un mouvement d'une durée constante et de période régulière. De ce point de vue,
emprunté à M. Helmholtz, l'expression *timbre mu-*
sical s'applique exclusivement aux rapports qui
existent entre la constitution du mouvement vibratoire générateur et la nature de la sensation auditive.

Nous ne dirons rien ici du diapason, ni des verges, ni des plaques, ni des membranes ; ils ne sont que très-exceptionnellement employés dans les orchestres. Les sons simples ou pendulaires que rendent ces appareils sont en général d'un timbre doux, sans mordant, sans dureté, mais aussi sans éclat ; leurs sons partiels, quand ils accompagnent le son fondamental, ne sont pas généralement harmoniques. — « Ces divers instruments, dit M. Hel-
» mholtz (1), ont cela de commun que leur mouve-
» ment vibratoire fait naître des notes supérieures
» non harmoniques, et que la proximité de ces notes
» et du son principal a pour résultat de produire un
» son qui est, au plus haut degré, impropre à la
» musique et désagréable à l'oreille. »

ARTICLE I.

Instruments à cordes.

Ces instruments se divisent en deux ordres, suivant le procédé employé pour les faire vibrer. — Le premier comprend la harpe, la guitare, la cithare, le piano : dans les trois premiers cas, les cordes sont pincées ; dans le piano, les cordes résonnent par percussion. — Le deuxième ordre comprend tous

(1) *Loc. cit.*, page 104.

les instruments à archet qui, dans le cas du *pizzi-cato*, rentrent évidemment dans le premier ordre. — Rappelons que, de quelque manière qu'elles soient excitées, les cordes tendues rendent des sons harmoniques très-purs.

1er ordre d'instruments à cordes. — Le timbre du son rendu, comme le nombre et l'intensité relative des harmoniques qui font cortége au son fondamental, dépend de plusieurs circonstances :

a. Du mode d'attaque de la corde ;

b. Du point d'attaque de la corde ;

c. Du diamètre, de la rigidité, de l'élasticité de la corde.

Le joueur de harpe et de guitare attaque la corde avec le doigt ; les cordes de la cithare sont excitées avec une pointe ; les cordes du piano sont soumises à un mode d'attaque bien différent, on les frappe avec de petits marteaux de poids et même de nature variables.

L'influence du mode d'attaque sur le timbre du son s'explique par ce fait, dont l'exactitude est attestée à la fois par la théorie et par l'expérience : *le nombre et l'intensité des harmoniques supérieurs sont d'autant plus considérables, que le mouvement vibratoire communiqué présente des discontinuités plus nombreuses et plus marquées.*

La corde pincée avec une pointe ou avec le doigt

est écartée, d'un bout à l'autre, de sa position d'équilibre et abandonnée à elle-même ; il n'y a de discontinuité que dans l'angle formé au point d'attaque.
Avec la pointe, cet angle est plus aigu, la discontinuité est plus marquée qu'avec le doigt. Aussi le
timbre de la cithare est-il plus perçant que celui
de la harpe et de la guitare ; le son obtenu est accompagné d'un plus grand nombre d'harmoniques
élevés qui produisent une sorte de *tintement*. Mais,
de quelque manière que la corde soit pincée, l'intensité du son fondamental l'emporte toujours sur
celle des harmoniques coexistants. Cette supériorité
du son fondamental est surtout prononcée dans les
cas où la corde est attaquée avec le doigt. — La
prédominance de l'intensité du son fondamental sur
les harmoniques donne toujours au timbre un caractère de *plénitude* et de *douceur*, qui rend le son particulièrement harmonieux.

La nature du marteau percuteur exerce une
grande influence sur la forme du mouvement vibratoire communiqué aux cordes du piano. — Un
marteau métallique se relève immédiatement après
le coup ; l'impulsion directe n'est réellement imprimée qu'au point frappé ; c'est seulement après le
relèvement du marteau que, par voie d'ondulation
curviligne, le mouvement se communique, de proche
en proche, au reste de la corde. Les discontinuités
sont nécessairement très-prononcées ; les harmo-

niques sont très-nombreux et quelques-uns ont une intensité *égale* et même *supérieure* à celle du son fondamental. Cette forme du mouvement vibratoire imprime au son un caractère tout spécial, connu sous la dénomination de *timbre vide*.

Avec un marteau mou et élastique, le choc est plus prolongé, le mouvement du point frappé a le temps de se propager au reste de la corde avant que le marteau se relève, la vitesse du point frappé s'accroît continuellement pendant la durée du contact du marteau. Le mouvement général de la corde est moins discontinu, l'intensité des harmoniques est d'autant plus atténuée que le marteau percuteur est moins dur et reste plus longtemps en contact avec la corde ; c'est surtout de la durée du contact que dépend l'influence du marteau sur la forme du mouvement vibratoire et sur le timbre du son rendu. On comprend ainsi comment, en modifiant la composition et le poids des marteaux percuteurs, on parvient à donner de la plénitude au son, par le renforcement de l'intensité relative du fondamental ; mais les cordes frappées ne donnent pas, du moins dans le médium et dans la partie basse, des sons aussi pleins que les cordes pincées avec le doigt.

La position du point d'attaque exerce aussi une grande influence sur la forme du mouvement vibratoire et, par suite, sur la composition du son. L'analyse expérimentale s'accorde, en effet, avec la théorie pour montrer que le son de la corde pincée ou frappée est dépourvu de tous les harmoniques qui ont un nœud au point d'attaque ; au contraire les harmoniques, dont le point d'attaque est un ventre, sont renforcés le plus possible. La position du point d'attaque doit donc exercer une influence considérable sur le timbre.

En attaquant la corde au milieu de sa longueur, on supprime forcément tous les sons partiels de rang pair, et le son prend un timbre *nasillard*. — Quand l'ébranlement est produit au *tiers* de la longueur de la corde, les sons partiels 3, 6, 9, etc., sont supprimés, le timbre a quelque chose de *creux* moins prononcé que dans le cas précédent. — Si la corde est excitée dans le voisinage de son extrémité, les harmoniques très-élevés sont favorisés aux dépens des harmoniques graves et du son fondamental, le timbre est *vide* et *tintant*.

L'expérience a appris aux facteurs de piano qu'il est bon de frapper les cordes du médium entre le *septième* et le *neuvième* de leur longueur. Par le choix de ce point d'attaque, on réalise deux avantages : — d'une part, on élimine les *septième* et *neuvième* sons partiels, qui n'appartiennent pas à l'accord parfait ; d'autre part, on renforce les *six* premiers sons partiels et l'on favorise ainsi la production des sons musicaux les plus agréables, les mieux appropriés aux combinaisons harmoniques.

Le diamètre et la nature des cordes jouent aussi un rôle dans la composition du mouvement vibratoire et le timbre du son. — Les cordes très-rigides se prêtent très-difficilement à la division en parties vibrantes de très-faible longueur et, par suite, à la production d'harmoniques très-élevés. — Au contraire, les cordes métalliques très-fines rendent une longue série de sons partiels supérieurs dont les plus élevés, trop rapprochés les uns des autres pour être nettement distingués, se fondent en une sorte de *tintement* qui forme le caractère spécial du timbre de la cithare. — A solidité égale, les cordes à boyau sont plus légères et donnent des sons partiels plus élevés que les cordes métalliques. Les cordes à boyau sont moins élastiques; il en résulte que leurs sons, surtout les plus élevés, s'éteignent vite. Pour cette raison, le timbre des cordes à boyau (harpe, guitare, violon et violoncelle en *pizzicato*) est moins *sifflant* que celui des cordes métalliques de la cithare.

2ᵐᵉ Ordre d'instruments à cordes. — Instruments à archet. — Dans les instruments de ce genre, la corde adhère à l'archet pendant la majeure partie de la vibration, puis elle s'échappe brusquement pour revenir rapidement en arrière; elle est reprise par un autre point de l'archet et ainsi de suite. M. Helmholtz a fait une application très-ingénieuse de la méthode optique, imaginée par M. Lissajous, à l'étude du mouvement vibratoire d'une corde excitée par un archet. Sans entrer dans le détail de ses expériences, nous devons rappeler ici les principaux résultats de ses recherches.

La forme de la vibration de la corde excitée par un archet est très-différente de la vibration pendulaire. — La corde primitivement tendue, en ligne droite, entre les points fixes *a* et *b* (fig. 79), prend la forme d'une ligne brisée *a c b*. Le point d'inter-

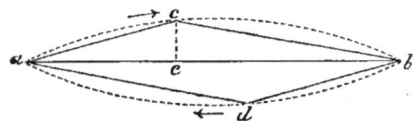

Figure 79.

section *c* des deux portions *a c*, *c b* est le point de la corde le plus éloigné de la position d'équilibre ; c'est le *sommet* de la corde ; sa position est évidemment connue quand on a déterminé les longueurs de son abscisse *a e* et de son ordonnée *c e*. Ce sommet *c* occupe successivement les divers points de la corde ; il se déplace, d'un mouvement continu, d'une extrémité à l'autre de la corde, alternativement de *a* en *b* et de *b* en *a* (1) ; en même temps, la longueur de l'ordonnée *c e*, qui mesure l'écartement du som-

(1) Les flèches de la figure 79 indiquent le changement alternatif du sens du mouvement de déplacement du sommet *c* de la corde.

met *c*, varie suivant une loi déterminée. « On peut,
» dit M. Helmholtz (1), décrire brièvement le mouve-
» ment de la corde en disant que, dans la figure 79,
» le pied *e* de l'ordonnée du sommet de la corde va
» et vient sur la ligne *a b* avec une vitesse *constante*,
» tandis que le sommet *c* lui-même parcourt, l'un
» après l'autre, les deux arcs de parabole *a c b, b d a*
» (indiqués en lignes ponctuées), la corde étant
» tendue suivant les droites *a c, b c* ou *b d, a d* (indi-
» quées en lignes pleines). » — La distance du point
d'attaque au chevalet n'imprime à la forme de la
vibration que des modifications d'ordre secondaire.

Lorsque l'archet est bien conduit, le son complexe rendu contient tous les harmoniques que comporte le degré de rigidité de la corde ; on obtient
facilement tous les sons partiels jusqu'au *sixième;*
avec de l'exercice, on parvient à prolonger la série
jusqu'au *dixième*. L'intensité des sons partiels
décroît rapidement avec leur hauteur ; l'intensité du
second son partiel est le *quart*, celle du troisième le
neuvième, celle du quatrième le *seizième*, etc., etc.,
de celle du son fondamental. — Sur les cordes du
violon, du violoncelle, de l'alto, le son fondamental
sort plus fort que sur les cordes du piano ou de la
guitare, frappées ou pincées dans le voisinage de
leurs extrémités ; les premiers harmoniques sont

---

(1) *Loc. cit.*, p. 507.

relativement plus faibles, tandis que les sons partiels aigus, du *sixième* au *dixième*, sont plus nets ; cette dernière circonstance communique leur *mordant* caractéristique, aux sons des instruments à archet.

Les cordes vibrantes ne communiquent directement à l'air qu'une très-faible portion de leur mouvement ; en réalité, la transmission à la masse gazeuse ambiante se fait par l'intermédiaire des parties résonnantes de l'instrument. Attaquées par l'archet ou pincées, les cordes du violon ébranlent le chevalet sur lequel elles sont fixées. Par ses deux pieds, le chevalet repose sur la partie la plus mobile de la table supérieure de la caisse, entre les deux *f* (1) de l'instrument. L'un des pieds du chevalet s'appuie sur une base relativement fixe, sur l'*âme*, petite tige de bois placée entre la table supérieure et la table inférieure ; par l'autre pied, les ébranlements du chevalet sont transmis à la table supérieure, dont les vibrations sont communiquées par l'âme à la table inférieure. Dès lors, on comprend la grande influence que la structure de l'instrument, et une élasticité du bois aussi parfaite que possible, exercent sur la beauté du son, en favorisant la très-grande régularité des vibrations. Une bonne partie de la supériorité des vieux violons pourrait bien pro-

(1) On désigne, par cette dénomination, les deux ouvertures en forme de *f*, pratiquées sur la table supérieure des instruments à archet.

venir de leur ancienneté et de leur usage, circonstances qui doivent contribuer à accroître et régulariser l'élasticité du bois des deux tables.

La masse d'air contenue dans la caisse participe nécessairement au mouvement vibratoire des deux tables élastiques et des éclisses latérales qui la limitent. En soufflant dans les f de la table supérieure, on peut mettre en évidence les sons propres de cette masse d'air. Dans ces conditions, F. Savart a constaté qu'un violon de Stradivarius rend le ut_3; Zamminer a retrouvé constamment la même note, même sur des instruments assez défectueux. La caisse de l'alto est accordée plus bas que celle du violon, et celle du violoncelle plus bas encore. — Il résulte de ces phénomènes particuliers de résonnance que les sons des cordes voisins, des sons propres de la caisse, doivent retentir relativement plus fort. On le constate nettement sur le violon comme sur le violoncelle et sur l'alto, au moins pour le son propre de la caisse le plus grave, en donnant les notes correspondantes sur les cordes. Ces notes sonnent d'une manière particulièrement pleine; le son fondamental surtout présente une intensité remarquable. — Cependant, comme on ne constate pas une grande irrégularité dans la gamme des instruments à archet, quand on dépasse la région de l'échelle musicale à laquelle appartiennent les sons propres de la caisse, on est porté à admettre que l'influence de la résonnance sur les intensités relatives des harmoniques isolés des cordes n'est pas très-frappante.

F. Savart a démontré que la communication établie, par les *f*, entre l'air de la caisse et l'air du dehors, a une grande importance au point de vue du renforcement du son. En effet, en recouvrant ces ouvertures avec du papier, qui ne pouvait opposer aux vibrations des tables qu'une résistance insensible, il a trouvé que le son de l'instrument était excessivement affaibli. On remarque le même affaiblissement dans les sons du tambour militaire, lorsqu'on bouche le trou latéral percé dans la caisse.

ARTICLE II.

Instruments à vent.

Dans tous les instruments à vent, l'air est le véritable corps sonore. Pour faire parler ces appareils, en emploie un courant d'air fourni, suivant les cas, par le souffle de l'instrumentiste, ou par un réservoir dans lequel le gaz est soumis à une pression un peu supérieure à celle de l'atmosphère. Suivant la disposition de l'embouchure, ces instruments se divisent : en *instruments à bouche* ou *en bec de flûte*, et en *instruments à anche*.

Instruments à bouche ou à embouchure de flûte. — Nous avons indiqué (page 109) la composition des instruments de ce genre, nous n'y reviendrons pas ici. — Le son est produit par le choc de l'air contre le biseau de l'embouchure. En se brisant, le courant d'air donne naissance à un frottement d'où résulte un sifflement particulier que l'on entend isolément, en soufflant dans l'embouchure séparée du tuyau. La hauteur du sifflement, ainsi produit par l'embouchure isolée, est indépendante de la forme et de la substance du biseau, pourvu que cette substance soit rigide. Mais, pour une même vitesse du courant d'air, le son monte à mesure que le bord tranchant du tuyau se rapproche de la lumière ; le son s'élève aussi lorsque, la position du biseau restant fixe, on augmente la vitesse du courant d'air. — Comme nous l'avons déjà dit plusieurs fois, un bruit de ce genre est, en réalité, une masse sonore composée d'un grand nombre de sons discordants. L'air du tuyau renforce, par résonnance, les sons partiels de cette masse dont la hauteur est la même que celle de ses sons propres et leur communique une intensité assez considérable pour couvrir tous les autres. Cependant le frottement de l'air contre le biseau est toujours plus ou moins nettement entendu ; ces bruits *accessoires* d'embouchure, qui accompagnent le son rendu, donnent un caractère particulier au timbre de ces instruments, surtout quand on les écoute à faible distance. — Le son simple d'un diapason vibrant

près de l'orifice d'un tuyau est renforcé, toutes les
fois que sa hauteur musicale est la même que celle
d'un des sons propres de la colonne d'air du tuyau.
On peut donc, avec une série de diapasons accordés
à des tons différents, déterminer avec exactitude le
son fondamental et les divers sons propres d'un
tuyau.

Les tuyaux à bouche des orgues ont une longueur
invariable; chacun de ces tuyaux doit rendre toujours le *même son*. — Il n'en est pas de même de la
flûte traversière, dont les trous latéraux permettent
de faire varier la longueur *acoustique*. Cette longueur
du tuyau est toujours mesurée par la distance qui sépare l'embouchure du premier trou latéral ouvert;
c'est cette longueur qui, dans chaque cas particulier, détermine le ton du son fondamental.

Dans la masse sonore du frottement de l'air contre
le biseau de l'embouchure, se trouvent nécessairement, à titre de sons partiels, le fondamental du
tuyau et une longue série d'harmoniques. Le caractère propre de la composition et du timbre des sons
émis par ces instruments dépend de la facilité avec
laquelle les tuyaux renforcent tels ou tels sons partiels de la série des harmoniques.

Les tuyaux cylindriques étroits et ouverts par les
deux bouts (flûte traversière, registre du *violon principal* de l'orgue) jouissent seuls de cette propriété
que leurs sons propres *aigus* sont exactement har-

moniques de leur son fondamental et que la série de
ces sons partiels est représentée par la série des
nombres entiers 1, 2, 3, 4, 5, etc. Sous l'influence
d'un courant d'air de force graduellement croissante, ces tuyaux peuvent rendre *isolément*, d'abord
leur son fondamental, puis leurs divers sons propres
aigus. Ainsi, tous ses trous étant maintenus fermés,
une flûte qui donne le ut_2 avec un peu de vent, fait
entendre le ut_3 si l'on souffle plus fort; si l'on augmente encore la force du courant d'air, on obtient
successivement le sol_3 et le ut_4. Il a donc suffi, dans
cette expérience, de faire varier la force du souffle,
sans altérer la longueur de la colonne d'air, pour
faire sortir à volonté le son fondamental ut_2 du
tuyau, ou son premier, son second, son troisième
harmonique.

Lorsqu'on souffle avec force de manière à hausser
le ton des sons partiels du frottement de l'air, les
jeux des tuyaux étroits et ouverts de l'orgue rendent
un son plein, dont le timbre a quelque chose du *mordant* du timbre du violon; les résonnateurs montrent que, dans ce cas, le son fondamental sort
accompagné de ses cinq premiers harmoniques très-
nettement renforcés par résonnance; nous avons
déjà vu que ces *six* sons partiels rentrent dans l'accord parfait majeur et que leur réunion forme un
son complexe très-harmonieux. — En soufflant doucement, on affaiblit les harmoniques plus que le fon-

damental; ces tuyaux donnent alors, comme la flûte traversière, un son à la fois *faible* et *doux*.

Dans les grands tuyaux cylindriques ouverts par les deux bouts (*registre principal* de l'orgue), les sons propres sont tous *un peu plus élevés* que les harmoniques du son fondamental et, par suite, ne sont que très-faiblement renforcés par résonnance ; le son fondamental *seul* sort plein et fort. Avec les tuyaux de bois, le premier harmonique est net, le second est déjà plus faible, les suivants sont confus ; avec les tuyaux métalliques, on distingue encore bien le troisième harmonique. — Le timbre des sons de ce registre principal est plus *plein*, plus *doux* que celui des sons du registre du violon principal, mais il manque de *mordant*. Les tuyaux de ce registre principal ont le très-grand avantage de contenir une masse d'air considérable, de ne pas *octavier* sous l'influence d'un courant d'air plus fort, de maintenir exactement le ton, malgré les variations de la force du souffle.

Dans certains registres de l'orgue, les tuyaux ouverts se terminent en cône, leur orifice supérieur est plus étroit que leur section inférieure. De cette disposition résulte une modification considérable de la composition et du timbre du son rendu. La netteté des harmoniques du *quatrième* au *septième* est plus marquée que celles des harmoniques plus graves, le timbre devient *creux*, mais particulièrement *éclatant*.

Dans les tuyaux cylindriques bouchés par un bout et de petit diamètre, les sons propres sont exactement harmoniques du fondamental, mais correspondent seulement aux sons de rang impair (1, 3, 5...) de la série des harmoniques. — Dans les grands tuyaux bouchés par un bout, les sons propres *aigus* sont sensiblement *plus élevés* que les harmoniques du son fondamental, aussi ne sont-ils que peu renforcés par résonnance. — Sous l'influence d'un souffle faible, ces grands tuyaux donnent le son fondamental presque pur avec le timbre *doux* des sons simples. — Comparé à celui des tuyaux ouverts, le son des tuyaux fermés, par suite de l'absence des sons partiels de rang pair, a un timbre *creux*; le timbre des sons des registres de grands tuyaux bouchés est *sourd*, *doux* et *peu énergique*, surtout dans le bas.

Dans les tuyaux à *cheminée*, le fond fermé est percé d'une ouverture dans laquelle on ajuste un tuyau ouvert, dont le son fondamental est le *quatrième* harmonique du fondamental du tuyau correspondant; ce quatrième harmonique résonne avec plus de force que le troisième, d'ailleurs assez faible, et donne au timbre quelque. chose de particulièrement *éclatant*.

Dans l'orgue, les jeux des grands tuyaux, ouverts

ou fermés, fournissent des sons doux, pauvres en harmoniques, dont le timbre manque de puissance. Pour parer à cet inconvénient, les facteurs groupent autour de chaque tuyau donnant le son fondamental un nombre déterminé de tuyaux plus petits et accordés pour les premiers harmoniques de ce son fondamental; une même touche ouvre tous ces tuyaux à la fois et l'on obtient ainsi, pour chaque note, une masse sonore composée du son fondamental correspondant et d'un certain nombre de ses harmoniques. — Ces jeux additionnels, appelés *fournitures*, ne donnent, en général, que les deux premiers harmoniques; dans certains cas, ils donnent les cinq premiers harmoniques, c'est-à-dire la série de tous les harmoniques compris dans l'accord parfait. — On obtient ainsi des sons composés très-puissants et d'un timbre très-pénétrant.

Dans les sons complexes de bonne qualité fournis par les instruments de musique, le son fondamental prédomine et l'intensité des sons partiels qui lui font cortége s'affaiblit à mesure que leur ton s'élève; cette circonstance est d'une haute importance et doit être prise en très-sérieuse considération; dans les jeux de fourniture, le son fondamental de chaque note doit être renforcé par d'autres séries de tuyaux, sous peine de n'obtenir que des sons composés d'un timbre très-criard et très-désagréable à l'oreille.

Les jeux de fourniture ont été introduits empiriquement dans la construction des grandes orgues.
Aujourd'hui, la justification de leur emploi et l'explication de leur effet musical découlent naturellement
de tout ce que nous avons dit de la nature du timbre.
— En réalité, les sons complexes du violon, du cor,
de la clarinette et, en général, de tous les instruments de musique, sont des masses sonores d'une
composition analogue à celle des sons des jeux de
fourniture.

Instruments à anche. — L'anche des tuyaux
d'orgue et de l'harmonium est représentée en per-
spective et en coupe, en A et en B (fig. 80). — C'est

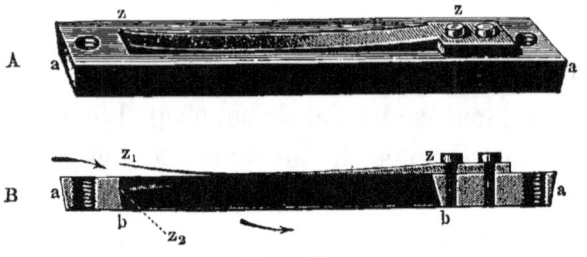

Figure 80.

une languette métallique **ZZ** fixée par une extrémité
sur une plaque métallique *aa* percée d'une ouverture de dimensions un peu supérieures à celles de
l'anche. Au repos, elle ferme l'ouverture aussi exactement que possible, sans la toucher par ses bords.
— Mise en vibration, elle oscille entre les positions

extrêmes Z_1, Z_2, sans toucher les bords de l'ouverture. Dans la position Z_1, elle donne passage au courant d'air, dont la direction est indiquée par la
flèche; dans la position Z_2, elle ferme l'ouverture et
interrompt à peu près complétement le courant
d'air. Cette anche est dite *anche libre* par opposition aux anciennes anches, dites *anches battantes*
qui, pour fermer l'ouverture, frappaient le cadre à
chaque vibration. Ces dernières anches rendaient un
son bruyant et criard; elles ne sont plus employées
aujourd'hui.

La figure 81 montre, en A et B, le mode de fixation de l'anche dans les tuyaux d'orgue. — En B,
l'appareil est fendu suivant sa longueur. P est le
tuyau dans lequel pénètre, par en bas, le vent de la
soufflerie; l'anche *l* est dans la rigole *rr* montée
dans le couvercle de bois SS; *d* est la *rasette*, sorte
de curseur métallique, qui permet de faire varier la
longueur vibrante de l'anche; le son s'élève quand
on la raccourcit et baisse quand on l'allonge. —
En A, l'appareil porte, à sa partie supérieure, un
cornet acoustique (1).

Sous l'influence du courant d'air, l'anche entre
en vibration; le passage est alternativement ouvert et
fermé au courant d'air; un son est rendu. — Le son
que l'on entend n'est certainement pas celui de

_____

(1) Dans la figure 81 A, l'anche est *libre*; dans la figure 81 B,
l'anche est *battante*.

l'anche; la languette a trop peu de surface pour
communiquer à l'air ambiant la force vive exigée

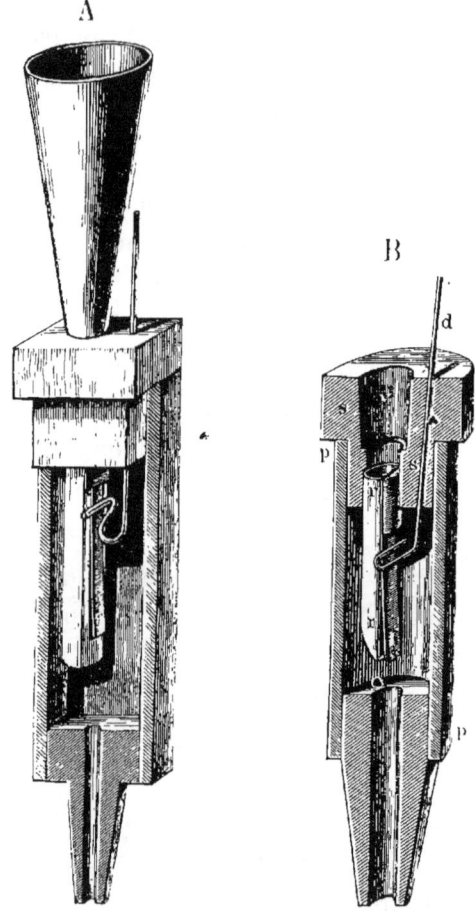

Figure 81.

par la production d'un mouvement sonore appréciable ; il faut chercher la véritable origine du son

dans les interruptions périodiques du courant d'air excitateur du mouvement vibratoire de la languette. Dans les instruments à anche, la languette vibrante joue, en réalité, un rôle analogue à celui du disque tournant percé de trous, dans la sirène. Dans l'un comme dans l'autre cas, le courant d'air se subdivise en une série de pulsations distinctes, qui communiquent des impulsions périodiques à la masse gazeuse. L'embouchure des instruments à anche est une sirène par vibration. — Ainsi donc, bien que le son rendu ne soit pas celui de l'anche, c'est la languette qui, par ses vibrations, règle le nombre des interruptions du courant d'air et détermine la hauteur musicale du son émis.

Certaines anches, celles de la clarinette, du basson, du hautbois, sont taillées dans des plaques minces de bois léger ; l'anche de la clarinette est simple, large et fixée devant une ouverture pratiquée dans l'embouchure ; les lèvres de l'instrumentiste la pressent de manière à rétrécir suffisamment la fente ; l'amplitude de ses vibrations est assez faible pour qu'elle ne puisse pas *battre* contre les bords de l'ouverture. — L'anche double du basson et du hautbois se compose de deux languettes, dont les bords libres sont assez rapprochés pour qu'à chaque vibration complète déterminée par le courant d'air la fente soit sensiblement fermée.

Dans les instruments de cuivre tels que le cor,

la trompette, etc., etc., les *lèvres* de l'instrumentiste jouent le rôle d'une anche double. — Formées
de tissus mous, les lèvres sont des anches *membraneuses* très-faiblement élastiques; en raison de leur
très-faible résistance, elles sont très-facilement
mises en mouvement par la pression variable des
colonnes d'air vibrantes.

« La meilleure manière, dit M. Helmholtz (1),
» d'étudier leurs particularités consiste à construire
» artificiellement des anches de ce genre. A cet effet,
» on coupe l'extrémité d'un tube suivant deux plans
» obliques, comme le montre la figure 82, de ma-

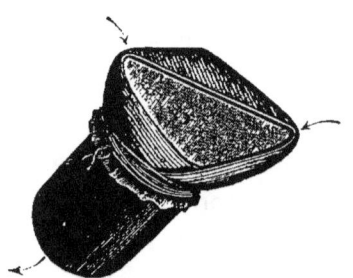

Figure 82.

» nière qu'il reste deux saillies à peu près rectangu-
» laires entre les plans des deux sections. On place
» alors deux bandelettes de caoutchouc vulcanisé,
» peu tendues, sur les deux sections obliques, de
» manière à laisser entre elles, à la partie supérieure,

(1) *Loc. cit.*, p. 129.

» une fente étroite, et on les entoure d'un fil. De
» cette manière, on forme une embouchure à an-
» che, que l'on peut associer à volonté à des tuyaux
» ou à d'autres cavités pleines d'air. »

Par rapport à la direction du courant d'air, les
anches, quelle que soit d'ailleurs leur nature, peuvent
recevoir deux ordres de dispositions. — Dans les
tuyaux d'orgue, dans l'harmonium, la clarinette, etc.,
l'anche livre passage à l'air au moment où son mouvement vibratoire l'entraîne *en sens inverse du courant
gazeux excitateur*. Les anches ainsi disposés sont dites
anches en dedans ; elles donnent toujours des sons
plus graves que si on les faisait vibrer sans les relier
à un espace plein d'air. — Les lèvres du joueur
de cor, au contraire, livrent passage à l'air au moment où elles sont entraînées *dans le sens du courant gazeux excitateur ;* ce sont des *anches en dehors*.
Dans cette disposition, l'anche donne toujours un
son *plus aigu* que si elle était isolée de tout tuyau.

L'anche membraneuse artificielle de la figure 82
ouvre la fente quand les lèvres se dirigent en *sens
inverse du courant d'air ;* c'est une *anche en dedans*
qui donne un son *plus grave* que si elle était libre.
— On peut diriger le courant d'air en sens inverse
à celui de la figure 82, l'anche membraneuse devient
alors une *anche en dehors* et donne un son *plus aigu*
que si elle était libre.

Dans les tuyaux d'orgue (fig. 81) on règle la lon-

gueur de la partie vibrante de la languette au moyen
de la rasette *d* ; chaque anche ne rend jamais qu'un
son ; il en est de même dans l'harmonium. Ces anches sont des languettes métalliques élastiques, relativement lourdes et rigides. Leur mouvement vibratoire n'est pas sensiblement influencé par les
variations de la pression de l'air ; le son rendu par
l'instrument est sensiblement de même période et
de même hauteur que celui de la languette vibrant
à l'air libre.

Cependant l'expérience démontre que la longueur
du porte-vent exerce une influence incontestable sur le
mouvement vibratoire des anches des tuyaux d'orgue.
— Le son sort avec son *maximum* de netteté et de
pureté, quand le son propre du porte-vent et le son
propre de l'anche sort à l'unisson ; mais la longueur
du porte-vent peut, sans altérer le son rendu, varier
dans des limites assez étendues, parce que, en raison
de sa grande section, le porte-vent peut renforcer
le son qui lui est propre et un certain nombre de
sons voisins. Tant que le désaccord n'est pas trop
considérable, les vibrations de l'air du porte-vent et
de l'anche s'influencent mutuellement et vibrent à
l'unisson ; mais, si le désaccord est trop grand, les
deux mouvements vibratoires ne s'harmonisent plus
et l'anche refuse de vibrer. Dans ce dernier cas, on
peut rétablir la vibration de l'anche, en donnant de
la flexibilité à une portion du tuyau du porte-vent.

— Ainsi on pratique, sur le tuyau, une ouverture que l'on bouche avec une membrane élastique; pour une certaine longueur de l'anche, il n'y a pas de son rendu tant que l'on maintient une plaque de bois appliquée sur la membrane obturatrice; la vibration de l'anche s'établit et le son est rendu, du moment où l'on retire la plaque de bois et que l'on permet à la membrane d'entrer elle-même en vibration.

Il résulte d'expériences de F. Savart que, L étant la longueur du porte-vent pour laquelle l'air du tuyau est à l'unisson de la languette métallique, le même son est rendu nettement par l'instrument quand la longueur du porte-vent est 3 L, 5 L, 7 L, ...; le porte-vent, se conduisant comme un tuyau bouché par un bout, rend, dans ces cas-là, son 1er, 2me, 3me harmonique. Pour des longueurs *peu différentes* de L, 3 L, 5 L, 7 L, ... le son rendu est sensiblement celui de l'anche; mais, pour des différences plus considérables, le son rendu baisse graduellement; il repasse tout à coup au son propre de la languette, quand la longueur du tuyau devient exactement ou sensiblement égale à un multiple de L par un nombre impair.

Les choses ne se passent pas ainsi dans la clarinette, le basson et le hautbois. Leurs anches de bois, très-élastiques et très-légères, ont des sons propres *très-aigus*. En outre, quand elles sont humides, la hauteur de ces sons manque de constance. Pour

toutes ces raisons, on n'utilise presque jamais, dans
la pratique, les sons correspondants aux mouvements
vibratoires propres de ces anches. — Dans les tuyaux
sonores, les couches d'air qui subissent les variations de pression les plus considérables sont évidemment celles dont la vitesse est la plus faible ; ainsi
à l'extrémité fermée d'un tube bouché, la vitesse
est *nulle* et la variation de pression est *maxima*. Or,
dans les instruments à anche, le courant d'air est
alternativement interrompu et rétabli ; à chaque
vibration, la languette maintient le tuyau bouché
pendant un temps très-court, mais appréciable. Les
tuyaux à anches doivent donc être assimilés aux
tuyaux bouchés ; leurs sons propres sont les mêmes
et la variation de pression est *maxima* dans les couches d'air voisines de la languette vibrante. — En
raison de leur faible résistance, les anches de bois
de la clarinette, du basson et du hautbois cèdent à
l'action de ces variations de pression, plus puissante
que celle de leur élasticité. Dès lors, ces anches
prennent successivement les mouvements vibratoires
correspondants aux sons propres des tuyaux auxquels elles sont ajustées. — Le joueur de ces instruments utilise à peu près exclusivement les sons
propres des tuyaux, *plus graves* que les sons propres
de la languette élastique.

Le tube de la clarinette est cylindrique et fonctionne comme un tuyau bouché ; ses sons propres,

y compris le fondamental, sont représentés par la
série des nombres entiers impairs, 1, 3, 5, 7, 9, etc.
Avec une clarinette dont le son fondamental est ut_2,
on peut, en modifiant la force du souffle, obtenir successivement les sons ut_2, sol_3, mi_4, etc., etc. — Ajoutons que les trous latéraux permettent, comme dans
la flûte traversière, de faire varier la longueur *acoustique* du tuyau. Dans chaque cas particulier, la
hauteur du son fondamental est réglée par la distance qui sépare l'embouchure du premier trou
ouvert ; ce son fondamental est donc d'autant plus
élevé que le premier trou ouvert est plus rapproché
de l'embouchure.

Les tuyaux coniques du hautbois et du basson,
bien que fermés du côté de l'anche, se comportent comme des tuyaux ouverts ; leurs sons
propres, y compris le fondamental, sont représentés par la série naturelle des nombres entiers,
1, 2, 3, 4, 5, etc. Des trous latéraux permettent,
comme dans la clarinette, d'obtenir les sons intermédiaires.

Coniques et fermés du côté du sommet du cône,
le cor, le trombone et la trompette parlent aussi
comme des tuyaux ouverts ; mais, n'ayant ni clefs
ni trous latéraux, ils ne peuvent rendre que leurs
sons propres. — Le tuyau du cor et du trombone
est *tellement long* et le son fondamental est *tellement
grave* que, dans les régions moyennes de l'échelle

musicale, les harmoniques sont assez rapprochés
les uns des autres pour donner la plupart des degrés
de la gamme. On peut compléter, dans une certaine
mesure, la série des notes de la gamme ou améliorer
les tons faux en enfonçant le poing dans le pavillon
du cor et en modifiant la longueur du tuyau du
trombone. — Dans les instruments de cuivre, les
vibrations de l'air sont très-énergiques ; la grande
résistance de leurs parois est nécessaire à la conser-
vation de la force du son. Aussi l'expérience démon-
tre-t-elle que les clefs dont on a muni les cors et les
trompettes, pour compléter la gamme, altèrent l'intensité du son rendu et l'éclat du timbre. — Les
lèvres du joueur de ces instruments ne changent de
forme et de tension que pour s'harmoniser avec le
mouvement vibratoire correspondant au son propre
que l'on veut obtenir ; elles peuvent faciliter l'émission de ces sons propres, mais elles n'en modifient
jamais la hauteur.

Le mouvement de l'air qui frappe une anche se
compose, comme le mouvement de l'air qui traverse
la sirène, d'une série de pulsations séparées les unes
des autres par des pauses complètes. Le mouvement
vibratoire de l'air, générateur du son, est donc très-
discontinu ; il en résulte nécessairement que les
instruments à anche rendent des sons très-complexes ;
leur son fondamental sort accompagné d'un long
cortége d'harmoniques. Nous devons à M. Helmholtz

des expériences très-intéressantes et très-démonstra-
tives sur ce sujet.

« Dans les anches (1) résonnant librement, non
» associées à des tuyaux, dit-il, tous les sons sim-
» ples, isolés du mouvement déterminé par elles
» dans l'air, passent immédiatement et librement
» dans l'atmosphère; ces anches ont toujours un
» son très-aigu, *très-mordant* ou *très-grinçant*, et,
» en réalité, que l'oreille soit ou non armée d'un
» résonnateur, on entend nettement résonner, et
» avec force, une longue série d'harmoniques allant
» jusqu'au *seizième* ou au *vingtième*; on y trouve
» même des harmoniques plus aigus, quoiqu'il soit
» difficile ou même impossible de les distinguer,
» parce qu'ils sont distants les uns des autres de
» moins d'un demi-ton. Cette confusion de sons
» rend le son des anches libres très-désagréable.
» Cette nature du son montre aussi, d'une manière
» précise, qu'elle est ici la source sonore. J'ai ob-
» servé le mouvement vibratoire d'une anche ana-
» logue à celle de la figure 80 pour déterminer la
» forme de la vibration, et j'ai trouvé que l'anche
» exécute des *vibrations simples tout à fait régu-*
» *lières. Aussi ne pourrait-elle produire dans l'air*
» *qu'un son simple, et non un son complexe,* si le
» mouvement vibratoire était en réalité directement
» produit par la vibration de l'anche.

(1) *Loc. cit.*, p. 133.

» Au reste, la force des harmoniques donnés par
» une anche isolée et leur relation avec le son fon-
» damental dépendent beaucoup de la nature de
» l'anche, de sa position dans le cadre, etc., etc.
» Les anches *battantes*, qui donnent les secousses
» les *plus discontinues*, donnent aussi le son le *plus*
» *aigre*. Plus les secousses aériennes sont *brèves* et
» *brusques*, plus les harmoniques doivent être *aigus* ;
» une substance dure et rigide, comme le laiton,
» rend les secousses plus distinctes qu'une matière
» molle et flexible. »

Lorsque l'anche est associée à un tuyau, il y a
renforcement, par résonnance, de ceux des sons partiels de la masse sonore produite par les interruptions du courant d'air qui coïncident avec les sons
propres du tube. Le timbre de l'instrument dépend,
comme la composition du son rendu, du nombre,
du rang et de l'intensité des sons renforcés.

Si l'anche est ajustée à un résonnateur sphérique,
accordé pour le son fondamental de la languette, et
que l'on souffle avec force, le son rendu est *plein*,
fort et *beau* ; c'est le son fondamental renforcé et dépouillé de presque tous ses harmoniques ; aussi le
timbre est-il *doux* et très-analogue à celui d'un son
simple. Le son fondamental est *seul* renforcé, parce
que *seul* il est à l'unisson du résonnateur ; aucun
de ses harmoniques aigus n'est, ni ne peut être renforcé.

Le son émis change de composition et de timbre quand le tube ou la caisse de résonnance associé à l'anche a un grand nombre de sons propres et, par suite, renforce une longue série d'harmoniques du son fondamental. — Le son de la clarinette, dont le tuyau est cylindrique, ne contient que des sons partiels du rang *impair*. — Le hautbois, le basson, le cor, la trompette, etc., etc., dont le tuyau est conique, émettent des sons dans lesquels l'analyse reconnaît la présence des sons partiels de rang *pair* et de rang *impair*. — Ces différences constatées dans la composition des sons rendus sont en parfait accord avec les différences de timbre des divers instruments à anche. — Mais, indépendamment de la forme du tuyau, la nature de l'anche elle-même exerce une grande influence sur la nature du timbre. Plus l'anche est molle et flexible, moins les secousses du courant d'air sont prononcées, moins les sons émis contiennent de ces sons partiels très-*aigus*, qui lui enlèvent toute *douceur* et lui donnent quelque chose d'*aigre* et de désagréable à l'oreille.

Conclusions générales. — En terminant cette étude, nous ne saurions mieux faire que d'emprunter à M. Helmholtz (1) les propositions suivantes, dans lesquelles il a résumé les relations du timbre et de la composition du son :

(1) *Loc. cit.*, p. 150.

GAVARRET.   20

« 1° Des sons simples, comme ceux des diapa-
» sons associés à des tuyaux résonnants, ceux des
» grands tuyaux de l'orgue, présentent beaucoup
» de *douceur*, de *charme*, n'ont aucune *dureté*, mais
» ils manquent d'*énergie* et sont *sourds* dans les ré-
» gions graves.

» 2° Les sons accompagnés d'une série d'har-
» moniques graves de moyenne intensité, jusqu'au
» *sixième* environ, sont *pleins*, d'un bon emploi en
» musique. Comparés aux sons simples, ils ont quel-
» que chose de plus *riche*, de plus *fourni*, et sont
» cependant harmonieux et *doux* tant que les har-
» moniques supérieurs font défaut. A cette catégorie
» appartiennent les sons du piano, des tuyaux ou-
» verts de l'orgue, les sons faibles et doux de la voix
» humaine et du cor ; ces derniers formant la transi-
» tion du côté des sons munis d'harmoniques élevés,
» tandis que les flûtes et les jeux de flûtes, avec peu
» de vent, se rapprochent des sons simples.

» 3° Quand les sons partiels *impairs* existent
» seuls, comme dans les petits tuyaux bouchés de
» l'orgue, les cordes de piano pincées au milieu et
» la clarinette, le son prend un caractère *creux* et
» même *nasillard*, pour un grand nombre d'harmo-
» niques.

» 4° Si le son fondamental domine, le timbre est
» *plein*; il est *vide*, au contraire, si l'intensité du
» son fondamental ne l'emporte pas suffisamment

» sur celle des harmoniques. Ainsi le son des
» grands tuyaux ouverts de l'orgue est plus *plein*
» que celui des petits tuyaux de même nature ; le son
» des cordes est plus *plein*, lorsqu'elles sont ébran-
» lées par les marteaux du piano, que lorsqu'elles
» sont frappées avec un morceau de bois ou pincées
» par les doigts ; le son des tuyaux à anche, associés
» à des appareils résonnants appropriés, est plus
» *plein* que celui des mêmes tuyaux sans caisses ré-
» sonnantes.

» 5° Quand les harmoniques supérieurs, à partir du
» *sixième* ou du *septième*, sont *très-nets*, le son devient
» *aigre* et *dur*. Le degré de *mordant* peut varier ;
» avec une faible intensité, les harmoniques supé-
» rieurs ne diminuent pas essentiellement la possi-
» bilité de l'emploi musical du son ; ils augmentent,
» au contraire, le *caractère* et la *puissance d'expres-*
» *sion* de la musique. Dans cette catégorie figurent,
» avec une importance particulière, les sons des in-
» struments à archet, puis la plupart des instru-
» ments à anche, le hautbois, le basson, l'harmo-
» nium, la voix humaine. Les sons *durs* et *éclatants*
» des instruments de cuivre sont extraordinairement
» *pénétrants* et, par suite, donnent l'impression d'une
» grande *puissance*, à un plus haut degré que les
» sons de même hauteur, mais d'un timbre *doux*. »

Ces propositions sont exclusivement relatives aux

rapports des caractères du timbre et de la composition du mouvement vibratoire générateur du son
rendu. Mais, quand nous avons cherché à déterminer expérimentalement les effets de la superposition, de la fusion de plusieurs mouvements ondulatoires coexistants, nous avons vu (page 229) que
le mouvement résultant ne dépend pas seulement
du nombre, de l'intensité et de la hauteur des mouvements pendulaires composants, mais aussi des
différences de phase des sons correspondant à ces
mouvements pendulaires. Avant de se prononcer
définitivement sur les véritables causes du timbre,
il était donc nécessaire de rechercher si chacune de
ces formes si diverses que peut affecter un mouvement vibratoire composé des mêmes éléments pendulaires, n'est pas traduit par une modification appréciable et spéciale du timbre. M. Helmholtz a
demandé à l'expérience la solution de cet important
problème. Il a fait vibrer ensemble un nombre déterminé de diapasons accordés pour des harmoniques différents d'un même son fondamental ; tantôt
ces mouvements vibratoires partiels étaient tous de
même phase, tantôt ils présentaient des *différences
de phase* connues. Dans tous les cas, le *timbre* du
son composé résultant est resté invariable. Il résulte
de ces recherches que les *différences de phase* des
sons partiels correspondants aux éléments pendulaires de ce mouvement ondulatoire résultant de

l'air n'ont aucune influence sur le timbre du son résultant rendu. Il demeure donc établi que :

1° La qualité du son, connue sous la dénomination de *timbre*, *dépend uniquement de la composition* du mouvement ondulatoire de l'air transmis à l'oreille, c'est-à-dire du nombre, de la période et de l'intensité des éléments composants de ce mouvement ondulatoire ou, en d'autres termes, du nombre, du rang et de l'intensité des sons partiels dont se compose le son résultant perçu.

2° Le timbre est complétement indépendant des différences de phase des sons partiels qui entrent dans la composition du son résultant et, par suite, des variations que ces différences de phase des sons partiels impriment à la forme du mouvement ondulatoire résultant.

3° A une forme déterminée du mouvement ondulatoire de l'air correspond un timbre également déterminé, mais la réciproque n'est pas vraie. — A un timbre déterminé peuvent correspondre des formes très-variées du mouvement ondulatoire de l'air transmis à l'oreille.

CHAPITRE VII

DE LA PHONATION (1)

Le larynx est l'organe essentiel de la phonation, le siége de la production du son. Les observations et les expériences abondent pour démontrer l'exactitude de cette proposition. — Qu'elle soit le résultat d'un accident ou d'une opération chirurgicale, toute plaie pénétrante et béante de la trachée-artère a pour effet immédiat de rendre l'émission du son impossible ; pour rétablir la voix, il suffit de fermer l'ouverture soit par l'application d'un tampon, soit par le rapprochement des lèvres de la plaie. — La faculté d'émettre un son est, au contraire, conservée par les sujets dont les voies aériennes sont ouvertes par des blessures larges et profondes de la région sus-hyoïdienne, et même par des plaies qui pénètrent entre l'os hyoïde et le cartilage thyroïde. — Serrant de plus près la question, nous verrons que l'observation directe sur l'homme, confirmant en cela les résultats des expériences tentées sur les animaux, a permis d'établir que l'appareil générateur du son est constitué par les lèvres de la glotte. Les autres parties

(1) Nous donnons, dans la note C, l'analyse des principales théories de la phonation qui ont été successivement proposées.

du larynx, la trachée-artère et le canal respiratoire sus-laryngien jouent sans doute un rôle considérable dans la phonation, mais leur influence s'exerce exclusivement sur l'intensité et le timbre du son rendu.

Situé au-dessus de la trachée-artère et au-dessous de l'os hyoïde, le larynx s'ouvre à la partie supérieure du pharynx, en arrière de la base de la langue. — Tapissée dans toute son étendue par une membrane muqueuse, sa surface intérieure présente à considérer une région moyenne, une région supérieure, une région inférieure.

La région moyenne de la cavité laryngienne est, au point de vue de la phonation, la partie essentielle des voies respiratoires. Elle se présente sous la forme d'un canal très-court, aplati transversalement, terminé par deux orifices triangulaires à sommet antérieur. — L'orifice supérieur est limité par deux ligaments, dirigés d'avant en arrière, improprement appelés *cordes vocales supérieures.* — L'orifice inférieur, dont les dimensions varient à chaque instant, selon les besoins de la respiration et de la phonation, prend le nom de *glotte*, et se divise en deux portions très-distinctes : — la portion postérieure, dont les bords sont cartilagineux, prend la dénomination de *glotte intercartilagineuse;* — la portion antérieure, *glotte vocale*, ou *interligamenteuse*, est limitée par deux cordons à la fois fibreux et musculeux, épais, puissants, très-élastiques, dirigés d'avant en en arrière, connus sous le nom de *cordes vocales inférieures*, et qui seuls méritent les dénominations de *cordes vocales* ou de *rubans vocaux*. — Entre la corde vocale supérieure et la corde vocale inférieure, de chaque côté, on remarque une ouverture allongée qui conduit dans les ventricules de Morgagni.

La région supérieure de la cavité laryngienne, ou *vestibule du larynx*, s'étend des cordes vocales supérieures à l'orifice supérieur du larynx.

La région inférieure, *sous-glottique*, de la cavité du larynx, ou *isthme* du larynx, s'étend des cordes vocales inférieures à la trachée, avec laquelle elle se continue sans ligne de démarcation. Aplatie latéralement dans sa partie supérieure, cette cavité est, en bas, de forme cylindrique comme la trachée.

Nous avons à étudier, dans le larynx, considéré comme organe de la phonation, des cartilages en même temps que les ligaments et les muscles qui les unissent et les mettent en mouvement, une membrane fibreuse élastique et une membrane muqueuse qui tapissent les parois de sa cavité.

Le cartilage *cricoïde* est, en réalité, un anneau de la trachée modifié dans sa forme. Étroit en avant, il atteint une hauteur trois ou quatre fois plus considérable en arrière et constitue, à lui seul, la charpente de la partie postérieure du larynx.

Le cartilage *thyroïde* ou *scutiforme* occupe la partie antérieure et supérieure du larynx. Formé de deux lames quadrilatères, qui se réunissent en avant, sur la ligne médiane, en formant un angle ouvert en arrière et appelé *angle rentrant*, il s'articule, par deux prolongements inférieurs, avec les côtés du cartilage cricoïde. — Les mouvements angulaires qui peuvent s'exécuter autour de l'axe fictif de ces deux articulations arthrodiales permettent aux cartilages cricoïde et thyroïde de s'éloigner et de se rapprocher.

Les deux cartilages *aryténoïdes* ont la forme d'une pyramide triangulaire. Par leur base, ils s'articulent avec le bord supérieur du cartilage cricoïde, en arrière, à quelques millimètres de chaque côté de la ligne médiane. — Ces articulations se font par emboîtement réciproque et permettent des mouvements dans tous les sens. — Leur sommet est dirigé en arrière. — Leur base porte deux apophyses : — l'une, postérieure et externe, est arrondie et sert à des insertions musculaires; — l'autre, antérieure et grêle, donne attache à un ligament fort important.

Les cartilages de *Santorini* terminent et complètent en haut les cartilages aryténoïdes.

L'*épiglotte* est une lame fibro-cartilagineuse, en forme de feuille de pourpier, placée derrière la base de la langue, au-devant de l'ouverture supérieure du larynx, auquel elle est rattachée par un pédicule inséré dans l'angle rentrant du cartilage thyroïde, entre les insertions antérieures des cordes vocales supérieures. — La face postérieure de l'épiglotte forme la paroi antérieure du vestibule laryngien.

Indépendamment des ligaments propres de leurs deux articulations arthrodiales, les cartilages thyroïde et cricoïde sont réunis, en avant, par un ligament membraneux connu sous les dénominations de ligament *antérieur*, ligament *moyen*, ligament *conique*. — Très-fort et très-épais, ce ligament, dont la forme est celle d'un éventail renversé à sommet tronqué regardant en haut, unit très-solidement les deux cartilages en avant. — Le sommet tronqué s'insère en haut, à la partie moyenne du bord inférieur du thyroïde ; la base s'insère, en bas, à la partie moyenne du bord supérieur du cricoïde. — Composé de fibres de tissu jaune, ce ligament est très-élastique, maintient les deux cartilages cricoïde et thyroïde dans un certain degré d'écartement, oppose une résistance marquée à toute action tendant à rapprocher la lame postérieure verticale du cricoïde de l'angle rentrant du thyroïde.

Les ligaments *aryténo-épiglottiques*, larges, constitués par des fibres de tissu conjonctif et de tissu élastique entre-croisées, occupent l'épaisseur des replis aryténo-épiglottiques. Ils se continuent, en avant, avec les bords latéraux de l'épiglotte et s'unis-

sent, en arrière, à la partie supérieure des cartilages
aryténoïdes. — Les bords supérieurs de ces ligaments limitent l'orifice supérieur du larynx; leurs
bords inférieurs se confondent avec la membrane
fibreuse qui tapisse la cavité du larynx; leur face
interne contribue à la formation des parois latérales
du vestibule laryngé.

Une membrane fibreuse, élastique, sous-mu-
queuse, de couleur jaunâtre, revêt les parois de la
cavité du larynx; elle ne tapisse qu'en quelques
points seulement, les surfaces cartilagineuses; éloignée de la charpente cartilagineuse dans la plus
grande partie de son étendue, elle se présente sous
forme de lames, de replis, d'épaississements plus
ou moins saillants. — Les plus importants de ces
épaississements sont les deux *ligaments thyro-
aryténoïdiens supérieurs* et les deux *ligaments thyro-
aryténoïdiens inférieurs.* Comme leurs noms l'indiquent, ces quatre ligaments traversent la cavité du
larynx d'avant en arrière et s'étendent du cartilage
thyroïde aux cartilages aryténoïdes; les deux supérieurs forment la charpente fibreuse des cordes vocales supérieures, les deux inférieurs jouent le même
rôle dans la composition des cordes vocales inférieures.

Les ligaments *thyro-aryténoïdiens supérieurs* s'insèrent, en avant, dans la partie la plus élevée de
l'angle rentrant du cartilage thyroïde, se dirigent

sur les côtés à peu près horizontalement et se fixent, en arrière, à la partie moyenne de la face antéro-externe des cartilages aryténoïdes. — Ils se continuent, en haut, avec la lame fibreuse du vestibule du larynx, en bas, avec la membrane fibreuse qui tapisse les parois des ventricules de Morgagni. — Leur bord interne ou saillant est assez mince ; leur bord externe ou adhérent est épaissi par des couches de tissu conjonctif, des vésicules adipeuses et des glandules muqueuses.

Les ligaments *thyro-aryténoïdiens inférieurs*, plus larges et plus épais que les supérieurs, s'insèrent, en avant, dans la moitié inférieure de l'angle rentrant du cartilage thyroïde, se dirigent en arrière, où ils se terminent en s'insérant à l'apophyse antérieure des cartilages aryténoïdes et à la partie inférieure du bord qui sépare leur face interne de leur face antéro-externe. Les faisceaux fibreux parallèles de ces ligaments sont très-riches en fibres jaunes élastiques et se divisent en trois zones : une interne, une moyenne, une externe. — La zone *interne* ou marginale correspond au bord libre de la corde vocale, procède du corps de l'aryténoïde et n'a aucun rapport avec les fibres musculaires ; elle est composée de fibres élastiques plus fines et plus serrées qu'ailleurs. — La zone *moyenne*, plus large que la précédente, part de la pointe de l'apophyse antérieure de l'aryténoïde, s'incline en bas et en dehors et s'étend jusqu'à la gouttière du ventricule de Morgagni ; elle s'applique sur le faisceau *interne* du muscle thyro-aryténoïdien, auquel elle fournit des points d'insertion. — La zone *externe*, composée d'un tissu fibreux élastique plus foncé, correspond à la partie inférieure du ventricule de Morgagni et fournit des points d'insertion au faisceau externe du muscle thyro-aryténoïdien. Les fibres de cette zone externe établissent la continuité de ce ligament thyro-aryténoïdien inférieur avec la membrane fibreuse élastique qui revêt les parois de la région sous-glottique ou isthme du larynx, et va se fixer au bord inférieur du cartilage cricoïde.

Les muscles du larynx se divisent en *extrinsèques* et *intrinsèques*. Nous n'avons pas à nous occuper des premiers ; les muscles *intrinsèques*, sur lesquels nous fixerons exclusivement notre attention, sont au nombre de neuf : quatre pairs (crico-thyroïdiens, crico-aryténoïdiens latéraux, crico-aryténoïdiens postérieurs, thyro-arythénoïdiens) et un impair (aryténoïdien).

Le muscle *crico-thyroïdien*, court, épais, triangulaire, s'insère inférieurement à la face externe du cartilage cricoïde, sur les parties antérieure et latérale de ce cartilage. En haut, ses fibres s'insèrent sur le bord du cartilage thyroïde qu'elles embrassent et aussi à la portion de la face interne de ce cartilage voisine de son bord inférieur.

Le muscle *crico-aryténoïdien postérieur* s'insère

dans une dépression de la face postérieure du cartilage cricoïde qu'il remplit. Ses fibres se dirigent de
bas en haut et de dedans en dehors pour s'insérer à
l'apophyse externe du cartilage aryténoïde.

Le muscle *crico-aryténoïdien latéral*, est le plus
petit des muscles pairs du larynx ; aplati et triangulaire, il s'insère, en bas, au bord supérieur du cartilage cricoïde ; ses fibres se portent en haut et en
arrière pour se fixer à l'apophyse externe du cartilage aryténoïde, en avant des insertions du muscle
crico-aryténoïdien postérieur.

Le muscle *thyro-aryténoïdien* est logé dans l'épaisseur de la corde vocale inférieure et dans la paroi
externe du ventricule de Morgagni ; il se divise en
trois faisceaux principaux de dimensions et de directions différentes : le faisceau *thyro-aryténoïdien interne*, le faisceau *thyro-aryténoïdien externe* et le
faisceau *ary-syndesmien*.

a. Le faisceau *thyro-aryténoïdien interne* est le
plus inférieur et le plus interne des trois faisceaux
du muscle thyro-aryténoïdien. Logé dans une gouttière formée par le ligament thyro-aryténoïdien inférieur auquel il adhère fortement, il s'insère d'une
part à la partie inférieure de l'angle rentrant du cartilage thyroïde jusqu'au bord inférieur et même à
une portion du bord de ce cartilage, et d'autre part
à la base du cartilage aryténoïde au point où se détache l'apophyse antérieure. — La corde vocale doit

en partie son volume et sa saillie à ce faisceau interne qui est, à proprement parler, le faisceau propre de la corde vocale.

b. Le faisceau *thyro-aryténoïdien externe*, placé en dehors et au-dessus du précédent, s'insère, en avant, dans l'angle rentrant du cartilage thyroïde au-dessus du faisceau interne, et en arrière au bord externe du cartilage aryténoïde. Ce faisceau forme une lame musculaire allongée, aplatie ; il correspond à la partie inférieure du ventricule de Morgagni, auquel il forme une doublure musculaire.

c. Le faisceau *ary-syndesmien* s'insère, en avant, à la partie latérale du ligament crico-thyroïdien moyen (ligament conique). Ses fibres, fortement appliquées contre celles du faisceau externe avec lesquelles elles se confondent en dedans, vont s'insérer, en arrière, à la partie la plus inférieure du bord externe du cartilage aryténoïde, immédiatement au-dessus de l'insertion du muscle crico-aryténoïdien latéral.

On considère comme dépendances du muscle thyro-aryténoïdien des lames musculaires minces, aplaties, dont les unes se détachent du bord externe du cartilage aryténoïde, les autres procèdent de la partie la plus supérieure du faisceau thyro-aryténoïdien externe, et qui se distribuent dans l'épaisseur des parois latérales du vestibule du larynx.

Le muscle *aryténoïdien*, impair et symétrique, remplit l'excavation que présentent les faces posté-

rieures des cartilages aryténoïdes ; il se divise en trois
faisceaux : — deux obliques et postérieurs ; — un
transversal et antérieur. — Les faisceaux obliques
naissent, de chaque côté, de la portion postérieure de
l'apophyse externe de ce cartilage aryténoïde, se
portent obliquement en dedans et en haut, s'entre-
croisent en X sur la ligne médiane, et s'insèrent en
haut au sommet du cartilage aryténoïde du côté opposé. — Le faisceau transverse est le plus volumineux ;
il s'étend transversalement du bord externe de l'un
des cartilages aryténoïdes au bord externe de l'autre.

Les muscles intrinsèques du larynx sont animés
par deux branches du nerf pneumo-gastrique : le
nerf laryngé supérieur et le nerf laryngé inférieur ou
récurrent. — Le laryngé supérieur ne fournit qu'aux
muscles crico-thyroïdiens ; le laryngé inférieur ou
récurrent fournit des rameaux à tous les autres
muscles intrinsèques.

La muqueuse du larynx est lisse, d'un blanc rou-
geâtre, dépourvue de papilles, recouverte d'un épithélium à *cils vibratiles*. Il est à remarquer que,
sur la portion de la muqueuse qui tapisse le bord
libre des cordes vocales inférieures, l'épithélium *vi-
bratile* fait défaut et est remplacé par un épithélium
pavimenteux. — Cette muqueuse est appliquée sur
la membrane fibreuse élastique et lui est unie d'une
manière très-intime. Nous devons, à ce sujet, signa-

er un fait important, dont les préparations de M. le professeur Sappey nous ont permis de vérifier l'exactitude : *sur le bord libre et tranchant de ce ruban vocal, la muqueuse est blanche, demi-transparente et lâchement unie aux fibres ligamenteuses sous-jacentes.* L'observation permet d'ailleurs de constater que, dans cette région, le degré d'adhérence de la muqueuse et des fibres élastiques sous-jacentes varie beaucoup avec les sujets.

Les *cordes vocales inférieures*, les seules qui méritent la dénomination de *vocales*, ne sont pas uniquement formées par les trois faisceaux de tissu fibreux élastique du ligament thyro-aryténoïdien inférieur, recouverts par la membrane muqueuse. Elles contiennent, en outre, dans leur épaisseur, et engaîné par le ligament thyro-aryténoïdien, le faisceau interne du muscle thyro-aryténoïdien qui en constitue la masse presque tout entière. La corde vocale a la figure d'un prisme triangulaire, dont la face externe ou adhérente se confond avec les divers faisceaux du muscle thyro-aryténoïdien. Ses deux autres faces sont libres : la supérieure est horizontale et regarde directement en haut ; la face inférieure est oblique, regarde en bas et en dedans. — Le bord libre de la corde vocale d'un côté regarde, en dedans, le bord libre de la corde vocale du côté opposé. — Cette constitution, en partie ligamenteuse et fibreuse, en

GAVARRET.   21

partie musculaire, de la véritable corde vocale est de la plus haute importance. De la considération du rôle de chacun de ces deux éléments du ruban vocal dans l'acte de la phonation, nous pourrons déduire la solution des questions restées longtemps obscures et litigieuses.

La fente dirigée d'avant en arrière, de l'angle rentrant du cartilage thyroïde au muscle aryténoïdien, et circonscrite latéralement par les apophyses antérieures des cartilages aryténoïdes et les bords libres des deux cordes vocales, prend le nom de *glotte*. — On réserve le nom de glotte *interligamenteuse* à la partie antérieure de cette fente, comprise entre les bords libres des deux cordes vocales ; la glotte *intercartilagineuse* est la partie postérieure de cette fente, circonscrite par les apophyses antérieures des deux cartilages aryténoïdes.

Au point de vue du mécanisme de la phonation, la fonction principale des ventricules de Morgagni est de rendre les bords des cordes vocales indépendants et de leur permettre de vibrer librement.

L'action des muscles intrinsèques du larynx est fort importante ; elle a été étudiée avec beaucoup de soin par les physiologistes et surtout par M. Longet, dont les expériences ont éclairé d'une vive lumière les points les plus obscurs et les plus controversés de cette intéressante question.

Les muscles *crico-thyroïdiens*, en se contractant,
font exécuter au cartilage cricoïde un mouvement
de bascule, en vertu duquel ce cartilage *s'élève*, en
avant, vers le bord inférieur du thyroïde, tandis que
sa partie postérieure et supérieure, rejetée en arrière,
s'éloigne de l'angle rentrant du thyroïde, entraînant
avec elle les deux cartilages aryténoïdes et exerçant
une traction longitudinale sur les cordes vocales.
— Ces muscles sont *tenseurs des cordes vocales*.

Le muscle *aryténoïdien*, lorsqu'il se contracte,
entraîne les deux cartilages aryténoïdes l'un vers
l'autre, de telle sorte que leurs faces internes se rapprochent en même temps que leurs apophyses antérieures et les points d'insertion des deux cordes
vocales. Ce muscle est un *constricteur* de la glotte et
surtout de la glotte intercartilagineuse. — Ce muscle
a aussi évidemment pour fonction de fixer, dans une
position déterminée, les cartilages aryténoïdes très-
mobiles autour de leurs articulations.

Les muscles *crico-aryténoïdiens latéraux*, en raison de leurs insertions, agissent sur les cartilages
aryténoïdes en leur faisant exécuter, dans leurs articulations cricoïdiennes, un mouvement de rotation
en vertu duquel leurs apophyses antérieures sont por-
tées en dedans. — Ces muscles sont *constricteurs* de la
glotte et spécialement de la glotte interligamenteuse.

Les muscles *crico-aryténoïdiens postérieurs* sont
antagonistes des précédents. Ils impriment aux car-

tilages aryténoïdes un mouvement de rotation qui
entraîne en dehors leurs apophyses antérieures. —
Ces muscles sont *dilatateurs* de la glotte dans toute
son étendue et, en même temps, *tenseurs* des cordes
vocales.

Les muscles *thyro-aryténoïdiens* ont une action
complexe. — Supposons que ces muscles se con-
tractent *seuls*, tous les autres étant en relâchement.
Par leurs faisceaux internes et ary-syndesmiens, ils
entraînent, en avant et en dedans, les cartilages aryténoïdes; ils attirent aussi en avant la face postérieure
du cartilage cricoïde, en surmontant la résistance du
ligament *conique;* dans ce cas, les muscles thyro-
aryténoïdiens *resserrent la glotte* et *raccourcissent* les
cordes vocales, en même temps que le gonflement de
leurs faisceaux *internes contractés* augmente l'épaisseur des rubans vocaux et modifie les conditions de
leurs vibrations. — Mais, lorsque déjà le cartilage
cricoïde par les muscles crico-thyroïdiens, et les
cartilages aryténoïdes par les muscles aryténoïdien
et crico-aryténoïdiens sont placés et solidement
maintenus dans une position fixe, les effets de la
contraction des muscles thyro-aryténoïdiens sont
tout autres. Les cordes vocales sont *tendues* par
pression latérale et *rendues plus élastiques* par le
gonflement et le durcissement du corps du faisceau
interne de chacun des muscles thyro-aryténoïdiens;
ces faisceaux, en s'associant à leur mouvement

vibratoire, exercent une grande influence sur l'intensité et le timbre du son rendu. Les fibres des autres faisceaux et des lames accessoires des muscles thyro-aryténoïdiens augmentent la rigidité et l'élasticité des parois des ventricules de Morgagni et du vestibule du larynx, et favorisent la résonnance de ces cavités. — Ajoutons que, dans tous les cas, la contraction des portions inférieures des muscles thyro-aryténoïdiens a pour effet de rétrécir la région sous-glottique du larynx, l'isthme du larynx.

Les physiologistes ont eu recours aux vivisections, pour déterminer le siége précis de la formation de la voix dans le larynx. Les expériences tentées sur les chiens leur ont permis d'établir que l'épiglotte, les ligaments thyro-aryténoïdiens supérieurs et même les ventricules peuvent être enlevés, sans que l'animal perde la faculté d'émettre un son. — La partie postérieure ou *intercartilagineuse* de la glotte reste exactement fermée pendant l'émission du son; la voix, au contraire, est complétement abolie si l'on ferme la partie antérieure ou *interligamenteuse* de la glotte, ou si l'on fait subir des altérations aux bords libres des cordes vocales.

L'appareil générateur du son est donc constitué par les lèvres de la glotte interligamenteuse, par les cordes vocales; il est mis en jeu par le courant d'air qui traverse la glotte pendant le mouvement d'expi-

ration. « Mais, dit M. Longet, le son produit par le
» larynx réduit aux cordes vocales inférieures ne
» ressemble plus à la *voix normale*. Toutefois si,
» dans ce cas, comme je l'ai fait avec A. Masson
» sur différents mammifères, on place au-dessus de
» la glotte un tube de même dimension que le la-
» rynx et de longueur telle qu'il puisse donner la
» série des sons produits par l'animal, aussitôt les
» caractères de la voix reparaissent. » Ces faits nous
montrent que les parties sus-glottiques du canal
aérien ne jouent aucun rôle ni dans la production ni
dans la hauteur du son rendu, mais exercent une
influence considérable sur son timbre et son intensité.

Véritables organes de la production du son, les
cordes vocales jouent, dans le larynx, le rôle d'anches membraneuses. Comme le cor, le trombone,
la trompette, etc., etc. (page 295), le larynx est un
instrument à anche. — Sous l'influence du courant
d'air qui traverse la glotte pendant l'expiration, les
cordes vocales vibrent et leurs vibrations déterminent des interruptions régulièrement périodiques du
courant d'air excitateur, analogues à celles dont
s'accompagne la rotation du disque de la sirène.
L'intensité du son rendu est hors de proportion avec
l'ébranlement qu'en raison de leur faible étendue
les cordes vocales peuvent communiquer à l'air.
Sous l'influence des vibrations des cordes vocales,
le courant d'air de l'expiration traverse la glotte par

pulsations périodiques; le son du larynx, comme celui de tous les instruments à anche, rigide ou membraneuse, est produit par le mouvement vibratoire que ces pulsations aériennes communiquent à la masse gazeuse ambiante.

Nous avons vu (pages 296 et 302) que, dans le cor, la trompette, etc., etc., les variations de densité de la colonne d'air autour de l'embouchure sont trop considérables pour que les lèvres de l'instrumentiste puissent vibrer librement, sous la seule influence de leur élasticité. Dans ces instruments, la hauteur du son rendu est réellement commandée par la longueur du tube. En modifiant la forme et la tension de ses lèvres, l'instrumentiste rend concordants les mouvements vibratoires de l'anche et de la colonne d'air du tuyau; il n'obtient d'autre résultat que de faciliter l'émission du son propre qu'il veut obtenir, sans influer sur sa hauteur.

Les choses ne se passent pas ainsi dans le larynx. Constituées par des faisceaux puissants de tissu fibreux très-résistant et très-élastique et par des faisceaux musculaires raidis par la contraction, les cordes vocales participent aux propriétés des anches métalliques des tuyaux d'orgue, résistent énergiquement aux actions extérieures. D'autre part, les parois du pharynx, de la bouche et des fosses nasales sont trop molles pour que les vibrations sonores de l'air dans ces cavités, puissent déterminer des pressions considérables dans la région sus-glottique et imposer, aux cordes vocales, un mouvement vibratoire différent de celui qui résulte de leur tension et de leur élasticité propre. Enfin la caisse de résonnance, représentée par la bouche, le pharynx et les fosses nasales, est trop courte et trop largement ouverte pour exercer une influence essentielle sur la hauteur du son. — L'élasticité propre des cordes vocales et leur tension commandent donc la *période* de leur mouvement vibratoire et la hauteur du son rendu par le larynx.

Dans une très-belle série de recherches, Muller (1) a montré que, sous l'influence de l'action des muscles intrinsèques du larynx, les cordes vocales subissent des modifications suffisantes, pour leur permettre d'exécuter les mouvements vibratoires correspondants aux divers sons de la voix humaine, dans toute son étendue. L'éminent physiologiste a expérimenté sur des larynx humains ; nous nous contenterons de rapporter ici les résultats les plus importants de son travail.

Tant que la tension des cordes vocales et la force du souffle sont maintenues les *mêmes*, le son rendu conserve la *même hauteur*. — Lorsque les bords des cordes vocales s'entre-choquent acciden-

_____

(1) *Manuel de physiologie*, traduction de Jourdan. Paris, 1845, 4ᵉ édition, t. II, page 164.

tellement, il se forme *quelquefois* des nœuds de vibration et le son rendu devient tout à coup beaucoup plus aigu. — N'est-ce pas là une explication naturelle de la production de ces sons aigus et discordants que laissent, involontairement et trop souvent, échapper les chanteurs peu expérimentés ?

Des cordes vocales *très-courtes* peuvent rendre des sons *graves*, pourvu qu'elles soient complétement *détendues*. — Par opposition, des cordes vocales *longues*, quand elles sont *fortement tendues*, rendent des sons *aigus*. — On peut donc, en réglant convenablement la tension, obtenir des sons de même hauteur avec des cordes vocales courtes et avec des cordes vocales longues. — Pour se rendre compte de l'étendue d'une voix, il faut donc tenir compte à la fois de la longueur des cordes vocales et de la puissance de leurs muscles tenseurs.

Lorsque la partie intercartilagineuse de la glotte est fermée et que les cartilages aryténoïdes sont fixés, les cordes vocales sont très-faiblement tendues et seulement par l'élasticité du ligament crico-thyroïdien moyen ; si l'on coupe ce ligament, les cordes vocales se détendent complétement et rendent des sons plus graves. — Ce résultat de l'expérience est d'accord avec cet autre fait bien connu : en pressant le cartilage thyroïde d'avant en arrière, on parvient à émettre des notes plus graves que les sons les plus bas de la voix normale.

Le son rendu *monte* à mesure que la tension des cordes vocales augmente. Mais les hauteurs constatées ne sont pas proportionnelles aux racines carrées des poids tenseurs; elles sont généralement inférieures d'un *demi-ton* et même de plus d'un *ton* entier aux indications théoriques. — Ce désaccord s'explique très-bien par cette circonstance que l'action des poids tenseurs ne s'épuise pas tout entière sur les cordes; une partie est employée à surmonter des résistances passives. Sous l'influence d'un poïds tenseur un peu fort, les cordes vocales éprouvent nécessairement un allongement qui contribue, pour sa part, à *baisser* le ton et à rendre le désaccord plus sensible.

La tension des cordes vocales restant la même, la force plus grande du souffle élève le son rendu d'une *quinte* et même plus. — Les cartilages auxquels sont fixées les cordes vocales sont mobiles sur leurs articulations; sous l'influence d'une plus forte pression intérieure, ils peuvent obéir, ainsi que les tissus mous dont la glotte est entourée, à un mouvement d'écartement dont la conséquence nécessaire est une tension plus forte des cordes vocales; cette circonstance nous paraît de nature à rendre compte de l'élévation qu'éprouve le son rendu, quand la pression augmente dans la région sous-glottique. — Quoi qu'il en soit, cette influence de la force du souffle rend très-difficile le passage du *piano* au *forte* et réciproquement, sur une même note. Pour que sa voix ne *détonnât* pas, le chanteur devrait nécessairement *relâcher* les muscles tenseurs des cordes vocales à mesure qu'il *renfle* le son, en expirant avec plus de force ; il devrait, au contraire, *augmenter* la tension des rubans vocaux, à mesure que la force du souffle et l'intensité du son s'affaiblissent, s'il n'existait pas dans le larynx un autre moyen d'opérer la compensation et de maintenir le ton.

D'une série de nombreuses et importantes expériences, Muller a déduit cette conséquence que les variations de forme et de dimensions de l'isthme du larynx, résultat de l'état de contraction des portions inférieures des muscles thyro-aryténoïdiens, opèrent ou du moins facilitent beaucoup la compensation, dans le passage du *piano* au *forte* et réciproquement. « Si par la faiblesse du souffle (1), dit-il, le son de» vient plus grave pour le *piano*, le rétrécissement » de l'isthme inférieur de la glotte le rend plus aigu, » et si la force du souffle le rend plus aigu pour le » *forte*, l'élargissement de l'isthme doit le rendre » plus grave. » A l'appui de cette proposition, Muller invoque les résultats de ses recherches sur les tuyaux à anche ; toutes choses égales d'ailleurs, l'expérience montre qu'il suffit de rétrécir l'extrémité supérieure du porte-vent de ces tuyaux pour hausser le ton du son rendu.

(1) *Loco citato*, page 196.

L'épiglotte, les cordes vocales *supérieures*, les ventricules de Morgagni, la voûte du palais, les fosses nasales, en un mot toutes les parties situées au-dessus des cordes vocales *inférieures*, ne sont nécessaires ni à la production des sons de *poitrine*, ni à celle des sons de *fausset*. — Les ventricules de Morgagni ne servent évidemment qu'à rendre les cordes vocales libres en dedans, afin que leurs vibrations ne soient pas gênées. — Lorsqu'on abaisse l'épiglotte sur l'orifice supérieur du larynx, le son devient à la fois plus *sourd* et un peu *plus grave* ; Muller pense qu'on produit, avec la base de la langue, un abaissement semblable de l'épiglotte, lorsqu'on veut produire des sons très-graves de basse-taille.

En résumé, de ses expériences instituées et conduites avec tant de soin, Muller a déduit que l'organe vocal de l'homme est fondamentalement constitué par les lèvres ligamenteuses de la glotte fonctionnant comme une anche double ; le double tuyau surajouté à l'organe vocal, le tube buccal et le tube nasal, n'exerce aucune influence sur la hauteur du son rendu, mais, comme caisse de résonnance, il lui donne de l'éclat. — Nous verrons plus bas qu'en renforçant certains harmoniques du son rendu, ce tuyau exerce une influence considérable sur le timbre de la voix.

Le laryngoscope permet d'étudier directement les

phénomènes dont le larynx est le siége pendant l'émission du son. On constate ainsi que la glotte *intercartilagineuse* est fermée (1) et que les cordes vocales exécutent, *dans toute leur longueur*, des vibrations régulières, très-sensibles surtout dans les notes graves de poitrine. En général, l'ouverture de la glotte *interligamenteuse* se trouve entièrement fermée et le courant d'air est complétement interrompu chaque fois que les lèvres de la glotte se meuvent vers le bas du larynx. On est frappé de la précision avec laquelle s'opère cette occlusion de la glotte. Cependant l'émission du son, surtout des notes graves, est compatible avec un certain degré d'écartement des bords des cordes vocales; mais, si l'ouverture de la glotte est trop considérable, le courant d'air, quelle que soit sa vitesse, n'ébranle pas les rubans vocaux. Son passage est accusé par un simple bruit de frottement, sans qu'il y ait un véritable son rendu.

Si la partie *postérieure, intercartilagineuse* de la glotte ne prend pas une part directe à la production du son, elle joue cependant un rôle d'une certaine importance dans l'acte de la phonation. Les apophyses antérieures des cartilages aryténoïdes sont

(1) L'occlusion permanente de la partie *intercartilagineuse* de la glotte pendant l'émission de la voix est généralement admise par les physiologistes; nous devons dire cependant que, d'après M. Donders, cette partie *intercartilagineuse* de la glotte participe, dans des conditions que nous préciserons plus loin, au mouvement vibratoire des lèvres de la glotte *interligamenteuse*.

accolées l'une contre l'autre ou du moins très-rapprochées, et la glotte *intercartilagineuse* est complétement ou à peu près complétement fermée. Cette disposition permet au chanteur de régler, au moyen des muscles expirateurs, le degré de pression que la colonne d'air peut atteindre dans la trachée-artère et exercer sur la face inférieure des rubans vocaux; toutes choses égales d'ailleurs, plus la pression est considérable, plus le son rendu a d'intensité et d'éclat.

En promenant la main au-dessus et au-dessous de la région claviculaire, il est facile de s'assurer que la trachée, les parois thoraciques, et par suite l'air des cavités respiratoires sous-laryngées, vibrent pendant l'émission du son. Le tube trachéal et la cavité thoracique constituent une véritable caisse de résonnance qui renforce le son laryngé. — Il est d'observation que, généralement chez les chanteurs, l'émission d'une note grave s'accompagne d'un *abaissement* du larynx et d'un *raccourcissement* de trachée, tandis que le larynx *s'élève* et la trachée *s'allonge* dans l'émission d'une note aiguë. Partant de ce fait, quelques physiologistes ont voulu assimiler la trachée au porte-vent des tuyaux à anche des jeux d'orgue; pour eux, ces variations de longueur seraient destinées à harmoniser le son propre de la trachée avec celui de l'anche glottique. Tout dépose contre la réalité de cette adaptation; en effet, le

sens des mouvements constatés du larynx est en opposition complète avec le rôle assigné à la trachée
qui devrait, contrairement au fait observé, *s'allonger*
dans l'émission des notes graves et *se raccourcir*
dans l'émission des sons aigus. D'ailleurs la trachée
est éminemment extensible et nous avons vu (p. 299)
qu'il suffit de rendre extensible une portion du porte-
vent rigide d'un tuyau à anche, pour annuler complétement l'influence de la longueur de ce porte-vent
sur le mouvement vibratoire de l'anche. Enfin, comment attribuer aux mouvements d'abaissement et
d'élévation du larynx une influence sur le ton du
son rendu, lorsque l'on sait que, sans déplacer le
larynx, un chanteur peut vocaliser et émettre successivement tous les sons compris dans la portion de
l'échelle musicale correspondante à l'étendue de sa
voix ? — Ces mouvements de déplacement du larynx
du chanteur, déterminés par le jeu des muscles
extrinsèques de l'organe, ont cependant leur utilité ;
ils ne sont pas nécessaires, mais ils facilitent l'émission du son, en favorisant l'adaptation de l'état des
cordes vocales au ton de la note rendue.

La voix humaine, surtout celle de l'homme, peut se
modifier de manière à parcourir deux *registres* de sons
bien distincts spécialement par leur timbre : — le
registre des *sons de poitrine*, dont on use à peu près
exclusivement dans la voix parlée ; — le registre des

sons de fausset ou *de tête*. — Superposés dans une partie de leur étendue, ces deux registres se dépassent mutuellement : le registre de poitrine du côté des sons graves ; le registre de fausset du côté des sons aigus. Certains chanteurs très-exercés peuvent, sans reprendre haleine, émettre quelques notes successivement en voix de poitrine et en voix de fausset. Généralement les ténors passent au fausset au-dessus du *la*₃ (870 vibrations). Chez les femmes, la différence est rarement bien prononcée entre les sons de ces deux registres. — Dans la région de l'échelle musicale qui leur est commune, les sons de ces deux registres se distinguent seulement par leur timbre qui, chez beaucoup de sujets, est très-différent. Par l'exercice, ces différences de timbre peuvent être considérablement affaiblies, mais jamais complétement supprimées ; le grand art du chanteur consiste à rendre aussi peu saisissable que possible le passage d'un registre à l'autre.

Le fait est aujourd'hui incontestable, et, sur ce point, il y a accord complet entre les résultats des expériences tentées sur des larynx humains et ceux des observations laryngoscopiques.

Dans la voix de poitrine, les cordes vocales vibrent dans *toute leur longueur et toute leur épaisseur ;* le mouvement vibratoire s'étend à la fois aux ligaments fibreux, aux membranes qui y tiennent et aux muscles thyro-aryténoïdiens.

A l'appui de cette proposition, nous devons citer le passage suivant emprunté à M. Helmholtz (1).
« Indépendamment, dit-il, de la modification de
» tension des cordes vocales, tension qui peut être
» augmentée non-seulement par l'écartement de
» leurs points d'attache sur les cartilages du gosier,
» mais aussi par la *contraction volontaire* des fibres
» musculaires qu'elles contiennent, l'épaisseur de
» ces cordes vocales paraît aussi pouvoir se modifier.
» Au-dessous des fibrilles particulièrement élasti-
» ques de ces cordes se trouve un tissu très-mou,
» humide, qui, vraisemblablement, joue un rôle dans
» la voix de poitrine, en chargeant les corps élasti-
» ques et en ralentissant leurs vibrations. »

Le son le plus grave que Muller ait pu faire rendre à un larynx humain, en détendant les cordes vocales, est le *si₁* ; ce son avait tous les caractères d'un son de *poitrine*. Avec un relâchement plus considérable, l'air s'écoulait silencieusement à travers la glotte, sans faire vibrer les cordes vocales. Il fixa, en arrière, le cartilage cricoïde et les aryténoïdes rapprochés de manière à obturer la glotte intercartilagineuse, puis il exerça une traction d'arrière en avant sur le thyroïde, de manière à tendre les cordes vocales longitudinalement. En augmentant graduellement la traction, il fit graduellement monter le son rendu

(1) *Loc. cit.*, page 133.

GAVARRET. 22

par le larynx jusqu'au si_2; dans l'étendue de cette octave, le son rendu conserva les caractères du son *de poitrine*. — Avec des tractions plus considérables, il obtint des sons de plus en plus élevés; mais, à partir du si_2, les sons rendus changèrent subitement de timbre et prirent les caractères des sons *de fausset*. — Il est à remarquer que, dans cette expérience, les cordes vocales étaient soumises à une traction purement et exclusivement *longitudinale*, telle que peut la produire la contraction des muscles crico-thyroïdiens et crico-aryténoïdiens postérieurs, sans participation aucune des muscles thyro-aryténoïdiens.

Au moyen de deux plaques appliquées des deux côtés de l'isthme du larynx, un peu au-dessous du niveau des cordes vocales, Muller exerça une légère pression, de manière à *rétrécir* la partie la plus supérieure de cet isthme, sans d'ailleurs comprimer les rubans vocaux. Le larynx ainsi préparé rendit des sons de *poitrine* beaucoup plus élevés que le si_2. Il est évident qu'un effet analogue de rétrécissement de la partie supérieure de l'isthme peut être produit sur le vivant par la contraction des parties infé-rieures des muscles thyro-aryténoïdiens, qui tapissent les parois de la portion sous-glottique de la cavité laryngée.

L'éminent physiologiste a analysé, d'une manière bien remarquable, les fonctions de ce muscle thyro-

aryténoïdien. — « Le muscle thyro-aryténoïdien (1),
» dit-il, a encore de l'importance sous un autre point
» de vue. Il ne se borne pas à revêtir l'isthme qui
» conduit à la glotte et à agir comme un obtura-
» teur de ce point du porte-vent ; il s'étend aussi
» sur la partie latérale des cordes vocales, avec les
» fibres externes desquelles les siennes sont inti-
» mement entremêlées, puis sur les côtés du ven-
» tricule de Morgagni, de sorte qu'en se contractant,
» il peut *peser* sur les membranes qui vibrent simul-
» tanément avec les cordes vocales et sur celles-ci
» elles-mêmes, d'où résulte une élévation du son,
» comme je l'ai fait voir en parlant des languettes
» de caoutchouc. Enfin, il peut changer la tension
» des cordes vocales, puisque ses fibres entrent dans
» la texture de leur contour extérieur. Quand le
» muscle se contracte, une corde vocale, même
» détendue, ainsi qu'elle doit l'être pour produire
» les sons graves de poitrine, devient un peu plus
» rigide. Cette action de sa part sur les cordes relâ-
» chées ressemble à celle que le sphincter de la bouche
» exerce sur la tension des lèvres chez l'homme qui
» sonne de la trompette. On voit que l'élasticité des
» lèvres de la glotte ne dépend pas seulement de la
» tension des cordes vocales, tant en avant qu'en
» arrière, mais qu'elle tient encore au degré de

(1) *Loc. cit.*, page 175.

» tension de leur pourtour musculeux. Les lèvres
» de la glotte ne se bornent pas aux ligaments
» élastiques; elles sont, de plus, ligamenteuses
» et élastiques en dedans, musculeuses en de-
» hors. »

Pour obtenir les effets de l'action simultanée des
muscles crico-thyroïdiens et crico-aryténoïdiens postérieurs d'une part, et des muscles thyro-aryténoïdiens d'autre part, Muller combina la traction longitudinale avec la compression latérale. — Dans l'état
de *maximum* de détente des cordes vocales compatible avec l'émission du son, un larynx rendait le
son de *poitrine* ut_2; avec la traction longitudinale
seule, le son rendu s'éleva graduellement d'une
octave jusqu'à ut_3, en conservant les caractères des
sons de *poitrine*. En continuant à employer *exclusivement* la traction longitudinale, il fut impossible de
franchir cette limite sans passer au registre de *fausset*.
Mais, si l'on venait alors à exercer une pression
latérale à la fois dans la *région des cordes vocales* et
au-dessous de cette région, les sons de *poitrine* supérieurs à ut_3 sortaient sans difficulté et s'élevaient
d'autant plus que la compression croissait davan-
tage. La voix de poitrine put ainsi être étendue d'une
octave entière jusqu'à l'ut_4. — Il est à remarquer
que, sur ce larynx, le son de *fausset* le plus bas
apparaissait déjà au $la_2^\sharp$ avant l'ut_3, sous l'influence
de la traction longitudinale seule; tandis que la

compression latérale excluait tous les sons de *fausset* jusqu'à l'*ut₄*.

Ces expériences de Muller sont très-précieuses en ce qu'elles permettent de constater des phénomènes qui échappent complétement à l'investigation laryngoscopique. Elles établissent nettement que :

Au-dessus d'une région de l'échelle musicale déterminée et variable avec les sujets, la contraction des muscles thyro-aryténoïdiens doit se joindre à la contraction des muscles crico-thyroïdiens et crico-aryténoïdiens postérieurs, pour que les sons rendus conservent les caractères des sons du registre de *poitrine*.

La tension longitudinale des cordes vocales, résultant de la contraction des muscles crico-thyroïdiens et crico-aryténoïdiens postérieurs, ne doit pas dépasser des limites déterminées, pour que le son rendu appartienne au registre de *poitrine*. Dans les sons de *poitrine* les plus *élevés*, l'excès de tension des cordes vocales est exclusivement produit par la pression latérale résultant de la contraction des muscles thyro-aryténoïdiens.

L'observation laryngoscopique confirme et complète les notions fournies par les expériences tentées sur des larynx humains *séparés* et disposés de manière à rendre un son sous l'influence d'un courant d'air. Le laryngoscope, en effet, montre que, dans la voix de poitrine, les cordes vocales vibrent dans

toute leur longueur et dans toute leur épaisseur ;
il permet, en outre, de constater qu'à mesure que
le son émis s'élève, la tension des cordes vocales
augmente et la glotte véritable, l'espace compris
entre les bords libres des rubans vocaux, se rétrécit
graduellement.

Muller a constaté que, dans les sons de *fausset*
comme dans les sons de *poitrine*, les cordes vocales
vibrent dans *toute leur longueur*.

Reprenant une proposition déjà avancée et soutenue par Lehfeldt, Muller donne l'explication suivante de la production des sons de *poitrine* et des
sons de *fausset :* — Dans les sons de *poitrine*, la
corde vocale vibre dans *toute son épaisseur ;* le *bord
libre* de la corde vocale entre *seul* en vibration dans
les sons de fausset.

Ce partage de la corde vocale en deux portions,
l'une vibrante et l'autre immobile, a soulevé beaucoup d'objections et n'a pas été généralement adopté
par les physiologistes. On ne comprenait pas que,
sur le ruban vocal, pût s'établir une ligne *nodale*
parallèle à son bord libre et limitant le mouvement
vibratoire à sa partie marginale.

M. Donders a repris l'étude de cette question,
dans deux publications importantes (1). Déduite
d'une série d'expériences et d'observations très-

(1) *De Physiologie der spraakklanken*, 1870, page 9. — *De
Menschelijke stem*, page 7.

précises, l'explication fournie par l'éminent professeur d'Utrecht, de la production des sons de *poitrine* et des sons de *fausset*, concorde avec les données positives de l'anatomie et de la physiologie ; elle nous paraît devoir être prise en très-sérieuse considération.

Dans la voix de poitrine, les cordes vocales sont tendues par les muscles crico-thyroïdiens et crico-aryténoïdiens postérieurs ; de plus, les muscles thyro-aryténoïdiens sont contractés. Le mouvement vibratoire s'étend à toute la *longueur* et à toute l'*épaisseur* de la corde vocale, composée du ruban vocal fibreux et du faisceau interne du muscle thyro-aryténoïdien, durci et rendu élastique par la contraction.

Dans la voix de fausset, la corde vocale est toujours tendue par les muscles crico-thyroïdien et crico-aryténoïdien postérieur, mais le muscle thyro-aryténoïdien ne *se contracte pas*. Elle continue à vibrer dans toute sa *longueur*, mais le mouvement vibratoire se localise dans le ruban vocal fibreux et n'envahit pas le faisceau interne, relâché et sans élasticité, du muscle thyro-aryténoïdien.

Il n'y a rien que de très-simple et de très-naturel dans ce partage de la corde vocale en deux parties qui, suivant l'état de contraction ou de relâchement des fibres musculaires, sont ensemble entraînées dans un même mouvement vibratoire ou s'isolent l'une de l'autre.

En effet, dans l'acte de la phonation, l'action du courant d'air s'exerce directement sur le ruban vocal fibreux, dont le mouvement vibratoire s'étend nécessairement au faisceau interne du muscle thyro-aryténoïdien, lorsque cette dernière portion musculaire de la corde vocale acquiert de l'élasticité par le fait de sa contraction. Mais, par contre, le mouvement vibratoire se localise nécessairement dans la partie fibreuse de la corde vocale, quand le faisceau interne du muscle thyro-aryténoïdien est relâché et dépourvu d'élasticité. — Sous l'influence d'une même tension, le ruban fibreux, *vibrant seul*, rend nécessairement un son plus élevé que lorsqu'il est *alourdi* par la partie musculaire contractée de la corde vocale ; en voix de fausset, le chanteur peut donc aborder des régions de l'échelle musicale interdites à sa voix de poitrine. — Le registre de fausset et le registre de poitrine peuvent avoir des notes communes ; en effet, une légère détente du ruban fibreux, déterminée par le jeu des muscles crico-thyroïdien et crico-aryténoïdien postérieur, suffit pour compenser l'effet de l'allégement de la corde vocale, conséquence nécessaire du relâchement du faisceau interne du muscle thyro-aryténoïdien ; seulement, le maintien de la hauteur du son rendu, dans ce passage d'un registre à l'autre, est très-difficile, parce qu'il exige le concours d'un grand nombre de muscles. — Enfin, on comprend facilement que le timbre d'un son rendu par la corde vocale vibrant dans toute son épaisseur, doit différer de celui du son dû au mouvement vibratoire localisé dans la partie fibreuse de cette corde. — Ajoutons qu'au moment où il passe du registre de la voix de poitrine au registre de la voix de fausset, le chanteur éprouve une sensation de *détente*, qui accuse évidemment un relâchement d'une partie de l'appareil musculaire du larynx.

L'explication fournie par M. Donders de la production des sons de poitrine et des sons de fausset a donc le double avantage de s'appuyer sur la constitution, à la fois fibreuse et musculaire, de la corde vocale et, en même temps, de rendre compte de toutes les particularités qui distinguent les sons de ces deux registres de la voix humaine. A ce double titre, cette explication se recommande d'une manière toute spéciale à l'attention des physiologistes. — Cependant, de très-bons observateurs professent que, dans la voix de fausset, la corde vocale ne vibre que dans *une partie de sa longueur* et que la partie vibrante se *raccourcit* à mesure que le ton s'élève. Il y a là une question de fait dont l'observation peut seule fournir la solution. — Évidemment, dans le passage de la voix de poitrine à la voix de fausset, la glotte se *rétrécit* ; le laryngoscope permet encore de constater que la fente glottique devient graduellement plus étroite à mesure que le ton s'élève. On voit nettement les cordes vocales vibrer vers le milieu de leur longueur; mais, avec quelque soin que nous ayons répété nos observations, il nous a été impossible de constater qu'une partie de la longueur des rubans vocaux reste *immobile* et ne participe pas au mouvement vibratoire générateur du son.

Les recherches si intéressantes et si précises de Muller ont établi que, sur un larynx humain détaché du corps et dont les ligaments thyro-aryténoïdiens *supérieurs* ont été enlevés, la production des sons de *fausset* est possible aussi bien que celle des sons de *poitrine*. C'est donc, en réalité, dans la glotte que sont engendrés les sons de ces deux registres. Dès lors, il n'y a pas lieu de tenir compte des théories qui rapportent la production des sons de *fausset* au mouvement vibratoire des parties sus-glottiques des voies aériennes. Nous n'avons pas l'intention de passer ici en revue les nombreuses explications qui ont été proposées de la production des sons de fausset; cette étude nous paraît plus convenablement placée dans la note spéciale consacrée à l'historique de la théorie de la phonation.

La partie postérieure et intercartilagineuse de la glotte est considérée par les physiologistes comme exclusivement respiratoire et ne jouant aucun rôle actif dans la phonation. M. Donders ne partage pas cette opinion; il précise les circonstances dans les-

quelles le mouvement vibratoire générateur du son
s'étendrait à la glotte intercartilagineuse. « Dans la
» voix de poitrine, dit-il, aussi bien que dans la voix
» de fausset, on *voit* les vibrations, pour les sons
» *élevés*, se limiter à la *glotte proprement dite*, tan-
» dis qu'elles s'étendent, pour les sons *graves*, aux
» *apophyses antérieures* des cartilages aryténoïdes. »
Quelque grande que soit l'autorité du savant professeur d'Utrecht, il serait désirable que de nouvelles observations laryngoscopiques vinssent mettre
hors de doute et démontrer la réalité de cette extension du mouvement vibratoire des rubans vocaux
aux bords *élastiques* de la glotte intercartilagineuse.
Nous devons d'ailleurs faire observer que cette
extension du mouvement vibratoire n'est pas, en
elle-même, inadmissible ; en effet, on comprend que
dans l'émission des sons *graves*, les apophyses antérieures des cartilages aryténoïdes, quoique très-
rapprochées, *ne se touchent pas* et s'associent aux
vibrations des rubans vocaux ; c'est par un mode
de transmission analogue que, dans le violon et le
violoncelle, les vibrations de la corde attaquée par
l'archet envahissent les parties solides de l'instrument. Ce serait sans doute un cas fort intéressant
de mouvement vibratoire par communication ; mais
la hauteur du son rendu resterait, comme toujours,
réglée par les rubans vocaux ; car le mouvement
vibratoire, en se propageant des cordes vocales aux

apophyses antérieures des cartilages aryténoïdes, ne change pas de période.

On a beaucoup discuté sur l'origine du timbre *na-sillard* de la voix. M. Biot en a fourni une explication inacceptable : il admet que, dans l'émission ordinaire de la voix, l'air *s'échappe seulement par la bouche,* tandis que, chez les sujets qui *parlent du nez,* l'air s'échappe à la fois par *la bouche et par les fosses nasales.* Mais, comme le fait observer Muller, d'une part, on peut à volonté *parler du nez* avec les narines bouchées comme avec les narines ouvertes; d'autre part, que les narines soient ouvertes ou bouchées, la voix peut conserver son caractère normal. — Quand on parle du nez, la cavité nasale est transformée en chambre de résonnance séparée. Dans ce cas, les dispositions de l'orifice supérieur du larynx, du voile du palais et de ses piliers impriment aux ondes sonores une direction qui détermine la prédominance de la résonnance nasale.

Les sons du larynx participent nécessairemet aux propriétés caractéristiques des sons des instruments à anche. Les cordes vocales, en vibrant, produisent des pulsations aériennes nettement séparées; le mouvement périodique et discontinu communiqué à la masse gazeuse ambiante se décompose donc en un très-grand nombre de vibrations pendulaires et le son rendu s'accompagne nécessairement d'un long cortége d'harmoniques. Avec des résonnateurs, M. Helmholtz a pu reconnaître, dans les sons graves de la voix de basse émis avec force sur des voyelles éclatantes, des harmoniques très-aigus allant jusqu'au *seizième* son partiel; ainsi, dans le fa_1 émis par une basse, il a pu distinguer nettement un son harmonique aussi élevé que le fa_5. Il a constaté aussi que, dans les notes aiguës un peu forcées de la voix humaine, les harmoniques aigus, à partir du milieu de l'octave d'indice 6, apparaissent plus facilement que dans les sons rendus par tout autre instrument. D'ailleurs, comme on devait s'y attendre, l'intensité des harmoniques, surtout des plus élevés, est soumise à de grandes variétés individuelles correspondant à autant de variétés du timbre de la voix humaine. — Dans les voix mordantes et éclatantes, les harmoniques aigus ont plus d'intensité que dans les voix douces et sombres.

A ce sujet nous devons signaler un rapport fort remarquable entre l'organisation de l'oreille humaine et la constitution des sons laryngés. — Le conduit auditif externe renforce d'une manière toute spéciale les sons compris entre le mi_6 et le sol_6; il joue le rôle d'un *résonnateur* accordé pour ces tons élevés. Aussi les sons du piano empruntés à cette région de l'échelle musicale acquièrent-ils une intensité toute factice qui leur communique un caractère perçant et strident. Ces sons aigus, compris entre le mi_6 et le sol_6, sont également et particulièrement renforcés par la résonnance du conduit auditif, toutes les fois qu'ils figurent, à titre d'harmoniques dans un son complexe, et l'oreille est à la fois fortement et désagréablement impressionnée. C'est ce qui arrive quand une puissante voix d'homme chante avec force ; le son émis s'accompagne d'une sorte de bruissement dû au renforcement de ces harmoniques supérieurs. L'effet est surtout frappant dans les chœurs d'hommes, quand l'émission de la voix est un peu forcée ; au-dessus des notes basses, se détache une masse sonore composée de notes aiguës, criardes, étrangères à l'harmonie, que M. Radau compare très-justement à un orchestre de grelots et de cymbales qui accompagne le chant. Ce bruissement cesse quand les voix chantent *piano*. « Cette nature de » bruissement, dit M. Helmholtz (1), est une parti- » cularité de la voix humaine, que les instruments » d'orchestre ne présentent pas de la même manière, » avec le même degré de netteté et d'intensité.... » Il est surprenant que la voix humaine soit si » abondamment pourvue d'harmoniques pour les- » quels l'oreille humaine est si sensible. Au reste, » Mme E. Seiler a remarqué aussi que les chiens » sont très-sensibles au *mi aigu* du violon. »

Nous ne saurions mieux faire que d'analyser briè-

(1) *Loc. cit.*, page 147.

vement les passages de la *théorie physiologique de la musique*, dans lesquels M. Helmholtz a indiqué les principales conditions qui peuvent modifier le timbre des sons laryngés.

Lorsque le son est à la fois plein et doux, les cordes vocales, au moment où le mouvement vibratoire les fait repasser par leur position d'équilibre, se placent en ligne droite, assez près l'une de l'autre pour fermer complétement la glotte, sans se toucher. — Lorsque l'occlusion de la glotte reste incomplète, le courant d'air est périodiquement affaibli, mais n'est jamais complétement interrompu ; dans ce cas, le son manque de force et d'éclat, la voix est *voilée*. — Lorsque, par suite de l'irrégularité de leurs bords ou pour toute autre cause, les cordes vocales s'entre-choquent, le timbre de la voix prend un caractère *mordant* qui le fait ressembler au son rendu par les anches battantes. — Avec des anches membraneuses artificielles, dont on change la position relative, on imprime au son obtenu des modifications analogues aux précédentes.

Le timbre et, par suite, le mode d'émission du son ne restent pas les mêmes dans la voix *chantée* et dans la voix *parlée*. Il est d'observation générale qu'au moment où l'on cesse de *chanter* pour *parler*, la voix prend un caractère beaucoup plus *mordant*. M. Helmholtz fait observer que, dans cette circonstance, on éprouve dans le larynx une sensation de plus forte pression ; il présume que, dans le mode d'émission du son correspondant à la voix *parlée*, les cordes vocales s'entrechoquent et fonctionnent comme anches battantes. L'observation laryngoscopique démontre la parfaite exactitude de cette explication. — M. Donders avait déjà nettement indiqué cette différence entre la voix *parlée* et la voix *chantée*. Il fait remarquer que la voix de poitrine *parlée* s'accompagne d'harmoniques éclatants, semblables aux harmoniques des sons des anches *battantes*, tandis que, dans le chant, les harmoniques sont plus faibles et comparables aux harmoniques des sons des anches *libres*.

Tout ce qui tend à troubler le jeu des cordes vocales tend nécessairement à modifier les caractères de la voix. Lorsque, dans le cours d'une inflammation catarrhale de la muqueuse des voies respiratoires, on procède à l'examen laryngoscopique, on voit de petites mucosités adhérer aux cordes vocales et se déplacer à leur surface ; quand ces mucosités, soit en raison de leur position trop voisine des bords, soit en raison de leur volume trop considérable, troublent la régularité du mouvement vibratoire de l'anche laryngée, le son rendu devient irrégulier, roulant ou voilé. Il ne faut pas, d'ailleurs, s'attendre à trouver un rapport constant entre l'intensité des troubles fonctionnels et le volume de ces mucosités ; on est parfois étonné de voir que la présence

de grosses mucosités n'altère pas la voix d'une manière très-frappante.

Le *Phonautographe* de M. Scott fournit un moyen
à la fois très-simple et très-exact d'enregistrer la
courbe figurative des ondes aériennes caractéristiques

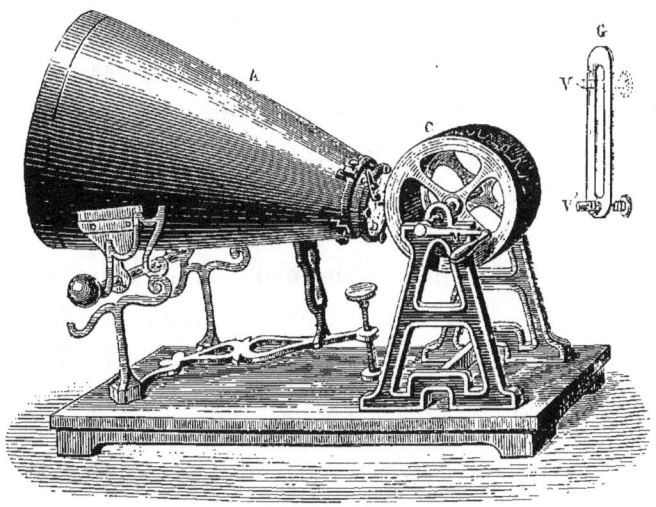

Figure 83.

d'un son quelconque de la voix. Cet appareil est représenté (fig. 83) tel qu'il est construit par M. R. Kœnig.
Il se compose de deux pièces principales : — un
paraboloïde A, dont l'extrémité tronquée D est fermée
par une membrane tendue dans un plan perpendiculaire à son axe et passant par son foyer ; — un cylindre tournant C, sur lequel est enroulée une bande

de papier recouverte d'une mince couche de noir de fumée et mis en mouvement au moyen de la manivelle M. — Les ondes sonores qui pénètrent dans le paraboloïde par l'extrémité ouverte parallèlement à son axe sont réfléchies en son foyer situé au centre de la membrane qu'elles mettent en vibration. Un stylet très-léger, formé d'une soie de sanglier et fixé sur la membrane, inscrit très-exactement ce mouvement vibratoire sur la bande de papier noirci du cylindre tournant C. — Bien que les sons sous l'influence desquels une membrane tendue entre en vibration puissent varier entre des limites très-écartées, il est cependant très-utile, pour obtenir des indications bien nettes, de modifier, au début de chaque série d'expériences, les conditions dans lesquelles se trouve cette membrane. A cet effet, M. R. Kœnig a muni l'appareil d'une glissière métallique G, que nous avons représentée à part sur une plus grande échelle. Cette glissière est fixée à l'appareil au moyen de la vis V ; quand la vis V est desserrée, on peut mouvoir la glissière G à volonté de haut en bas, de bas en haut, à droite ou à gauche ; quand, au contraire, la vis V est serrée, la glissière est maintenue dans une position invariable. A sa partie inférieure, cette glissière est armée d'une seconde vis V' à pointe mousse, que l'on appuie contre la menbrane. — En donnant à la glissière une position déterminée et en poussant la pointe mousse de la vis V′ contre la membrane, on modifie à volonté le mouvement vibratoire de cette membrane, car un nœud de vibration correspond nécessairement au point pressé par cette pointe.

Étendue de la voix. — Les sons que peut émettre la voix humaine comprennent un peu plus de *trois octaves*; ils s'étendent du *fa₁* (174 vibrations simples) au *sol₄* (1566 vibrations simples). Mais la voix de chaque chanteur ne peut pas parcourir toute cette étendue de l'échelle musicale. — En raison du plus grand développement de leur larynx et de la longueur plus considérable de leurs cordes vocales, les hommes ont la voix plus forte et plus grave que les femmes; les cordes vocales de l'homme et de la femme sont moyennement dans le rapport de 3 à 2. — Vers l'âge de puberté, le larynx du jeune garçon éprouve un développement très-rapide; sa voix mue et descend généralement d'une octave; avec les progrès de l'âge, les limites de la voix de l'homme continuent à se déplacer de l'aigu au grave. En général, les vieillards ont perdu leurs notes élevées; en même temps, leur voix manque d'assurance, d'éclat et de fermeté, devient faible et chevrotante. — Les castrats conservent toute leur vie le larynx et la voix du jeune âge. On rencontre assez souvent, dans le monde, des hommes normalement constitués, dont les organes vocaux ont subi un arrêt de développement de même nature. M. Duprat, *père de deux enfants*, a conservé la faculté de chanter des morceaux écrits pour les voix de femme les plus élevées ; sa voix, très-remarquable d'ailleurs, est souvent utilisée dans les messes solennelles chantées dans les églises de Paris.

En prenant pour base de classement l'étendue de l'échelle musicale qu'elles peuvent parcourir, les voix d'homme se divisent en : *basse-taille*, *baryton*, *ténor* ; les voix de femme en : *contralto*, *mezzo-soprano*, *soprano*. — Le tableau suivant indique la portée généralement assignée à chacune de ces voix.

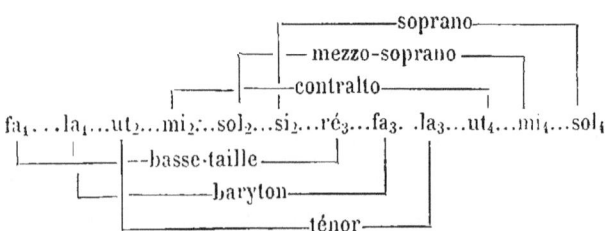

Ce tableau montre que les voix *ordinaires* des chanteurs des deux sexes embrassent un peu moins de deux octaves.

Ces limites des voix ordinaires se reculent considérablement, pour certains chanteurs doués de facultés extraordinaires, tantôt du côté des notes graves, tantôt du côté des notes aiguës. Des voix de castrat, d'enfant et de femme rendent des sons très-purs d'une hauteur surprenante.

La voix de basse de Gaspard Forster, maître de chapelle danois, comprenait *trois* octaves pleines; elle s'étendait du la_{-1} (108,75 vibrations simples) au la_3 (870 vibrations simples). — On cite même des voix de basse qui ont pu rendre et tenir le fa_{-1} (87 vibrations simples).

La plus jeune des sœurs Sessi parcourait, avec sa voix de contralto, *trois* octaves et *demie*, de l'ut_2 (261 vibrations simples) au fa_5 (2784 vibrations simples). — La voix de la Catalani commandait aussi *trois* octaves et *demie*.

La voix du célèbre castrat Farinelli avait aussi une portée de *trois* octaves et *demie*, du la_1 (217,5 vibrations simples) au $ré_5$ (2349 vibrations simples).

Mademoiselle Nilson, dans l'air de la Reine de la nuit de la *Flûte enchantée*, donnait le fa_5 (2784 vibrations simples).

Dans une lettre écrite à sa sœur, Mozart parle de Lucrezia Ajugari, dite la *Bastardella*, qu'il avait entendue à Parme en 1770. — La voix de cette chanteuse, probablement la plus élevée qui se soit jamais produite sur un théâtre, avait une étendue de *trois* octaves et *demie*; elle descendait facilement au sol_2 (391,5 vibrations simples) et rendait purement l'ut_6 (4176 vibrations simples). Elle exécutait des trilles sur le $ré_5$ (2349 vibrations simples).

M. Bataille a fait observer avec raison que les voix dites de *basse*, de *baryton*, de *ténor*, de *contralto*, de *mezzo-soprano*, de *soprano*, ne diffèrent pas seulement par la *hauteur* des sons qu'elles peuvent rendre, mais aussi par leur *timbre*, qui ne permet pas de les confondre quand elles attaquent les régions de l'échelle musicale qui leur sont communes. « Pour une oreille exercée, dit-il (1), il n'y a pas » de confusion possible entre ces types divers ; au- » tant vaudrait confondre le son d'une *contre-basse* » avec celui du *violoncelle*, et le son de la *clarinette* » avec celui du *hautbois*. Ces différentes sonorités » résultent des variétés de grosseur, de densité, de » structure intime qu'affectent les ligaments vocaux » chez les différents sujets. » — Ajoutons que ces différences de timbre dépendent aussi, pour une forte part, de la disposition, de la forme et des qualités des parois des cavités de résonnance dont se compose le canal aérien sus-glottique. L'expérience de tous les jours montre, en effet, qu'en s'exerçant à modifier la forme de ces cavités, l'homme parvient à changer le caractère propre de sa voix et à lui communiquer le timbre de telle ou telle autre voix connue ; sur les petits théâtres de Paris les imitations de ce genre sont fréquentes et, parfois, assez parfaites pour produire une illusion complète.

Sous les dénominations de *voix blanche, voix*

(1) *Comptes rendus des séances de l'Académie des sciences*, 1861, t. LII, page 724.

sombre ou *sombrée*, *voix mixte*, on désigne des modes d'émission du son qui permettent au chanteur de faire varier l'éclat et le timbre de la voix, sans altérer le ton des sons rendus. Il suffit d'écouter un même morceau de musique, successivement exécuté sur divers instruments, pour comprendre toute l'influence du timbre et de la sonorité sur l'effet produit ; la mélodie restant la même, le violon, la flûte, la clarinette, le cor d'harmonie, le cornet à piston, n'éveillent pas en nous des sensations absolument identiques. A la sensation fondamentale excitée par la mélodie, s'ajoute toujours la sensation accessoire du timbre des sons rendus ; c'est, en réalité, de la fusion de ces deux ordres de sensations que résulte l'effet produit. Dans le choix des instruments auxquels ils confient l'exécution de tels ou tels passages de leur œuvre, les compositeurs habiles savent très-bien s'adresser à ceux dont le timbre convient le mieux à la traduction des sentiments qu'ils veulent éveiller ou des passions dont ils veulent reproduire les accents. — L'art du chanteur consiste aussi à adapter le timbre de sa voix au caractère de la mélodie qu'il veut exécuter ; c'est seulement par des exercices prolongés et bien dirigés, qu'il peut atteindre ce but, en apprenant à varier le mode d'émission du son. — La voix blanche, la voix sombre ou sombrée, la voix mixte, ne sont, en réalité, que des timbres particuliers dont le mélange,

habilement combiné, contribue, pour une forte part,
à l'agrément, à la richesse, à la puissance du chant.
Comme tous les autres, ces timbres dépendent des
conditions physiques de l'anche vocale, déterminées
par la contraction des muscles intrinsèques du
larynx, en même temps que des dispositions de
forme et de capacité des cavités sus-laryngées, et
aussi de la manière dont le souffle est réglé, ménagé,
conduit. Cet art de régler, en vue d'un effet déterminé, l'action des cordes vocales, des cavités de
résonnance et du courant d'air excitateur, les grands
chanteurs le possèdent et l'apprennent à leurs élèves
par des procédés différents qui constituent autant
de méthodes de chant. Mais le jeu des muscles qui
concourent à la réalisation de ces divers modes
d'émission du son, échappe à toute observation directe ; les auteurs n'ont réellement proposé que des
hypothèses pour expliquer le mécanisme des voix
blanche, mixte, sombre ou sombrée.

Tous les résultats de l'observation et de l'expérience directe s'accordent pour démontrer que le
ton du son rendu est exclusivement réglé par le
mouvement vibratoire des cordes vocales, commandé
lui-même par le degré de tension et d'élasticité des
ligaments inférieurs de la glotte. Les propriétés musicales si remarquables du larynx, les qualités des sons
émis, la faculté dont jouit l'homme de parcourir avec

netteté, précision et sûreté, une portion si étendue de l'échelle musicale, tout dépend à la fois de la constitution anatomique des deux rubans fibro-musculaires connus sous le nom de cordes vocales, et de l'action des muscles intrinsèques du larynx, qui règlent la tension des rubans vocaux en même temps que le degré d'ouverture des portions inter-ligamenteuse et inter-cartilagineuse de la glotte. Les cavités sus-glottiques sont des caisses de résonnance dont l'influence porte exclusivement sur l'ampleur, l'éclat et le timbre des sons rendus. — La trachée artère et la cavité thoracique fonctionnent aussi comme caisses de résonnance et fournissent le courant d'air excitateur, dont le régime est commandé par les muscles expirateurs.

Au point de vue du renforcement du son, la partie sus-glottique des voies aériennes présente, chez certains *quadrumanes*, des dispositions spéciales qu'il nous paraît intéressant de rappeler ici succinctement.

Chez l'*Orang-outan*, au-dessus des cordes vocales, libres et terminées par des bords tranchants, on trouve des ventricules de forme ovale, larges en tous sens, divisés en deux cavités par une demi-cloison, s'ouvrant dans le larynx par une large ouverture elliptique. Par sa partie supérieure, chaque ventricule communique avec un grand sac membraneux situé dans la gorge. Le sac de gauche et le sac de droite sont accolés, mais ne communiquent pas.

Chez plusieurs *singes* de l'ancien continent, l'os hyoïde forme une sorte de bouclier bombé qui protége le commencement d'un sac membraneux simple, communiquant avec le larynx par un trou situé entre l'épiglotte et le milieu du bord antérieur du cartilage thyroïde.

Gonflés, distendus par l'air de l'expiration, ces sacs jouent le rôle de cavités de résonnance.

La disposition est bien plus remarquable chez l'*Alouate* ou *Sapajou hurleur* du nouveau continent. — L'os hyoïde est renflé en forme de vessie arrondie, communiquant avec les voies aériennes par un trou large et carré ; chaque ventricule communique avec une poche membraneuse, qui se glisse entre l'épiglotte et l'aile contiguë du cartilage thyroïde pour se porter vers l'os hyoïde. — La résonnance de l'air contenu dans ces cavités donne à la voix de ces animaux l'intensité si remarquable qui la caractérise. — On a remarqué qu'au lever et au coucher du soleil, à l'approche d'un orage, et quelquefois aussi pour effrayer ou éloigner un ennemi qui les menace, ces singes poussent des cris, des hurlements qui, au dire des voyageurs, se font entendre à plus de deux kilomètres.

Indépendamment des sons relatifs à l'émission de

la parole et dont nous nous occuperons plus tard,
le passage de l'air à travers la cavité buccale peut
produire un grand nombre de sons et de bruits. —
Ainsi dans l'excrétion et le ronflement, les piliers
du voile du palais et la luette représentent des languettes membraneuses mises en vibration par le
courant d'air. Les sons se produisent dans ces circonstances, tantôt avec la bouche fermée et les
fosses nasales libres, tantôt avec le nez fermé et la
bouche ouverte; ils se manifestent d'autant plus
facilement que les piliers du voile du palais sont plus
contractés. — Ainsi encore un courant d'air comprimé refoule les lèvres rapprochées, les fait vibrer
dans toute leur étendue où seulement dans leur partie
marginale; il se produit alors des sons dont la hauteur dépend de la tension des lèvres. « Si je place,
» dit Muller, un tuyau au-devant de la bouche et
» que je l'allonge, l'élévation du son labial subit
» une modification, de même qu'il arrive, en pa-
» reille circonstance, aux languettes de caoutchouc. »

Le *sifflement oral* est le plus remarquable et le
plus intéressant des phénomènes sonores dont
s'accompagne le passage d'un courant d'air à travers
la cavité buccale. L'homme a la faculté de siffler; le
siége du mouvement vibratoire générateur des sons
de ce registre particulier est évidemment l'ouverture formée par les lèvres rapprochées. Les physio-

logistes et les physiciens se sont beaucoup occupés du mécanisme de la production de ce mouvement vibratoire, dont s'accompagne le passage d'un courant d'air à travers l'orifice labial. — Longtemps on a cru que, dans le sifflement, les lèvres, heurtées par le courant d'air, vibrent à la manière des anches libres; il est facile de démontrer qu'une pareille explication est complétement inadmissible. D'une part, on peut, sans altérer les sons rendus, toucher avec le doigt et même couvrir les lèvres; d'autre part, Cagniard de Latour a pu, sans modifier en rien les phénomènes, remplacer l'orifice labial par des trous percés dans des plaques solides de carton ou de liége d'épaisseurs diverses.

Avec des disques de 2 et 3 millimètres d'épaisseur, Cagniard de Latour a obtenu des sons de sifflet très-nets et très-purs, en soufflant de l'air à travers l'orifice central. Avec des disques plus minces (1 millimètre) et plus épais (4 millimètres) il n'a pas pu obtenir des sons. — En variant l'épaisseur des disques, il a constaté que quelques-uns fournissent des sons seulement par expiration, d'autres seulement par aspiration, d'autres enfin, comme l'orifice labial, à la fois par expiration et par aspiration. — Il a pu remplacer le souffle buccal par le courant d'air d'un gazomètre.

Pour Cagniard de Latour, les sons de sifflet sont produits par le frottement de l'air contre les parois de l'orifice labial ou des trous pratiqués dans les disques solides. Ce frottement existe incontestablement, mais ne suffit pas pour expliquer le phénomène ; pour qu'il y ait son rendu, le frottement doit être périodiquement interrompu, comme dans le cas de l'action de l'archet sur une corde tendue ou du doigt sur les bords d'un verre. Bien que l'air adhère à la surface des corps solides, il est difficile de se rendre compte de ces interruptions périodiques du frottement, dont la réalité est cependant attestée par le son qui accompagne le passage du vent à travers une fente étroite pratiquée dans un corps solide, bien que les bords de cette fente ne puissent être assimilés aux lèvres d'une anche et n'obéissent eux-mêmes à aucune espèce de mouvement vibratoire.

Comme à l'embouchure des instruments à bouche, le passage du courant d'air dans le canal labial produit une masse sonore ; la cavité buccale renforce, par résonnance, les sons partiels de cette masse sonore dont la hauteur est la même que celle de ses sons propres et leur communique une intensité suffisante pour couvrir les autres.

Cette explication s'accorde très-bien avec les résultats de l'expérience. — Sans modifier ni l'orifice labial, ni la disposition de la langue, le son *monte*, comme dans les petits tuyaux à bouche, quand on augmente la vitesse du courant d'air. — Le ton du son rendu varie avec l'ouverture labiale, comme avec la distance du biseau à la lumière dans les instruments à bouche. — Le ton *baisse*, quand on augmente la cavité buccale en retirant la pointe de la langue en arrière ; il *s'élève* au contraire, quand on diminue cette cavité en portant la pointe de la langue en avant.

Quelques auteurs ont admis que, dans le sifflement, le son est produit par le brisement du courant d'air contre le bord libre des dents, qui jouerait le rôle du biseau des instruments à bouche. Cette explication ne peut être acceptée. En effet, on siffle très-bien en recouvrant avec la pointe de la langue le bord libre des dents de la mâchoire inférieure, et la faculté de siffler se maintient intacte chez les personnes qui ont perdu les dents de la mâchoire supérieure.

Parole. — « Outre les sons ayant une valeur musicale qui sont produits dans l'organe vocal, dit » Muller (1), il est une multitude de sons et de » bruits qui naissent dans le tuyau annexé à cet » organe et qui constituent la *parole* par leurs as- » sociations diverses, dont certaines servent à dési- » gner des objets, des qualités, des actions, des » rapports. » Pour exprimer ses pensées et les communiquer à ses semblables, l'homme a naturellement

(1) *Loc. cit.*, p. 237.

choisi ceux de ces sons et bruits qui se prêtent plus facilement à l'association. Ce fonds commun a fourni les éléments de toutes les langues. Il n'y a donc pas lieu de s'étonner si beaucoup de ces sons et bruits ont été utilisés par presque toutes les races d'hommes, tandis que d'autres ont été moins généralement employés. Les différences caractérisques des diverses langues proviennent à la fois des qualités des sons et bruits exclusivement adoptés comme moyens d'expression et de manifestation de la pensée, des modes d'association de ces éléments et du degré de fréquence accordé à l'emploi de chacun d'eux, dans la constitution des syllabes et des mots. — Les éléments de toute langue parlée se divisent en *voyelles* et en *consonnes*.

Les propriétés relatives des voyelles et des consonnes ont été généralement mal appréciées. — Contrairement à une opinion longtemps admise, les voyelles ne sont pas toujours et nécessairement produites par des sons engendrés dans le larynx et modifiés dans la bouche ; dans le *chuchotement*, les voyelles, sans cesser d'être distinctes, se réduisent à de simples bruits, sont *muettes*. — Il n'est pas vrai non plus que toute consonne soit nécessairement *muette* ou constituée par un simple bruit ; il est des consonnes qui, à volonté restent *muettes* ou sont émises avec consonnance de la voix. — Pour bien apprécier les caractères distinctifs des consonnes et des voyelles il faut d'abord étudier le parler à voix basse, le *chu-chotement*, et chercher ensuite les modifications imprimées par l'addition du son proprement dit, par l'intonation ; c'est la méthode conseillée et suivie par Muller dans sa très-remarquable analyse de la parole. — D'après les observations de M. Helmholtz (1), c'est seulement la partie postérieure, inter-cartilagineuse de la glotte qui, dans le *chuchotement*, reste ouverte sous la forme d'un orifice triangulaire et livre passage au courant d'air ; la glotte proprement dite, la glotte inter-ligamenteuse, est fermée par les rubans vocaux placés l'un sur l'autre. — Cette opinion nous paraît très-contestable ; nos observations nous autorisent, au contraire, à admettre que, dans le *chuchotement*, la glotte est ouverte dans toute sa longueur ; seulement, les bords des cordes vocales étant très-écartés, le passage du courant d'air de l'expiration ne peut pas les mettre en vibration régulière et s'accompagne d'un simple bruit.

Certaines consonnes B, D, G, P, T, K, sont produites par un changement brusque de la position de parties déterminées de la bouche, ne durent qu'un instant très-court, ne peuvent pas être prolongées, soutenues, sont dites *explosives*. — B et P s'obtiennent par les lèvres ; D et T par le concours des dents de la mâchoire supérieure et de la pointe de la

(1) *Loc. cit.*, page 142, en note.

langue ; G et K par le concours du palais et de la face
supérieure de la langue. — « Les consonnes *ouvertes*,
» B, D, G, dit M. Helmholtz (1), diffèrent des con-
» sonnes *sourdes*, P, T, K, en ce que, pour les pre-
» mières, la glotte se rétrécit suffisamment, pendant
» l'ouverture de la bouche, pour pouvoir rendre un
» *son*, au moins un *petit bruit* ou un *murmure*, et
» que pour les secondes, au contraire, la glotte s'é-
» largit et ne permet pas au son de se produire. Les
» premières sont donc accompagnées d'un son de
» voix ; il peut même se faire, si l'une de ces lettres
» commence la syllabe, que ce son de voix se fasse
» entendre un moment d'avance, et, si la lettre finit
» la syllabe, qu'il se prolonge un peu plus long-
» temps que l'ouverture de la bouche ; dans ce
» dernier cas, il s'introduit dans les cavités fermées
» de la bouche, une petite quantité d'air qui entre-
» tient à l'entrée du gosier le mouvement vibratoire
» des cordes vocales. Le rétrécissement de la glotte
» rend l'arrivée de l'air moins rapide et le petit
» bruit moins aigu et moins bref que dans le cas
» des consonnes *sourdes*, qui sont produites avec la
» glotte plus ouverte et, par conséquent, avec une
» plus grande quantité d'air tirée de la poitrine.
» Mais, s'il nous est possible d'affirmer ainsi de
» quelle manière ces lettres se produisent, et de

(1) *Loc. cit.*, p. 93.

GAVARRET.   24

» distinguer les diverses émissions du son de voix,
» nous ne sommes pas encore en état de définir au
» juste quelles sont les différences correspondantes
» dans le mouvement de l'air. »

Aux consonnes L et R, correspond un tremblement particulier de parties déterminées de la
bouche ; ces consonnes peuvent être prolongées,
soutenues. — Dans la prononciation de L, la langue
s'applique, par sa pointe, contre la voûte palatine, et
l'air s'échappe des deux côtés entre ses bords et les
joues. Les bords de la langue, dépourvus d'élasticité
sont mis en mouvement par le courant d'air, l'écoulement du gaz n'est jamais complétement interrompu,
mais le *bruit* qui l'accompagne éprouve des variations
d'intensité.

M. Donders a fait une étude très-intéressante de
la prononciation de la consonne R ; il distingue
quatre R qu'il désigne par les notations R_1, R_2,
R_3, R_4 ; il détermine le lieu de la production de ces
quatre variétés de la même consonne ; à l'aide de
méthodes dont nous nous occuperons plus loin à
propos des voyelles, il compte le nombre de vibra-
correspondant au bruit caractérisque de chacune
des quatre variétés.

R_1 est produit par le frémissement des lèvres
mises en mouvement par le courant d'air. — R_1 est
dit *large*, lorsque les lèvres se meuvent dans toute
leur étendue ; au bruit caractéristique de cette va-

riété correspondent, au plus, 60 vibrations *simples* par seconde. Ce R_1 n'est pas employé dans les langues des peuples civilisés; Forster dit l'avoir trouvé dans la langue des habitants d'une île située dans le voisinage de la Nouvelle-Guinée et Merkel dans la langue de certaines tribus africaines. Du reste, il y a quelque chose de ce R_1 *large* dans la prononciation du R associé au P ou au B comme dans *après, opprobre,* surtout quand on parle à voix basse, et l'exagération du frémissement labial communique au langage une expression marquée de mépris. — R_1 est dit *étroit,* lorsque le frémissement déterminé par le courant d'air est limité à la partie *médiane* ou *latérale* des lèvres; le bruit correspondant est caractérisé par un nombre de vibrations *simples* qui varie entre 152 et 632 par seconde. Ce R_1 *étroit* n'est usité dans aucune langue; son bruit caractéristique est celui des lèvres du joueur de trompette, de cor, etc., dont les sons partiels sont renforcés par la résonnance du tuyau de l'instrument.

R_2 est produit dans l'intérieur de la bouche; c'est un bruit de roulement résultant des interruptions du courant d'air déterminées par un frémissement de la pointe de la langue appuyée contre la voûte palatine; c'est le R *normal* tel qu'on le prononce dans les mots *rame, arête, aride, arrière.* Le nombre de vibrations *simples* caractéristiques de ce R_2 varie entre 60 et 70 par seconde.

R$_3$ a un siége plus profond; c'est le R de *grasseye-ment*; dans le langage ordinaire on s'en sert aussi souvent ou presque aussi souvent que de la variété précédente. Il est exclusivement produit, d'après M. Duboys-Raymond, par les frémissements de la luette poussée en avant par le courant d'air; à son bruit caractéristique correspond un nombre de vibrations simples qui varie de 38 à 56 par seconde.

R$_4$ se produit lorsque, chantant aux limites inférieures de la voix, on cherche à baisser le ton. Bruecke le considère comme le R des Bas-Saxons; c'est le *Ain* des Arabes; son siége est dans les voies aériennes qui précèdent les cavités buccale et pharyngienne. — M. Donders a prouvé que le bruit de ce R$_4$ n'est pas dû aux vibrations des cordes vocales, mais qu'il correspond au frémissement des bords d'un rétrécissement *sus-glottique*, situé vers l'orifice supérieur du larynx. Avec de l'exercice, il a pu d'abord, en *voix de poitrine*, émettre, successivement et alternativement, le bruit R$_4$ et le son des cordes vocales; cette alternance et l'impossibilité de la simultanéité s'explique par ce fait que, le rétrécissement sus-glottique diminuant beaucoup la quantité d'air qui traverse la glotte, les vibrations des bords de ce rétrécissement et celles des cordes vocales doivent se gêner mutuellement. — Mais, en *voix de fausset*, M. Donders a pu rendre, *simultanément* et dans l'étendue de plusieurs tons, le bruit du R$_4$ et le son de la voix;

le bruit du R_4 était d'une *octave* et même d'une *douzième plus bas* que le son des cordes vocales ; de cette
manière les deux ordres de vibrations se gênent
moins ; il chante ainsi deux *tons* à la fois, mais le
bruit du R_4 est faible. — En chantant en voix de
fausset, le son des cordes vocales variant entre le
la_3 et le mi_2, le ton du R_4 *simultané* variait entre 420
et 165 vibrations *simples* par seconde. — Le ton de ce
R_4, rendu *seul* et sans mélange de voix de fausset,
peut s'abaisser au-dessous de 60 vibrations simples
par seconde. — M. Donders fait observer que, dans
l'étendue de son octave inférieure, les vibrations de
ce R_4, rendu isolément, sont irrégulières, difficiles à
obtenir et à évaluer ; cependant tout lui démontre
que ce R_4, rendu isolément, est bien le même qu'il
obtient en même temps que le son de fausset des
cordes vocales.

Les consonnes *sifflantes*, F, V, S, Z, J, CH, sortent sans que les parties de la bouche frôlées par le
courant d'air changent de position ; elles peuvent
être prolongées, soutenues à volonté.

M. Donders fait observer que les méthodes dont
nous parlerons plus loin, et qui ont été appliquées à
l'analyse des sons des voyelles et du bruit caractéristique des diverses variétés du R, peuvent également être employés pour l'étude du bruit caractéristique de la plupart des consonnes. Il a trouvé ainsi
que les consonnes *sifflantes* se distinguent, *dans le*

chuchotement, par des hauteurs différentes de leur bruit caractéristique :

Le bruit de F est plus élevé que celui de V
—   S   —   —   Z
—   SS   —   —   S
—   CH   —   —   J

Les consonnes *nasales* M, N se rapprochent beaucoup des voyelles, parce que, la bouche étant complétement fermée par les lèvres pour M, par la pointe de la langue pour N, il ne se produit aucun bruit particulier, mais un son de voix qui sort par le nez ; la bouche forme une caisse de résonnance qui transforme le son.

Tous les sons produits par la voix humaine ne sont pas transmis avec une même netteté à une même distance. M. Helmholtz fait, à ce sujet, une remarque fort intéressante et d'une parfaite exactitude. « Dans la voix humaine, dit-il (1), les premiers sons » qui se perdent par l'éloignement, sont ceux des » consonnes qui sont justement caractérisés par les » petits bruits, tandis que les M, N et les voyelles se » distinguent encore dans un éloignement considé-» rable. Il est intéressant d'écouter des voix hu-» maines venant de la plaine, en se plaçant par un » temps calme au haut d'une montagne. On ne dis-» cerne guère que les mots formés avec des M, des N

(1) *Loc. cit.*, page 96.

» et des voyelles simples, comme *mama*, *nein*, et
» dans ces mots, on entend très-aisément et très-
» nettement les voyelles qu'ils contiennent. Elles (1)
» se succèdent dans un ordre bizarre, et forment
» des cadences qui paraissent tout à fait singu-
» lières, par la raison que, sans les consonnes, on
» ne peut les arranger en mots et phrases. »

Nous ne pousserons pas plus loin cette étude des
consonnes; nous fixerons plus spécialement notre
attention sur les très-intéressants problèmes que
soulève la théorie des voyelles.

Les cinq voyelles définies par les lettres A, E, I,
O, U sont évidemment insuffisantes pour représenter
les nuances de la prononciation. Le nombre des
voyelles serait, pour ainsi dire, illimité si l'on voulait
tenir compte de toutes ces nuances si multipliées,
si variées. M. Helmholtz admet huit voyelles, correspondant aux huit principales nuances de la prononciation; il les classe dans l'ordre suivant, en prenant pour base la disposition donnée à la bouche
pour leur émission :

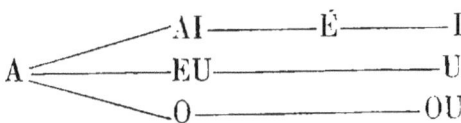

(1) Ce mot *elles* se rapporte évidemment aux voyelles de *tous*
les mots prononcés par ces voix écoutées à grande distance.

La voyelle A, à laquelle correspond une ouverture de la bouche en forme d'entonnoir, forme le point de départ des trois séries.

On passe de l'A à la série inférieure, O, OU, en retirant la langue en arrière pour donner à la cavité buccale plus de capacité et en rapprochant les lèvres pour rétrécir son orifice. Le retrait de la langue et le rétrécissement de l'orifice externe de la bouche augmentent dans le passage de l'O à l'OU. — Pour l'A, l'O et l'OU, la bouche est donc disposée en une sorte de cavité *unique*, formant caisse de résonnance ayant un son fondamental propre. Le *maximum* de capacité, le *minimum* d'ouverture et, par suite, le ton le *plus bas* du son propre de cette caisse correspondent à la voyelle OU.

On passe de l'A aux deux autres séries, en rapprochant du palais les parties antérieures de la langue et en modifiant l'ouverture de la bouche par la disposition des lèvres. — Le rapprochement des parties antérieures de la langue et du palais divise la bouche en deux cavités : l'une antérieure et plus étroite, l'autre postérieure et plus large. La bouche prend ainsi la forme d'une bouteille, dont le goulot dirigé en avant aboutirait à l'orifice labial et dont la panse aboutirait au pharynx. Ces deux cavités secondaires existent pour les deux séries; leur rapport varie d'une série à l'autre et même pour les diverses voyelles d'une même série. — Pour la première série, AI, É, I, les lèvres, tirées de côté, donnent à l'orifice de la bouche la forme d'une fente transversale. — Pour la seconde série, EU, U, les lèvres se rapprochent latéralement et forment un tube qui prolonge, en avant, la cavité antérieure de la bouche assimilée au goulot d'une bouteille dont la panse serait en arrière. — Dans la bouche, ainsi divisée en deux cavités secondaires pour chacune des voyelles de ces deux séries, nous devons reconnaître deux caisses de résonnance : une antérieure et *plus petite*, une postérieure et *plus grande*. Chacune de ces caisses de résonnance a un son propre distinct ; le son propre de la cavité antérieure est nécessairement plus élevé que le son propre de la cavité postérieure.

Nous l'avons déjà dit, et la parfaite exactitude de cette proposition de Muller nous paraît incontestable : toutes les voyelles, dans le chuchotement, peuvent être émises, prononcées, d'une manière bien distincte, sous forme de simples *bruits*. Muller pense, en outre, que ces bruits caractéristiques des voyelles, alors que la voix ne résonne pas, ont toujours leur origine dans le larynx, sont produits par un courant d'air frottant contre les cordes vocales et trop faible pour communiquer à ces cordes un mouvement vibratoire appréciable. Une simple augmentation de l'intensité du frottement suffirait pour déterminer le passage du chuchotement à l'émission du son de voix ordinaire. Sans doute les choses se passent ainsi, quand il s'agit des voyelles A, AI, É, O; mais cette opinion n'est pas soutenable pour les autres voyelles. M. Helmholtz admet, et cette interprétation nous paraît parfaitement juste, que, dans le *chuchote-ment*, les bruits si prononcés et si nets, caractéris-tiques des voyelles I, U, OU, sont produits par le frottement du courant d'air contre les parois de la bouche; un simple renforcement de ces bruits transforme l'I en J allemand et la voyelle OU en W anglais.

Que l'on chante ou que l'on parle à haute voix, à l'émission d'une voyelle déterminée correspond toujours une même forme de la cavité buccale, une même disposition des diverses parties de la bouche. Les résultats entièrement nouveaux des belles re-cherches de M. Donders sur les caractères fonda-mentaux des voyelles ont fécondé d'une manière bien remarquable cette précieuse notion fournie par Muller.

Le son de certaines voyelles a été plus ou moins complétement imité avec des instruments à anche libre. M. Donders remarqua qu'en soufflant dans les embouchures *isolées* de ces instruments, on obtient un *bruit* qui reproduit les caractères de ces voyelles avec tout autant de netteté que le son rendu par ces embouchures ajustées à leurs tuyaux de renforce-ment; ce fait attira son attention sur le bruit de la *voix chuchotante;* la cavité buccale, en effet, peut être considérée comme jouant, dans le chuchotement, le rôle d'une embouchure *isolée* traversée par un courant d'air. Ses études de la voix *chuchotante* lui permirent de poser les deux principes fondamentaux suivants, dont la parfaite exactitude est aujourd'hui universellement reconnue :

1° A chaque voyelle correspond un bruit propre de la bouche dont la hauteur est sensiblement la même chez l'homme, chez la femme et chez l'enfant. — Le bruit du chuchotement peut toujours, dans la bouche d'une femme ou d'un enfant, être rendu aussi grave que dans la bouche plus vaste d'un homme, parce que le rétrécissement de l'orifice labial de la cavité suffit pour compenser une diminution de capacité.

2° Tant que l'*accent* reste le même, le timbre de la voyelle, la forme de la cavité buccale et le bruit propre du chuchotement correspondant restent les mêmes. Mais la hauteur de ce bruit propre et la forme de la cavité ne changent pas seulement avec les différentes voyelles; l'*accent* leur fait éprouver des variations de moindre importance, et dont l'étendue dépend des modifications que les différentes langues et les divers dialectes d'une même langue impriment au timbre des voyelles.

Le *ton dominant* du bruit propre de chaque voyelle dans le chuchotement est facile à déterminer. Mais

M. Donders considère que, pour définir le véritable caractère d'une voyelle, il ne suffit pas de connaître le ton dominant, il faut encore tenir compte des divers autres tons qui s'associent au ton dominant dans la constitution de la masse sonore représentée par le bruit propre correspondant. Renonçant à classer les voyelles dans une série *unique* d'après la hauteur du ton dominant de leur bruit propre, il a établi plusieurs types de bruits propres. A chacun de ces types correspond une série de voyelles différant les unes des autres par la hauteur du ton dominant du bruit propre. Ainsi :

Un premier type du bruit propre comprend les voyelles OU et U ; on passe de la première à la seconde par transitions insensibles. Le ton dominant du bruit propre de l'U chuchoté est le la_3, le *la* du diapason ; M. Donders rend très-exactement, à $\frac{1}{8}$ de ton près, le la_3, quand il émet l'U à haute voix après l'avoir chuchoté. Le ton dominant du bruit propre de l'OU chuchoté est d'une *dixième* au-dessous de celui de l'U, c'est le fa_2. Du reste, le bruit propre de ce type est presque uniquement constitué par le ton dominant et se rapproche beaucoup d'un son simple.

Un second type du bruit propre comprend la voyelle O (dans *au*), la voyelle O (dans *or*), et la voyelle A. Dans la voix chuchotée, le ton dominant de l'A est si_3^b, celui de l'O (*or*) sol_3, celui de l'O (*au*)

$mi_3^{\flat}$. Dans cette série, dont le type du bruit propre n'est pas invariable comme dans la précédente, la moindre différence de hauteur du ton dominant suffit pour changer l'*accent* et même le *dialecte*. On se rapproche de l'O (*or*), soit en baissant un peu le ton propre de l'A, soit en élevant un peu celui de l'O (*au*). Du reste, le bruit propre de l'A est très-complexe ; son ton dominant est très-difficile à saisir, c'est seulement par la comparaison des trois voyelles précédentes, qu'il a pu être déterminé.

Le ton dominant s'élève quand, de l'A, on passe à l'É par œ, è, ê, ai et, dans cette série, le type du bruit propre éprouve des changements plus notables que dans la série O (*au*), O (*or*), A. Pour l'É, nous avons vu que la bouche se divise en deux cavités, aussi cette voyelle a-t-elle deux tons dominants ; le plus élevé, correspondant à la cavité antérieure et la plus petite, est l'ut_5.

Dans un même type, se rangent les diphthongues ŒU (*sœur*) et EU (*eux*) ; le ton dominant du son propre de la seconde est sol_3 ; le ton dominant du son propre de la première est mi_3, une tierce mineure plus bas.

A elle seule, la voyelle I forme une série distincte et tranchée. Il est impossible de passer, sans transition brusque, de l'U ou de l'É à l'I. Le ton dominant du bruit caractéristique de l'I chuchoté est très-prononcé et facile à déterminer ; il correspond au fa_5 et toujours il est accompagné de sons secondaires encore plus élevés.

Il résulte des travaux de M. Donders que, dans le chuchotement, on saisit des différences qui échappent dans l'émission à haute voix. Ainsi le ton dominant du bruit propre de la voyelle E s'élève dans le passage du *dès* au *les* et du *les* au *mais ;* ces nuances ne sont plus saisies quand on parle à haute voix.

Tous ces résultats sont relatifs aux voyelles *longues ;* le ton du son prédominant s'élève toujours quand on chuchote en voyelles *courtes.*

Les déterminations précédentes ont toujours été faites avec la voix chuchotée. En ce qui concerne l'établissement de types de bruits propres correspondants à des séries déterminées de voyelles et les variations du ton dominant du bruit correspondant aux voyelles d'une même série, les résultats de ces recherches doivent être définitivement acceptés dans la science. Quant aux hauteurs absolues des tons dominants, il est permis de faire quelques réserves. Comme le fait observer M. Donders lui-même, lorsqu'il s'agit de déterminer la hauteur de deux sons musicaux nettement émis et de *timbres très-différents,* on se trompe assez souvent d'une octave ; on comprend dès lors que l'oreille la plus délicate et la mieux exercée soit exposée à commettre des erreurs de ce genre, dans la recherche de la hauteur absolue des différents *tons* qui constituent le *bruit* dont s'accompagne le passage du courant d'air à travers la cavité buccale dans le chuchotement.

Quoi qu'il en soit, il reste définitivement établi que les cavités sus-glottiques constituent une caisse de résonnance, dont les propriétés spéciales jouent un rôle considérable dans les phénomènes de la phonation. Telles qu'elles sont construites et disposées, les caisses de résonnance généralement employées renforcent à la fois le son fondamental et un certain nombre des harmoniques du son considéré. Les recherches de Muller et de M. Donders, dont nous avons fait connaître les principaux résultats, montrent qu'il n'en est pas ainsi de la caisse de résonnance des organes de la phonation.

Toute émission de voix parlée ou chantée se fait nécessairement sur une voyelle déterminée. Nous venons de voir que, pour cette émission, la bouche prend une forme qui dépend de la voyelle adoptée, invariable pour la même voyelle et, par suite, indépendante du ton du son émis sur cette voyelle. Le son *propre* de la caisse de résonnance constituée par la cavité buccale, le son que cette caisse *renforce*, se maintient donc constamment à une *hauteur invariable et indépendante du ton du son émis*, tant que la voyelle ne change pas; il prend une hauteur déterminée pour chacune des voyelles sur lesquelles on parle ou l'on chante successivement. Il en résulte que, si l'on émet un son de *ton invariable* sur *differentes voyelles*, la *hauteur* du son *renforcé* dans la bouche *change avec la voyelle d'émission ;* si, au contraire, l'on émet sur une *même voyelle* une série de sons de *tons différents*, le son *renforcé* dans la bouche conserve la *hauteur invariable* caractéristique de la *voyelle d'émission*.

Nous avons établi (chapitre VI, page 270) que le timbre d'un son dépend du nombre, du rang et de l'intensité des harmoniques superposés au son fondamental. Dans les instruments à vent ordinaires, le son rendu conserve toujours le même timbre, parce que, quelle que soit sa hauteur musicale, le tuyau renforce toujours le son fondamental et les harmoniques de même rang. — Il en est tout autrement du larynx considéré comme instrument à vent. Le son renforcé dans la bouche et dont le ton dépend uniquement de la voyelle d'émission, est, suivant les cas, le fondamental ou un harmonique du son rendu ; mais l'intervalle musical de ce son renforcé et du fondamental du son émis varie nécessairement avec la hauteur des sons successivement émis sur une même voyelle, et aussi avec les diverses voyelles sur lesquelles on émet un son de hauteur invariable. — Par cela seul que son ton dépend uniquement de la voyelle d'émission, le son renforcé dans la bouche communique à la voix un timbre indépendant de la hauteur musicale du son émis, variable seulement avec la voyelle d'émission et caractéristique de cette voyelle. — De cette notion fondamentale dérive une définition de la voyelle en harmonie avec la nature des phénomènes vocaux et, par cela même, scientifique.

La voyelle est un timbre spécial communiqué au chant ou à la parole par le son de hauteur déterminée, correspondant à la forme donnée à la bouche pour l'émission de la voix.

Mais, pour s'élever à une explication complète du timbre de la voyelle, il y a autre chose à faire que de déterminer le ton dominant du bruit propre de la cavité buccale. Il résulte, en effet, des travaux de M. Donders que, dans la prononciation à haute voix, le timbre caractéristique de la voyelle dépend non-seulement du ton dominant, mais aussi de tous les tons partiels dont l'ensemble constitue le bruit propre de la bouche dans le chuchotement. Les sons émis par le larynx sont eux-mêmes très-complexes, et les différents tons qui les composent éprouvent tous, ou presque tous, un renforcement ou un affaiblissement dans la caisse de résonnance constituée par la cavité buccale ; seulement le renforcement est plus considérable pour ceux de ces tons qui sont des sous-harmoniques du son propre de la bouche ou qui sont de même hauteur. En outre, la forme de la cavité buccale propre à chaque voyelle doit réagir sur le mode de vibration des cordes vocales et, par suite, modifier directement le timbre de la voix, comme elle le modifie indirectement par résonnance.

A l'aide du phonautographe, M. Donders a fait une étude très-intéressante de la forme de la courbe représentative du mouvement ondulatoire de l'air, quand la voix est émise sur différentes voyelles. Nous devons consigner ici les principales conclusions de ce travail.

Chaque voyelle chantée sur un ton déterminé produit une courbe plus ou moins compliquée, mais de forme *constante* et caractéristique. — Les courbes de l'OU et l'U sont, à très-peu près, des *sinusoïdes* simples; ce résultat concorde avec ce que nous avons déjà dit des sons propres de ces voyelles, qui se rapprochent beaucoup des sons simples.

La forme de la courbe caractéristique de chaque voyelle change avec la hauteur du ton d'émission. Ce résultat dépend de ce fait que les voyelles doivent leur timbre, non à des harmoniques de hauteur déterminée au-dessus du son fondamental, mais à des harmoniques de hauteur constante pour chaque voyelle et variable avec la nature de la voyelle.

L'*accent* du chanteur et le *dialecte* employé peuvent modifier la courbe d'une voyelle, mais ces variations ne sont pas assez importantes pour altérer le caractère général de la courbe.

La voix de fausset, pour la même voyelle émise dans le même ton, fournit une courbe moins compliquée que la voix de poitrine. — Ce résultat a de l'importance; il indique qu'en voix de fausset, le son laryngé est moins complexe, moins riche en harmoniques, qu'en voix de poitrine.

Les sons des trois consonnes résonnantes M, N, NG, sont traduits par des *sinusoïdes* à peu près simples, qui présentent cependant encore quelques petites différences.

Plusieurs consonnes, placées avant ou après la voyelle, modifient d'une façon caractéristique, soit le commencement soit la fin de la courbe caractéristique de la voyelle.

Bien que le son propre de la cavité buccale ne suffise pas pour définir complétement le timbre de la voyelle, cependant ce son propre joue un rôle si considérable dans la manifestation de ce timbre, qu'il est de la plus haute importance d'en déterminer, dans chaque cas, la hauteur musicale. On peut procéder à cette détermination par l'une des trois méthodes suivantes proposées par M. Donders :

1° On prend la hauteur du bruit propre de la bouche, pendant qu'on chuchote successivement chacune des voyelles. — Nous avons déjà dit comment et pourquoi cette méthode expose à des erreurs considérables et ne mérite pas une grande confiance.

2° Pendant qu'une personne chuchote ou chante doucement une voyelle, ou seulement donne à sa bouche la forme appropriée à l'émission de cette voyelle, on dirige, avec un tube aplati, un courant d'air sur les bords de la cavité buccale. — M. Donders recommande cette deuxième méthode d'une manière toute spéciale. « La *constance* du son, dit-il, » qu'on entend très-nettement et *invariablement*, » en soufflant sur la bouche pendant que la *même* » voyelle est chantée doucement sur des tons de » différentes hauteurs, est très-surprenante. On saisit » aussi très-nettement le changement qu'éprouve le » son de la bouche quand, en chantant doucement » sur le même ton, on passe d'une voyelle à une » autre. »

3° Devant la bouche disposée pour l'émission d'une voyelle, on fait vibrer successivement des diapasons accordés à des hauteurs différentes et très-voisines. Plus le son du diapason est rapproché du son propre de la bouche, plus il est renforcé. Par des tâtonnements successifs, on peut donc déterminer ainsi, avec certitude, la hauteur à laquelle est accordée la cavité buccale disposée pour l'émission d'une voyelle. — M. Donders dit que l'expérimentateur résiste difficilement à une certaine tendance qu'il éprouve à modifier la forme de sa bouche, de manière à l'accorder à la même hauteur que le diapason. L'objection est sérieuse sans doute;

mais, avec de l'habitude, on parvient à maintenir invariable la forme de la bouche primitivement adoptée.

Bien que les déterminations du son propre de la bouche fournies par les divers expérimentateurs ne soient pas parfaitement concordantes, cependant, conformément à ce que nous avons déjà dit, tous ces expérimentateurs reconnaissent unanimement que le son propre de la bouche correspondant à une même voyelle, émise successivement sur divers tons, est de même hauteur chez l'homme, la femme et l'enfant.

M. Helmholtz s'est particulièrement occupé de la détermination de la hauteur du son propre de la bouche caractéristique des diverses voyelles ; il a procédé par la méthode des diapasons, excepté pour l'OU et pour l'I. Nous avons vu précédemment que, pour l'émission de certaines voyelles, la bouche se divise en deux cavités, communiquant par un canal étroit, circonscrit par la langue et la voûte palatine ; dans ce cas, M. Helmholtz a déterminé le son propre de chacune des deux cavités ; le son propre le plus élevé appartient à la cavité la plus petite, à la cavité antérieure. Nous n'avons pas à entrer dans le détail de ses recherches ; nous devons nous contenter de consigner ici les principaux résultats de ses expériences et de ses observations, en faisant observer toutefois que ses déterminations correspondent à la *prononciation de l'Allemagne du Nord.*

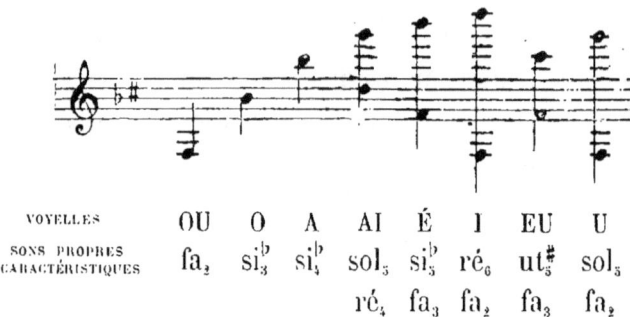

VOYELLES	OU	O	A	AI	É	I	EU	U
SONS PROPRES CARACTÉRISTIQUES	fa₂	si₃♭	si₄♭	sol₅	si₅♭	ré₆	ut₅♯	sol₅
			ré₄	fa₃	fa₂	fa₃	fa₂

Postérieurement aux recherches de M. Helmholtz, M. Rudolph Kœnig (1) a publié un travail important *sur les notes fixes caractéristiques des diverses voyelles.* Nous devons faire observer que, comme ceux de M. Helmholtz, les résultats de M. R. Kœnig sont relatifs à la *prononciation de l'Allemagne du Nord.*

M. R. Kœnig a fixé exclusivement son attention sur cinq voyelles A, E, I, O, OU. Il a procédé, dans cette circonstance, avec toute la précision et toute l'habileté dont il a donné et donne tous les jours tant de preuves dans ses recherches et dans la construction des appareils d'acoustique; il résulte de ses expériences directes, exécutées avec des diapasons

---

(1) *Comptes rendus des séances de l'Académie des sciences,* 1870, t. LXX, p. 931.

exactements accordés, que ces cinq voyelles principales sont caractérisées par les sons propres et fixes
suivants :

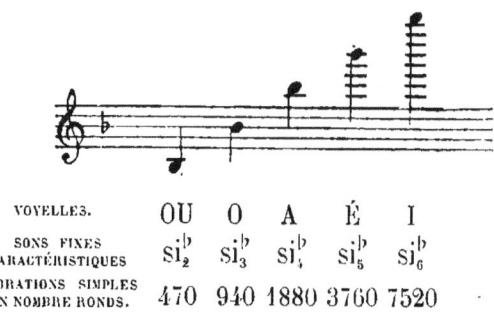

VOYELLES.	OU	O	A	É	I
SONS FIXES CARACTÉRISTIQUES	$si_2^\flat$	$si_3^\flat$	$si_4^\flat$	$si_5^\flat$	$si_6^\flat$
VIBRATIONS SIMPLES EN NOMBRE RONDS.	470	940	1880	3760	7520

Ces résultats s'accordent avec ceux de M. Helmholtz pour les sons caractéristiques de O, A, É ; il
n'en est pas de même pour les deux voyelles extrêmes OU, I. A ce sujet, nous devons faire observer
que la détermination directe des sons caractéristiques de OU et I, par la méthode des diapasons, présente des difficultés assez grandes pour avoir décidé
M. Helmholtz à l'abandonner et à procéder par une
méthode indirecte beaucoup moins sûre. M. R. Kœnig, au contraire, a employé, dans tous les cas, la
méthode des diapasons ; pour cette raison, ses déterminations nous paraissent mériter toute confiance
et devoir être définitivement adoptées.

C'est un fait très-remarquable que, pour émettre
successivement ces cinq voyelles rangées dans l'ordre
précédent, le son propre de la cavité buccale s'élève

régulièrement d'une octave au passage d'une voyelle à la voyelle suivante. En représentant par 1 le son caractéristique de la voyelle OU, les valeurs musicales des sons caractéristiques de ces cinq voyelles seraient représentées par les nombres suivants :

Voyelles. . . . . OU...O...A...É...I
Sons fixes caractéristiques. 1   2   4   8   16

Ces sons caractéristiques occupent un rang pair déterminé dans la série des harmoniques, dont le son caractéristique de la voyelle OU est le son fondamental.

« Il me paraît plus que probable, dit M. R. Kœnig, » qu'il faut chercher dans la simplicité de ces rap- » ports la cause physiologique qui fait que nous re- » trouvons toujours à peu près les mêmes cinq » voyelles dans les différentes langues, quoique la » voix humaine en puisse produire un nombre in- » défini, comme les rapports simples entre les nom- » bres de vibrations expliquent l'existence des » mêmes intervalles musicaux chez la plupart des » peuples. »

La méthode des flammes manométriques est très-commode pour mettre en évidence les formes diverses que, *sans changer de période*, prend l'onde aérienne correspondante à un son de hauteur déterminée, quand ce son est successivement émis sur des voyelles différentes. — D (fig. 84) est une capsule à flamme manométrique, mise en communication par un large tube de caoutchouc avec un cornet C. La flamme du

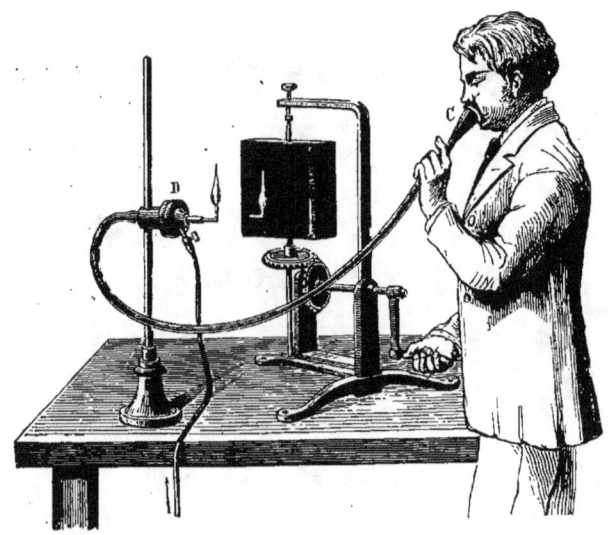

Figure 84.

bec de gaz se reflète dans le miroir tournant et son image conserve sa forme, aussi longtemps que le miroir tournant est au repos et qu'aucun son n'est émis dans le voisinage du cornet C. Mais dès qu'un son de hauteur déterminée, sur une voyelle également déterminée, est émis dans le cornet, la flamme s'agite et son image prend, dans le miroir mis en rotation, une forme également déterminée, reproduction fidèle de la forme caractéristique de l'onde aérienne correspondante au son rendu.

La figure 85 représente les formes que prend l'image de la flamme lorsque les trois notes ut_1, sol_1, ut_2 sont successivement émises sur les trois voyelles A, O, OU. — L'inspection de la figure montre

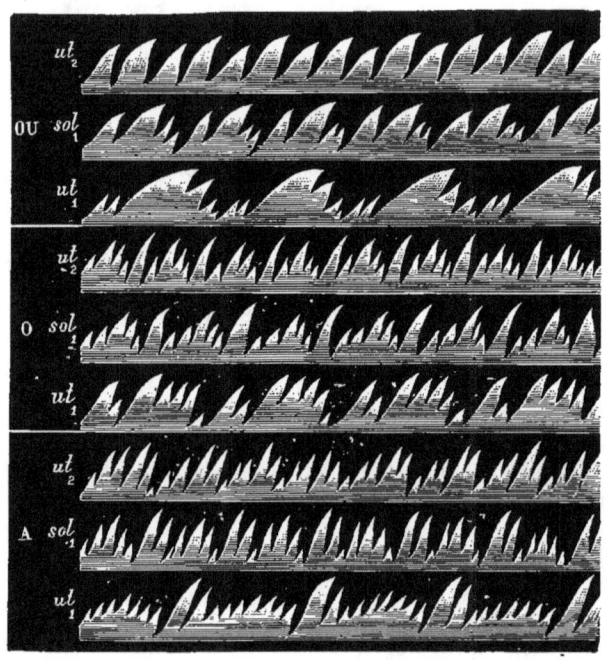

Figure 85.

que chacune de ces images se compose de deux groupes distincts de dentelures se reproduisant alternativement et régulièrement, ce qui accuse évidemment l'influence d'un mouvement vibratoire régulièrement périodique. — En second lieu, il est facile de voir que les trois images de l'*ut*₁ contiennent *huit* groupes de dentelures, tandis que celles du *sol*₁ en contiennent *douze* et celles de l'*ut*₂ en contiennent *seize* ; et, comme la longueur commune de ces images correspond à une même durée de l'état vibratoire cela indique que la *période* du mouvement vibratoire, ou la longueur d'onde caractéristique d'un son de hauteur déterminée est complétement indépendante de la voyelle sur laquelle ce son est émis. Mais la forme de l'onde caractéristique d'un son de hauteur déterminée, fidèlement traduite par la forme de l'image correspondante de la flamme, varie considérablement avec la voyelle sur laquelle il est émis ; cette altération de la forme de l'onde, dont la période reste d'ailleurs invariable, est due à la superposition du son propre de la bouche, caractéristique de la voyelle, au son rendu par le larynx.

De la fixité du son caractéristique de chaque voyelle, découle une conséquence curieuse et importante pour la théorie de la voix chantée, qui a été signalée par M. Donders et par M. Helmholtz : à chaque voyelle, correspond une région déterminée de l'échelle musicale plus favorable que toute autre à la pureté de son émission. La cavité buccale, en effet, se conduit, dans la voix chantée et dans la voix parlée, comme une caisse de résonnance ; tout son de *même hauteur* ou un *peu plus grave* que le son propre de la

bouche est renforcé par cette cavité (1) ; le son propre de la bouche éclate aussi avec force sous l'influence des *sous-harmoniques* de ce son propre. Si
nous adoptons les déterminations de M. R. Kœnig,
nous dirons que :

Chez l'homme, l'émission de l'OU est surtout
facile sur le si_2^b et les notes voisines la_2, sol_2 et sur
les sous-harmoniques si_1^b, mi_1^b. — L'O est facilement
émis sur si_3^b et les notes voisines la_3, sol_3, et sur les
sous-harmoniques si_2^b, mi_2^b, si_1^b. — L'A convient au
si_4^b, au la_4, au sol_4, puis aux sous-harmoniques si_3^b,
mi_3^b, si_2^b. — L'É et l'I ne sont facilement émis que sur
les sous-harmoniques de leurs sons caractéristiques
très-élevés. — Cette affinité élective des voyelles pour
certaines notes de hauteur déterminée se remarque
surtout aux limites des voix de poitrine et de fausset.

Sur les notes plus graves que l'ut_3 les voix de
femme tournent toujours involontairement à l'O et
à l'OU qui ont si_3^b et si_2^b pour sons caractéristiques.
— Au dessus de fa_4 c'est l'A, dont le si_4^b est le son
caractéristique, qu'elles rendent avec plus de facilité.
— Au dessus du si_4, la voix entre dans le domaine
de l'É et de l'I.

Dès le début de ses recherches, M. Donders avait
très-justement signalé ce fait que : le son caractéris-

(1) C'est ainsi que la caisse du violon renforce toutes les notes
voisines de l'ut_3, qui est le son propre ou fondamental de la masse
d'air emprisonnée.

tique de chaque voyelle ne sort pas avec la même
netteté et que son timbre ne conserve pas la même
pureté, à tous les degrés de l'échelle musicale. Il en
résulte nécessairement que ces sons caractéristiques
s'effacent graduellement à mesure que la voix du
chanteur s'élève au-dessus d'une certaine hauteur de
ton ; c'est d'abord le son caractéristique de l'OU qui
disparaît et il ne reste finalement que celui de l'I ;
par suite, les timbres des voyelles s'altèrent à mesure
que leurs sons caractéristiques perdent de leur netteté. M. Donders fait observer encore que les voyelles
sont plus nettement et plus facilement distinguées
lorsqu'on les émet en voix parlée et à des tons différents, que lorsqu'on les chante successivement sur
un même ton.

L'expérience s'accorde, d'ailleurs, avec les indications de la théorie, pour montrer que les chanteurs
des deux sexes altèrent le timbre normal de toute
voyelle que les paroles du *libretto* les obligent à
émettre en dehors de la région de l'échelle musicale
correspondante au son propre qui la caractérise.

M. Helmholtz a demandé à la synthèse la démons-
tration de l'exactitude de la théorie du timbre qu'il
a déduite de l'analyse des sons musicaux. L'analyse
lui avait fait connaître les sons simples fusionnés
dans les sons complexes des voyelles et de certains
instrument à vent ; il a montré qu'en émettant si-

multanément ces sons simples, il est possible de reproduire artificiellement le timbre de ces voyelles
et de ces instruments. — A cet effet, il s'est servi
d'un appareil composé d'une série harmonique de
diapasons, munis de caisses de résonnance ou de renforcement, dont le mouvement vibratoire est maintenu par un système d'électro-aimants qui les solli-
citent périodiquement. Un clavier permet de faire parler chaque diapason ou d'en éteindre le son à volonté.
Les interruptions du courant excitateur des électro-
aimants sont réglées par les vibrations d'un diapason
à l'unisson du diapason le plus grave de la série.

M. Helmholtz a d'abord opéré avec une série de
huit diapasons accordés pour le son fondamental $si_1^\flat$,
et des sept premiers harmoniques. Les sons correspondants à cette série de diapasons étaient :

$$si_1^\flat \ldots si_2^\flat \ldots fa_3 \ldots si_3^\flat \ldots r\acute{e}_4 \ldots fa_4 \ldots la_4^\flat \ldots si_4^\flat.$$

Cet appareil donnait un très-bel O, quand il faisait
résonner : *fort* le $si_3^\flat$ caractéristique de l'O ; *plus
faiblement* le $si_2^\flat$, le fa_3, le $r\acute{e}_4$; *sourdement*, le fondamental $si_1^\flat$. Le son composé résultant de l'émission
simultanée de ces cinq sons simples, comprenait le
son caractéristique de l'O ($si_3^\flat$) et deux de ses sous-
harmoniques ($si_2^\flat$, $si_1^\flat$).

L'appareil donnait très-bien et très-nettement un
OU, quand le fondamental $si_1^\flat$ résonnait fortement,
accompagné de ses sept harmoniques *affaiblis*. Dans

ce cas, le son composé comprenait le son caractéristique (si_2^b) de l'OU *affaibli* et son premier sous-
harmonique (si_1^b) *très-intense.*

M. Helmholtz a opéré ensuite avec une seconde
série de huit diapasons accordés pour le son fondamental si_2^b et ses sept premiers harmoniques. Les
sons correspondants à cette seconde série de diapasons étaient :

$$si_2^b \ldots si_3^b \ldots fa_4 \ldots si_4^b \ldots r\acute{e}_5 \ldots fa_5 \ldots la_5^b \ldots si_5^b.$$

Ce second appareil donnait l'OU, quand le son
fondamental si_2^b, caractéristique de cette voyelle, résonnait *seul.*

Pour obtenir l'O, M. Helmholtz faisait résonner :
modérément, le fondamental si_2^b ; *fortement,* le si_3^b ;
faiblement, le fa_4. Le son composé comprenait, dans
ce cas, le son caractéristique (si_3^b) de l'O et son premier sous-harmomique (si_2^b).

Pour obtenir l'A avec cet appareil, il ajoutait au
si_2^b, le si_3^b et le fa_4 avec une *intensité modérée,* et il
faisait résonner *énergiquement* le si_4^b et le $r\acute{e}_5$. Le son
composé comprenait, dans ce cas, le son caracté-
ristique (si_4^b) de la voyelle A et ses deux sous-harmoniques $(si_3^b$ et $si_2^b)$.

Pour obtenir l'É avec cet appareil, il faisait résonner : *modérément* le si_2^b et le si_3^b ; *aussi fort que
possible,* le fa_5 le la_5^b et le si_5^b. Bien que le son composé comprît le son caractéristique (si_5^b) de la

voyelle É, en même temps que quatre de ses sous-harmoniques, la voyelle était rendue moins nettement que les précédentes, parce que les sons des diapasons aigus étaient faibles.

« De même que les voyelles de la voix humaine (1), » dit M. Helmholtz, les sons des différents registres » de l'orgue peuvent être reproduits par notre appa- » reil, pourvu qu'ils ne présentent pas d'harmoni- » ques trop aigus ; il manque cependant toujours, » aux sons imités, le bruit aigu et sifflant que donne » le courant d'air en se brisant contre les lèvres du » tuyau. Les diapasons ne peuvent reproduire que » la partie purement musicale du son. Pour l'imita- » tion des instruments à anche, il manque les har- » moniques mordants d'en haut ; on peut cependant » reproduire le nasillement de la clarinette, au moyen » d'une série d'harmoniques *impairs*, et le son doux » du cor au moyen du chœur complet de tous les » diapasons. »

Pendant l'émission d'une voyelle, la cavité buc-cale prend une forme déterminée, le larynx rend un son et les cordes vocales exécutent des vibrations qui se communiquent nécessairement au cartilage thyroïde. — Dans la voix parlée ou chantée, à chaque consonne correspond un mouvement déterminé, soit des lèvres, soit de la langue ; mais, si certaines consonnes s'ac-

(1) *Loco citato*, p. 158.

compagnent d'un son laryngé, d'autres sont *muettes* et sont émises sans la participation des cordes vocales ; nous savons enfin que le voile du palais est *relevé* et que le courant d'air s'échappe par la bouche dans l'émission de la plupart des consonnes, tandis que le voile du palais *abaissé* laisse le courant d'air s'écouler à travers les cavités nasales, dans l'émission des consonnes dites *nasales*.

Dans un mémoire fort intéressant (1), M. le docteur L. Rosapelly a appliqué la méthode graphique à l'étude des mouvements si variés et si complexes qui se produisent dans l'acte de la parole ; il a demandé, à cette méthode, de fournir une trace objective des actes exécutés par la cage thoracique, le larynx, la langue, les lèvres et le voile du palais, dans l'émission des divers groupes de sons qui constituent la langue parlée.

Pour apprécier la dépense d'air nécessaire à la formation du son, M. Rosapelly s'est servi du *pneumographe* de M. Marey. Cet appareil inscrit les phases d'ampliation et de resserrement de la poitrine ; les amplitudes des tracés qu'il fournit, exprimant les différents volumes d'air qui entrent dans la poitrine ou qui en sortent, ont permis de constater que la dépense d'air est *plus considérable* dans la voix basse (*chuchotement*) que dans la voix timbrée. Ce fait déjà connu

(1) *Inscription des mouvements phonétiques*, in Travaux du laboratoire de M. Marey, pour l'année 1876, page 109.

justifie pleinement ce que nous avons dit (page 368) de l'état de la glotte dans le chuchotement.

M. J. Oacley-Coles a signalé (1) un procédé fort ingénieux pour déterminer les différents points de contact qui s'établissent entre la langue et les parois buccales, dans l'articulation des consonnes. Il consiste à enduire, d'un mélange de gomme et de farine, le plan supérieur de la cavité buccale, de façon que la langue, l'arcade dentaire ou la lèvre inférieure, gardent la trace du contact qu'elles ont éprouvé avec les parties recouvertes de l'enduit. En renouvelant cette expérience pour les différentes consonnes, il a pu obtenir des localisations très-exactes de ces contacts qu'il a représentés par des figures. Mais jusqu'ici, il a été impossible d'obtenir des tracés des mouvements exécutés par la langue dans l'articulation des consonnes.

Un appareil très-simple a permis à M. Rosapelly de représenter graphiquement les mouvements d'élévation et d'abaissement de la lèvre inférieure, dans l'articulation des consonnes.

Tant que le voile du palais *relevé* ferme l'orifice postérieur des fosses nasales et que le courant d'air s'écoule par la bouche, la pression reste *constante* dans les cavités nasales. Au contraire, cette pression

(1) *Transact. of the ondontological Society of Great Britain*, 1871, new serie, vol. IV, page 110.

augmente, quand le voile du palais *abaissé* laisse le courant d'air s'échapper par les fosses nasales. Pour explorer les mouvements du voile du palais, M. Rosapelly introduit, dans une des narines, un tube qui y reste à demeure et qui est relié, par un tuyau de caoutchouc, à un tambour à levier inscripteur ; une élévation de la courbe tracée par la pointe du levier signale chacune des émissions d'air par le nez.

Il était plus difficile d'enregistrer les vibrations communiquées au cartilage thyroïde par les cordes vocales. M. Rosapelly y est parvenu en utilisant le *signal électrique* de M. Marcel Deprès qui fournit 600 signaux par seconde. Les vibrations du cartilage thyroïde devaient produire les clôtures et ruptures alternatives du courant électrique chargé d'activer ce signal. Il fallait un interrupteur bien sensible pour obéir à chacun de ces petits mouvements vibratoires ; il a été fourni par un appareil déjà employé par M. Marey, pour recueillir l'indication de mouvements rapides. Cet appareil est basé sur l'inertie d'une masse élastiquement suspendue ; comme cette masse ne peut obéir aux mouvements rapides communiqués aux pièces qui l'environnent, elle constitue une sorte de point fixe contre lequel une série de chocs viennent se produire. Ces chocs, provoqués par les vibrations du cartilage thyroïde, déterminaient une série de clôtures et de ruptures du courant de la pile. M. Rosapelly a pu obtenir ainsi, dans les limites d'une octave, le tracé des vibrations du cartilage thyroïde dans la parole timbrée et dans le chant.

Comme toutes les anches, les cordes vocales exécutent (page 303) des *vibrations simples ;* ce sont ces vibrations, communiquées au cartilage thyroïde dont M. Rosapelly obtient la reproduction graphique. En ce point, la méthode d'exploration de M. Rosapelly diffère considérablement de la méthode des flammes manométriques de M. R. Kœnig. Cette dernière méthode, en effet, fournit l'image de la *vibration complexe* du courant d'air, vibration génératrice du son si éminemment *complexe* rendu par le larynx.

« La nature des actes phonétiques, dit M. Rosa-
» pelly, la localisation anatomique des contacts et,
» dans certaine limites, la caractérisation objective
» des différents actes du langage, sont déjà bien
» connus ; mais il est un autre point dont l'étude
» est beaucoup plus difficile, nous voulons parler
» des *relations chronologiques* de ces actes, c'est-à-
» dire de leurs rapports de succession ou de syn-
» chronisme. L'extrême rapidité avec laquelle ces
» actes se succèdent, autant que la complication
» des manières dont ils se combinent, rendent fort
» difficile à juger cette partie du mécanisme de la
» parole. — C'est à l'étude de ces rapports de succes-

» sion que nous nous sommes attaché particuliè-
» rement. »

A cet effet, M. Rosapelly a disposé ses appareils
de manière à obtenir les tracés simultanés des mouvements des lèvres, du larynx et du voile du palais,
dans l'émission de divers groupes des sons de la
langue parlée.

M. Rosapelly a constamment associé la voyelle *a*
à chacune des cinq consonnes (*p, b, f, v, m*), sur
l'articulation desquelles ont porté ses recherches.
Tantôt la voyelle précédait la consonne, comme
dans *ap, ab ;* tantôt la voyelle suivait la consonne
comme dans *pa, ba*.

Nous devons nous contenter ici de donner une
analyse succincte des résultats obtenus par M. Rosapelly.

Dans l'articulation des consonnes *p* et *b*, la clô-
ture des lèvres est *complète ;* cette occlusion est
incomplète dans l'articulation des consonnes *f* et *v*.
— Cette circonstance explique pourquoi ces deux
dernières consonnes peuvent être *prolongées*, tandis
que les deux premières sont instantanées, *explosives*.
— Dans l'articulation de ces quatre consonnes, le
voile du palais est *relevé*, l'orifice postérieur des
fosses nasales est *fermé*, le courant d'air s'écoule
par la *cavité buccale*.

La consonne *p* est *muette ;* dans son émission, les
cordes vocales et le cartilage thyroïde sont *au repos*.

La consonne *b* s'accompagne d'un *son de voix*; les cordes vocales et le larynx *vibrent* dans son émission.

La consonne *f* est *muette*; dans son émission, les cordes vocales et le cartilage thyroïde *ne vibrent pas*, sont *au repos*.

La consonne *v* s'accompagne d'un *son de voix*; les cordes vocales et le larynx *vibrent* dans son émission.

M. Rosapelly a pu dire avec raison : — le *b* est un *p* avec vibration du larynx. — Le *v* est un *f* avec vibration du larynx. — Le *v* est l'homologue du *b*, l'*f* est l'homologue du *p*. — Les deux consonnes *f, v* diffèrent toutefois du *p* et du *b* par la possibilité de leur durée illimitée, l'occlusion incomplète des lèvres permettant à l'air de s'échapper continuellement par leur ouverture.

Dans l'articulation de l'*m*, l'occlusion des lèvres est *complète*, mais le voile du palais est *abaissé*, l'orifice postérieur des fosses nasales est *ouvert* et le courant d'air s'échappe par le nez; l'*m* s'accompagne d'un son *de voix*, les cordes vocales et le larynx *vibrent* dans son émission.

L'*m* est donc un *b* avec sortie de l'air par les fosses nasales. Toutefois, l'ouverture de l'orifice postérieur des fosses nasales, permettant l'écoulement continuel de l'air, l'*m*, comme le *v*, diffère du *b* par la possibilité de sa durée illimitée.

Ajoutons enfin que la différence essentielle entre l'*m* et le *v* consiste en ce que l'air s'écoule par le nez dans l'émission de la première et par la bouche dans l'émission de la seconde de ces consonnes.

M. Rosapelly fait ressortir, dans son mémoire, l'importance de la méthode d'inscription des mouvements phonétiques, au double point de vue de la linguistique et de l'éducation des sourds-muets ; il n'est pas de notre sujet de le suivre sur ce terrain.

L'intéressant mémoire, dont nous avons fourni une trop rapide analyse, montre toute l'importance des services que la méthode d'inscription des mouvements phonétiques est appelée à rendre à la théorie de la formation des sons dans les voies respiratoires ; nous faisons des vœux pour que M. Rosapelly poursuive activement ses recherches et complète, en le perfectionnant, l'appareil instrumental destiné à l'analyse d'actes aussi multiples, aussi variés, aussi complexes.

CHAPITRE VIII

AUDITION

L'oreille est constituée, chez l'homme et chez les mammifères, par une série de cavités qui sont, de l'extérieur à l'intérieur : 1° L'oreille externe, comprenant le pavillon et le conduit auditif externe ; 2° l'oreille moyenne ou le tympan ; 3° l'oreille interne ou le labyrinthe. — Ce labyrinthe est composé de parties membraneuses contenues dans une cavité osseuse extrêmement compliquée, creusée dans l'épaisseur du rocher ; les ramifications terminales du nerf acoustique se distribuent à ces parties membraneuses, dont l'ensemble constitue le véritable appareil de l'audition. — L'oreille externe et le tympan sont, à proprement parler, des appareils de transmission de l'ébranlement sonore. — Avant d'aborder l'étude des fonctions des diverses parties constituantes de l'appareil auditif, il nous paraît nécessaire de dire quelques mots des divers modes de communication et de transmission du mouvement vibratoire.

Communication et transmission du mouvement vibratoire. — Lorsqu'un corps sonore est ébranlé, le mouvement vibratoire imprimé à ses molécules se communique à tous les corps élastiques environnants. F. Savart (1) a fait une étude très-détaillée de cette communication des vibrations entre corps solides contigus ; il résulte de ses nombreuses expériences que, quelle que soit la complication du système, le mouvement vibratoire se transmet toujours parallèlement à la direction de l'ébranlement générateur produit dans l'une de ses parties. Ainsi donc, tandis que certaines parties du système exécutent des vibrations transversales, d'autres vibrent nécessairement dans des directions parallèles à leur axe de figure ou plus ou moins inclinées sur cet axe. Ces vibrations sont, d'ailleurs, partout concordantes et synchrones, comme si elles étaient localisées dans un seul et même corps. Ces résultats expliquent comment, dans le violon, le violoncelle et l'alto, les vibrations des cordes sont transmises par le chevalet à la table supérieure, et par l'âme à la table inférieure de l'instrument, dont toutes les parties vibrent ainsi à l'unisson.

Les corps solides communiquent, avec une grande facilité, leur mouvement vibratoire aux masses gazeuses et aussi aux masses liquides, qui les transmettent dans le sens de l'ébranlement primitif. — En raison de leur faible densité, les gaz n'exercent au-

(1) *Annales de chimie et de physique*, 2ᵉ série, 1824, t. XXV, p. 12, 138, 225.

cune influence sur la période du mouvement vibratoire des solides, quelle que soit sa direction par
rapport à la surface de séparation ; il n'en est pas
de même des liquides. Les expériences de F. Savart (1) montrent que, si le nombre des vibrations
longitudinales d'une verge élastique reste le *même*
dans l'eau et dans l'air, le son d'une plaque élastique vibrant *perpendiculairement* à sa surface *baisse*
au moment où on la plonge dans l'eau ; ce ralentis-
sement du mouvement vibratoire est d'autant plus
considérable que la surface vibrante est plus étendue.
— En ébranlant transversalement, avec un archet,
des tubes de verre pleins d'un liquide, le son *baisse*
d'autant plus que le liquide est *plus dense.* Il suffit
de verser dans un vase du liquide mousseux pour
l'empêcher de vibrer ; le mélange de liquide et de
gaz constitue une masse hétérogène dont l'élasticité
est très-irrégulière ; les vibrations des parties correspondantes des parois du vase et du liquide ne concordent plus, se gênent mutuellement et le son
est *étouffé.*

La facilité avec laquelle le mouvement vibratoire
des solides se communique aux masses gazeuses a
été utilisé pour renforcer les sons des instruments
de musique. L'intensité de l'ébranlement communiqué à l'oreille dépend évidemment de l'étendue

(1) *Annales de chimie et de physique*, 2ᵉ série, 1825, t. XXX,
p. 264. — 1826, t. XXXI, p. 283.

des surfaces qui ébranlent le milieu gazeux. — Une corde tendue entre deux étaux dont les mâchoires sont garnies de plomb rend un son très-faible, parce que la masse d'air qu'elle ébranle est elle-même très-faible ; il en est de même d'un diapason tenu entre les doigts par sa tige. — Mais, quand la corde est montée sur un violon ou sur une basse, les parois et l'air de la caisse vibrent à l'unisson de la corde ; la masse d'air ébranlée est considérable et le son rendu prend une grande intensité. On renforce de la même manière le son du diapason, en l'appuyant par sa tige sur une table élastique, ou en le montant sur une caisse fermée par un bout et accordée au même ton. — Dans tous ces cas, ce que l'on gagne en intensité, on le perd en durée de son ; une corde *tendue* et *isolée* conserve beaucoup plus longtemps son mouvement vibratoire que quand elle est montée sur un violon ou sur une basse ; un diapason résonne beaucoup plus longtemps, quand on le tient avec les doigts par sa tige, que quand il est monté sur une caisse de résonnance.

Il résulte des expériences de Muller (1) que le mouvement vibratoire des liquides se communique beaucoup plus facilement aux solides qu'aux gaz ; mais, quand il existe dans le sein du liquide une masse d'air emprisonnée dans une vessie, le mou-

(1) *Loc. cit.*, t. II, p. 405.

vement vibratoire du liquide se transmet facilement aux parois membraneuses et de celles-ci à la masse gazeuse, qui vibre alors avec intensité et renforce le son.

Les gaz communiquent aussi leur mouvement vibratoire aux solides, surtout quand ces derniers peuvent exécuter des vibrations de même période que celles qui leur sont transmises. — Tous les corps élastiques, et en particulier les verres et les carreaux de vitre, entrent constamment en vibration, quand un bruit très-intense est produit dans leur voisinage; mais un ébranlement très-faible suffit pour les faire vibrer, quand le son excitateur est de même ton que leur son propre. — Une corde tendue entre d'elle-même en vibration sous l'influence d'un son qui est sa note fondamentale ou l'un ses harmoniques; elle reste muette pour tout son qui n'est pas un de ceux qu'elle peut rendre. — Si deux vases de verre, accordés à l'unisson, sont placés dans la même chambre, il suffit d'ébranler l'un d'eux pour que l'autre vibre par résonnance; si l'on trouble l'accord en versant de l'eau dans un des deux vases, la communication du mouvement vibratoire n'a plus lieu, ou du moins ne se fait que très-difficilement et d'une manière très-incomplète. — Lorsqu'en face d'un piano ouvert, tous les étouffoirs étant soulevés, on produit et l'on soutient un son bien pur et bien plein, d'abord la table d'harmonie est ébranlée, toutes les cordes frémissent et le piano rend un son confus ; mais cette confusion n'est que passagère, et bientôt le mouvement vibratoire se localise, persiste *seulement* dans les cordes qui peuvent reproduire le son excitateur.

En vertu de leur élasticité, les grandes masses solides entrent en vibration sous l'influence d'un ébranlement périodique communiqué par l'air ambiant. Comme leur mode de division en parties vibrantes séparées par des surfaces nodales est indéfiniment variable, elles peuvent rendre tous les sons réalisables. — Dans les vastes cathédrales, lorsque la grosse cloche est en branle, lorsque l'orgue résonne, lorsqu'une puissante voix se fait entendre, les voûtes, les murailles, les gros piliers s'ébranlent sous le choc périodiquement répété des colonnes d'air en mouvement. Toutes les parties de l'édifice vibrent à l'unisson ; chacune contribue pour sa part au renforcement du son résultant, dont le *ton* reste invariable et dont le *timbre* prend un caractère particulier. — Dans les jours de fête comme dans les jours de deuil, la cathédrale tout entière résonne, chante, fait entendre sa grande voix.

Les membranes tendues, en raison de leur faible masse et de leur facilité à se diviser en parties vibrant à l'unisson, sont éminemment propres à participer, par communication, au mouvement vibratoire de l'air. Ces propriétés en font des appareils commodes et précieux pour la détermination de la distribution des nœuds et des ventres de vibration dans les masses gazeuses ébranlées.

Les expériences de Muller montrent que le mouvement vibratoire des gaz se communique difficilement aux liquides. L'interposition d'une membrane tendue favorise beaucoup cette transmission.

Oreille externe. — Le pavillon de l'oreille est constitué par un cartilage élastique et fragile, dont la texture se rapproche de celle du cartilage *jaune*. Sa face externe, celle qui se trouve exposée à l'action des ondes sonores propagées dans le milieu ambiant, est remarquable par la disposition de ses saillies et de ses dépressions alternatives ; nous nous contenterons de signaler une excavation placée un peu au-dessous de son centre de figure. Le conduit auditif externe vient déboucher au fond de cette excavation, connue sous la dénomination de *conque*.

Cartilagineux dans sa moitié externe, osseux dans sa moitié interne, d'une longueur de 25 millimètres environ, le conduit auditif externe s'étend de la conque du pavillon à la membrane du tympan qui le sépare de l'oreille moyenne. Sa coupe est de forme elliptique ; sa direction générale est transversale ; son trajet est sinueux à la fois dans le plan horizontal et dans le plan vertical. Son orifice interne, fermé par la membrane du tympan, est circulaire, très-obliquement coupé de haut en bas et de dehors en dedans ; le plan de cet orifice forme avec la paroi inférieure un angle aigu de 20 à 25 degrés. — Le cartilage du conduit adhère fortement à celui du pavillon.

La *conque* du pavillon réfléchit les ondes incidentes vers l'orifice externe du conduit auditif; mais, en raison de sa forme aplatie, le pavillon ne peut certainement pas concentrer, par réflexion, en un même point, toutes les ondes sonores qui le frappent. — F. Savart (1) considère, avec raison, le pavillon comme un auxiliaire important de la membrane du tympan. Il fait remarquer qu'en raison de la variété de direction et d'inclinaison de ses éminences et de ses dépressions, ce cartilage élastique présente toujours un certain nombre de surfaces dont la direction est perpendiculaire à celle des ondes sonores. Quelle que soit donc la direction du mouvement vibratoire de l'air, le pavillon exécute des vibrations qui, par voie de continuité, se communiquent aux parois cartilagineuses du conduit auditif externe.

La membrane du tympan reçoit ainsi : — 1° Les vibrations aériennes qui pénètrent directement dans le conduit auditif; — 2° les vibrations réfléchies dans la conque vers l'orifice externe de ce conduit; — 3° les

(1) *Annales de chimie et de physique*, 2° série, 1824, t. XXVI, p. 29.

vibrations transmises aux parois du conduit auditif, par le cartilage du pavillon et par les os de la tête.

Oreille moyenne. — La caisse du tympan est une cavité très-irrégulière, creusée dans le rocher, entre le conduit auditif externe et le labyrinthe ; elle se prolonge, par des arrières-cavités ou sinus, dans les cellules de l'apophyse mastoïde et communique avec l'arrière-bouche et les voies aériennes par la trompe d'Eustache. — De la paroi externe à la paroi interne, elle est traversée par la chaîne des *trois osselets de l'ouïe*. — La caisse est comprimée de dehors en dedans ; son diamètre transverse, plus petit que tous les autres, mesure de 2 à 3 millimètres.

La face externe de la caisse, en partie membraneuse, en partie osseuse, est formée par la membrane du tympan et par la portion de l'os temporal dans laquelle cette membrane est enchâssée. — Mince, demi-transparente, élastique, la membrane du tympan est tendue, comme une cloison, entre le conduit auditif externe et la caisse. Cette membrane est presque circulaire et placée dans une position très-oblique.

Là face interne de la caisse est osseuse et sépare l'oreille moyenne de l'oreille interne ou labyrinthe. Cette paroi est percée de deux ouvertures : — la supérieure, *fenêtre ovale* ou *vestibulaire*, s'ouvre dans le vestibule du labyrinthe et est complétement fermée par une membrane, dans l'épaisseur de laquelle est fixée la base de l'étrier ; — l'inférieure, fermée aussi par une membrane, est la *fenêtre ronde* au *cochléaire* et s'ouvre dans la rampe *tympanique* du limaçon.

La circonférence de la caisse présente : — *En haut*, une arrière cavité, qui loge la tête du marteau, le corps et la branche supérieure de l'enclume ; — *en arrière et en haut*, une large ouverture de communication avec les cellules mastoïdiennes, cavités remplies d'air qui agrandissent beaucoup la capacité de l'oreille moyenne ; — *en avant*, une cavité en forme d'entonnoir, origine de la trompe d'Eustache qui fait communiquer la caisse avec le pharynx.

La trompe d'Eustache permet de faire pénétrer l'air dans la caisse et de l'en faire sortir ; pour obtenir ces effets, il suffit de fermer le nez et la bouche, et de comprimer ou de raréfier l'air contenu dans la cavité buccale. — Au moment où l'air comprimé pénètre dans la caisse, on sent un choc subit dans l'oreille. On peut alors ouvrir largement la bouche, sans que l'air s'échappe. Pour le faire sortir, il suffit d'exécuter un mouvement de déglutition, avec la bouche et les narines fermées ; un nouveau choc intérieur coïncide avec la sortie de l'air. — A l'état de repos, la trompe d'Eustache est close ; l'air de la caisse se maintient en équilibre de pression avec l'air extérieur, parce que, à chaque mouvement de déglutition, l'orifice pharyngien de la trompe s'ouvre et établit la communication de l'oreille moyenne et des voies aériennes.

La *chaîne des osselets* s'étend transversalement de la membrane du tympan à la fenêtre ovale. Elle se compose (fig. 86) de trois osselets : le marteau M,

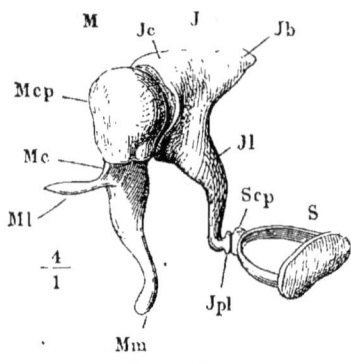

Figure 86.

l'enclume J, l'étrier S. La figure représente les osselets de l'oreille droite vus par la face antérieure, dans leur position naturellle, au grossissement de quatre fois leurs dimensions linéaires.

La figure 87 représente le *marteau* de l'oreille droite vu : — en A, par sa face antérieure ; — en B, par sa face postérieure. — La tête arrondie *cp* du marteau s'articule avec l'enclume, par une surface articulaire de forme elliptique * située à sa partie postérieure. Au-dessous de la tête est un prolonge-ment *m*, applée la *queue* ou le *manche ;* aplati d'avant en arrière, le manche est situé dans l'épaisseur de la membrane du tympan et se termine par une extrémité arrondie qui correspond au centre de la

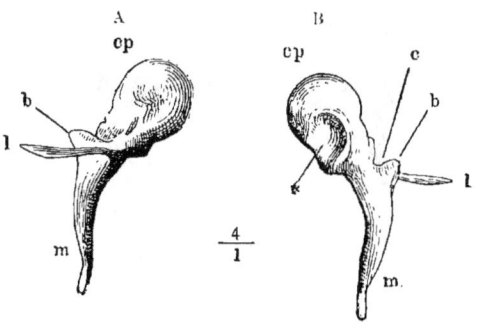

Figure 87.

membrane. — Un étranglement *c*, appelé *col* du marteau, sépare la tête du manche. — Deux apophyses se détachent de la partie supérieure du manche : — la plus courte *b* se dirige en dehors et soulève un peu la membrane du tympan ; — la plus longue *l*, en forme d'*épine*, pénètre dans la scissure de Glaser, se porte en bas et en avant, et donne attache au *muscle externe* du marteau.

La figure 88 représente l'*enclume* de l'oreille droite vu : en A par sa face interne ; en B par sa face antérieure. — Le corps de l'enclume *c* s'articule par la surface * avec la tête du marteau ; il est situé, ainsi que la tête du marteau, au-dessus de la membrane du tympan, dans l'arrière cavité de la caisse. — Du corps se détachent deux branches : — l'une *b* courte, épaisse, horizontale, située dans l'arrière-cavité de la caisse, se termine par une pointe mousse articulée, par une petite facette **, avec une petite

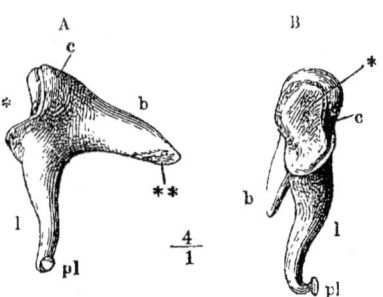

Figure 88.

saillie de la paroi postérieure de la cavité tympanique ; — l'autre *l*, plus longue, plus grêle, descend verticalement et parallèlement au manche du marteau, se courbe à son extrémité inférieure et se termine par un petit *tubercule lenticulaire pl* qui s'articule avec l'*étrier*.

L'*étrier* (fig. 89) s'articule, en *cp*, avec l'extrémité

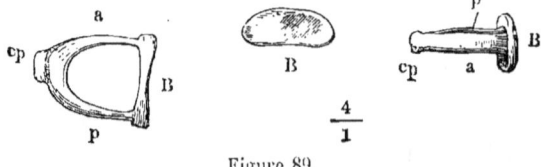

Figure 89.

inférieure de l'apophyse descendante de l'enclume. Sa base B, de forme ellipsoïdale, à grand axe horizontal, est fixée dans l'épaisseur de la membrane obturatrice de la fenêtre ovale.

Le marteau est maintenu en place par trois *ligaments* : le *supérieur*, étendu de la portion la plus élevée de la caisse à la tête du marteau, tient cet osselet suspendu ; l'*antérieur* naît de l'épine du sphénoïde, passe dans la scissure de Glaser et s'insère à la face externe de la tête ; l'*externe* s'étend de la partie supérieure et postérieure du cadre tympanique à la partie supérieure du manche du marteau.

L'enclume est maintenue par une capsule serrée, qui entoure l'articulation de l'extrémité de sa courte branche avec la paroi de la caisse.

Les articulations de la tête du marteau avec le corps de l'enclume et de la branche descendante de l'enclume avec l'étrier sont maintenues par des capsules fibreuses qui les entourent.

Les osselets de l'ouïe sont mis en mouvement par trois muscles. — Le *muscle interne du marteau* naît de la portion cartilagineuse de la trompe d'Eustache, de la portion voisine du sphénoïde et du canal osseux qui lui sert de gaîne ; après un trajet compliqué, il traverse la caisse de dedans en dehors et vient s'insérer sur le col du marteau, au-dessous de sa longue apophyse. Il imprime au marteau un mouvement de bascule qui porte sa tête en dehors et son manche en dedans ; il est *tenseur* de la membrane du tym-

pan. — Le *muscle externe du marteau* naît de
l'épine du sphénoïde et du cartilage de la trompe,
et vient s'insérer à la courte apophyse du marteau ;
il tire le marteau en avant et en dehors et *relâche*
la membrane du tympan. — Le *muscle de l'étrier*,
le plus petit du corps humain, naît du fond du canal
osseux qui lui est propre et s'insère sur l'étrier,
derrière l'articulation de cet osselet avec l'enclume.
Il peut imprimer à l'étrier un mouvement de
bascule, en vertu duquel l'extrémité postérieure de
la base de l'étrier est enfoncée dans la fenêtre
ovale, tandis que l'extrémité antérieure est portée
en sens inverse.

L'appareil constitué par la membrane du tympan
et la chaîne des osselets de l'ouïe joue un rôle de la
plus haute importance dans la transmission des
ébranlements sonores de l'air à l'oreille interne où
s'opère la sensation. Les physiciens ont étudié avec
beaucoup de soin le mécanisme très-curieux de cet
appareil (1).

Dans son mémoire sur *les usages de la membrane
du tympan de l'oreille externe* (2), F. Savart a
cherché à déterminer le rôle de la membrane du
tympan et des osselets de l'ouïe dans la transmission

(1) Voir note D.
(2) *Annales de chimie et de physique*, 2ᵉ série, 1824, t. XXVI,
p. 5.

des ondes sonores. — A l'état de repos, le muscle interne du marteau agit sur le manche qu'il tire en dedans ; sous cette influence, la membrane du tympan prend une forme légèrement concave en dehors et éprouve une tension modérée. Les expériences de F. Savart ont montré que, dans cet état normal de tension, la membrane entre en vibration sous l'influence d'un son quelconque et qu'à partir de ce degré de tension, la membrane vibre d'autant plus difficilement par influence que la tension est plus considérable. Cet habile physicien a établi encore, par des expériences directes, que les vibrations de la membrane du tympan se communiquent très-nettement au manche du marteau et sont transmises à la fenêtre ovale par la chaîne des osselets. « Il paraîtrait donc, d'après cela, dit » F. Savart, que le marteau remplit à la fois deux » fonctions distinctes : l'une, de modifier, au moyen » de ses muscles, la tension de la membrane, afin » de préserver l'organe des impressions trop fortes, » et de le disposer convenablement pour recevoir » les impressions les plus faibles ; et l'autre, de » partager les mouvements de la membrane et de » les communiquer à d'autres parties. »

L'exactitude des conclusions déduites par F. Savart de ses recherches fut contestée par Muncke et par Fechner. Muller entreprit alors un très-beau travail de vérification ; il résulte de ses expériences,

très-variées et très-habilement combinées, que les
fonctions de la membrane du tympan et des
osselets de l'ouïe, dans la propagation du mouvement sonore, sont bien exactement telles que le
physicien français les avait, le premier, définies dès
1824.

Il est, d'ailleurs, très-facile d'étudier sur soi-
même les effets de l'augmentation de la tension de
la membrane du tympan. Nous avons déjà dit qu'en
exécutant un mouvement forcé d'expiration, le nez
et la bouche fermés, on *refoule* de l'air dans la caisse
du tympan, tandis qu'un mouvement forcé d'aspiration, exécuté dans les mêmes conditions, suffit
pour *raréfier* l'air de la caisse. La tension est alors
augmentée, parce que la membrane est repoussée
en dehors dans le premier cas, en dedans dans le
second. La *dureté* de l'ouïe et une sensation particulière de tension dans l'oreille sont les conséquences constantes de l'augmentation ou de la
diminution de la densité de l'air dans la caisse.
Wollaston a, le premier, a signalé ces phénomènes.
— Dans les appareils à air comprimé, tant que
l'accolement des parois de la trompe est assez exact
pour que l'équilibre ne puisse pas s'établir entre
l'élasticité de l'air de la caisse et celle de la masse
gazeuse ambiante, la membrane du tympan est
refoulée en dedans ; cet excès de tension s'accompagne d'une vive douleur et d'une *dureté* de l'ouïe

que l'on fait disparaître par un mouvement forcé
d'expiration, le nez et la bouche fermés.

Wollaston a observé que la *dureté* de l'ouïe, produite par un excès de tension de la membrane du
tympan, ne s'étend pas à toute l'étendue de l'échelle
musicale ; elle porte exclusivement sur les sons
graves.

« Le bruit sourd d'une voiture qui passe sur un
» pont, dit Muller (1), celui du canon tiré dans le voi-
» sinage de mon habitation, celui enfin des tam-
» bours éloignés, s'effacent instantanément lorsque
» mon tympan vient à être tendu de l'une ou de
» l'autre manière, tandis que j'entends très-bien le
» piétinement des chevaux et le craquement du pa-
» pier. L'effet est très-remarquable à l'égard du *tic*
» *tac* d'une montre placée à *huit* pieds de moi ; je
» le distingue tout aussi bien et peut-être mieux
» que dans l'état ordinaire quand mon tympan est
» tendu, tandis que cette tension éteint instantané-
» ment pour moi les bruits de la rue.

» L'explication de ces phénomènes ne présente
» aucune difficulté. Plus le tympan est tendu, plus
» le son fondamental de cette membrane et les sons
» qu'elle pourrait donner, avec des nœuds de vibra-
» tion, *s'élèvent*, mais plus aussi son pouvoir de ré-
» sonnance, relativement aux sons *graves*, *diminue*.

(1) *Loc. cit.*, p. 421.

» Plus un son est homologue au son du tympan
» très-tendu, plus on l'entend facilement lorsque la
» tension de cette membrane augmente. »

F. Savart se demandait, dans son mémoire : « A
» quoi servent la caisse et la membrane du tam-
» bour (tympan)? Pourquoi l'impression ne se fait-
» elle pas directement sur les membranes qui
» ferment les ouvertures du labyrinthe (fenêtre ovale
» et fenêtre ronde). » M. Helmholtz a fourni la
véritable solution du problème que, en 1824, se
posait le physicien français.

« Le problème mécanique résolu par les appa-
» reils des cavités tympaniques consiste, dit-il, à
» transformer un mouvement d'une grande ampli-
» tude et d'une petite force, celui de la membrane
» du tympan, en un mouvement d'une plus faible
» amplitude et d'une plus grande force, qu'il s'agit
» de communiquer au liquide du labyrinthe. C'est
» là un problème analogue à celui qui a été résolu
» au moyen de beaucoup d'appareils mécaniques,
» tels que le levier, la poulie, la grue, etc., etc.
» Mais le procédé employé dans l'appareil auditif
» est tout à fait différent et fort original.»

Pour suivre les ondes sonores dans leur marche
progressive depuis le pavillon de l'oreille et l'entrée
du conduit auditif externe jusqu'à la fenêtre ovale,
à l'entrée du labyrinthe, il nous a suffi d'invoquer les

lois bien connues de la communication du mouvement vibratoire des gaz aux solides et de sa propagation dans les solides. De l'étude de leurs rapports
et de leurs connexions anatomiques, nous avons
pu déduire le rôle des diverses parties de l'oreille
moyenne. Nous avons montré comment, par l'intermédiaire de la membrane du tympan et de la
chaîne des osselets, se trouve réalisée et assurée, par
un procédé tout mécanique, la communication
du mouvement vibratoire de l'air au liquide de
l'oreille interne. — Dans le labyrinthe, nous ren-
contrerons sans doute encore des phénomènes de
propagation et de communication d'ébranlements
sonores, mais nous aurons à chercher la solution
d'un problème d'une nature toute différente, bien
autrement difficile et délicat.

L'oreille reconnaît dans le son trois qualités fondamentales : l'*intensité*, le *ton* ou la *hauteur musicale* et le *timbre*. L'explication des propriétés de
l'oreille relatives aux deux premières qualités ne
présente aucune difficulté.

L'*intensité* du son dépend de l'amplitude des vibrations du corps sonore ; la raison de ce rapport
expérimentalement établi se comprend facilement.
A mesure, en effet, que l'amplitude des vibrations
augmente, les condensations et les dilatations *élémentaires* correspondantes des couches d'air prennent plus d'intensité et produisent des impressions

plus énergiques sur les ramifications des nerfs acoustiques. Il est donc tout simple que l'intensité du son ou de la sensation correspondante à ces impressions varie dans le même sens que l'amplitude des vibrations excitatrices.

L'expérience démontre que le *ton*, ou la *hauteur musicale*, du son dépend uniquement du nombre des vibrations exécutées par la source sonore, dans l'unité de temps. Mais ce nombre de vibrations est évidemment *inversement* proportionnel à la durée de la *période* du mouvement vibratoire correspondant. Dire que l'oreille apprécie la hauteur musicale d'un son, c'est donc tout simplement dire qu'elle est différemment impressionnée par des mouvements vibratoires dont la période est différente. Or, il n'y a nulle difficulté à comprendre que le caractère de la sensation puisse traduire la rapidité avec laquelle se succèdent les impulsions régulièrement alternatives de condensation et de dilatation *élémentaires*.

Pour avoir une définition complète du mouvement vibratoire d'un corps élastique, il faut, à la notion du nombre et de l'amplitude des vibrations, ajouter celle de la forme de la vibration génératrice. L'expérience ayant assigné à chacun de ces deux premiers éléments un rôle nettement délimité dans la sensation auditive, le *timbre* doit nécessairement être rattaché au troisième élément du mouvement vibratoire, à la *forme* de la vibration du corps sonore.

— Pour bien comprendre le mécanisme de la
perception du timbre, il est nécessaire de préciser
plus exactement le sens de cette dernière proposition.

A la fin du chapitre VI (page 308), nous avons vu
que des formes très-différentes du mouvement ondulatoire de l'air peuvent produire un *son résultant* de
même timbre; chaque modification de *phase* des sons
simples, dont la fusion produit le *son composé*, imprime en effet une *forme* différente à l'ondulation
aérienne, mais n'altère pas le *timbre* du *son résultant.* Pour que les *timbres* restent *identiques*, il suffit
et il faut que les vibrations aériennes transmises à
l'oreille représentent la fusion en un mouvement ondulatoire résultant d'un même nombre d'ondulations
pendulaires de même période et de même intensité,
quelle que soit la différence de *phase* des ondulations simples composantes.

« L'oreille, dit M. Helmholtz (1), ne distingue
» donc pas les diverses formes d'ondes comme l'œil
» distingue les représentations des diverses formes
» de vibrations; elle subdivise plutôt, d'après une
» loi déterminée, les formes d'ondes en éléments
» plus simples qu'elle perçoit isolément comme tons
» harmoniques; avec une attention suffisamment
» exercée, elle peut même les distinguer individuel-

(1) *Loc. cit.*, p. 164.

» lement. L'oreille ne considère comme timbres dif-
» férents que les différentes combinaisons de ces sons
» simples.

» Sous ce rapport, la comparaison de l'œil et de
» l'oreille est instructive. Quand le mouvement vi-
» bratoire devient visible, par exemple, au moyen
» du microscope à vibration, l'œil est en état de dis-
» tinguer toutes les formes diverses de vibrations,
» même celles qui se confondent pour l'oreille. En
» revanche, l'œil ne peut, comme l'oreille, exécuter
» immédiatement la décomposition des vibrations
» en vibrations simples. L'œil, armé du microscope,
» apprécie, en réalité, la forme de vibration et dis-
» tingue toutes les formes différentes ; l'oreille, au
» contraire, ne peut distinguer que les vibrations qui,
» décomposées en vibrations pendulaires, présen-
» tent des éléments constitutifs différents ; mais, en
» distinguant et percevant isolément ces derniers,
» elle reprend sa supériorité sur l'œil, qui ne peut
» arriver au même résultat. »

L'expérience et l'observation attestent que l'o-
reille jouit de la faculté très-curieuse de décomposer
l'ondulation aérienne déterminée par le mouvement
vibratoire d'une corde de violon pincée, frappée ou
attaquée par un archet ; elle sépare et met en évidence les ondulations pendulaires dont la fusion
reproduirait l'onde sonore complexe qui lui est
transmise par le milieu ambiant ; elle réalise cette

analyse du mouvement ondulatoire aérien, dont Fourier avait démontré la possibilité en se plaçant au
point de vue mathématique. — Le phénomène de la
vibration par influence nous fournit un exemple
d'une décomposition analogue du mouvement ondulatoire de l'air. Soulevons tous les étouffoirs d'un
piano et, avec un instrument à vent ou un instrument à cordes quelconque, rendons, en face de la
table d'harmonie, un son fort, plein et soutenu.
Aussitôt un *certain nombre* des cordes du piano entrent en vibration, et les cordes qui répondent à
cette excitation à distance, à cet appel, changent avec
la hauteur musicale et le timbre du son excitateur.
Les cordes qui résonnent ainsi par influence sont
toutes celles, et *celles-là seulement*, dont le son propre correspond à l'un des sons simples dont l'analyse
mathématique retrouve les mouvements pendulaires
caractéristiques dans le mouvement ondulatoire du
son complexe rendu. Les cordes du piano donnent
mécaniquement une existence réelle à tous les sons
partiels que l'oreille sépare, isole, distingue dans
l'impression *unique* produite par l'onde sonore caractéristique du son excitateur. — Bien que d'origine et
de nature exclusivement mécaniques, les phénomènes de résonnance par influence se présentent,
dans le piano, avec des apparences qui, au premier
abord, en masquent le véritable caractère; tant que
dure le son excitateur, les cordes du piano se partagent

en deux groupes bien distincts : les unes restent complétement immobiles malgré l'ébranlement de la table d'harmonie et de la masse gazeuse; les autres participent à l'ébranlement et chacune d'elles s'y associe par un mouvement vibratoire de période déterminée. A ne tenir compte que du caractère harmonique des rapports qui s'établissent ainsi entre les cordes et le milieu ambiant, on serait tenté de méconnaître leur *nature mécanique*, et de douer chacune de ces cordes d'une sorte d'*affinité élective* pour les sons d'une région déterminée de l'échelle musicale.

« Si nous pouvions donc, dit M. Helmholtz (1),
» rattacher chacune des cordes d'un clavier, à une
» fibre nerveuse, de manière que celle-ci fût ébran-
» lée, donnât lieu à une sensation, toutes les fois
» que la corde entrerait en mouvement, il arriverait
» précisément ce qui se passe dans l'oreille, c'est-
» à-dire que tout son venant à rencontrer l'instru-
» ment, éveillerait une série de sensations, corres-
» pondant exactement aux vibrations pendulaires
» en lesquelles on peut décomposer le mouvement
» de l'air extérieur, et on percevrait ainsi, indivi-
» duellement, chacun des harmoniques, comme
» le fait en réalité l'oreille. Dans ces conditions-là,
» les sensations des sons partiels aigus correspon-

(1) *Loc. cit.*, p. 165.

» draient à différentes fibres nerveuses, et, par
» conséquent, se produiraient tout à fait isolément,
» indépendamment les unes des autres.

Nous avons maintenant à rechercher si les dispositions anatomiques des parties de l'oreille interne
ne seraient pas analogues à celles que M. Helmholtz
indique dans ce passage.

Oreille interne. — Le labyrinthe, ou oreille
interne (fig. 90), est une cavité entièrement close et

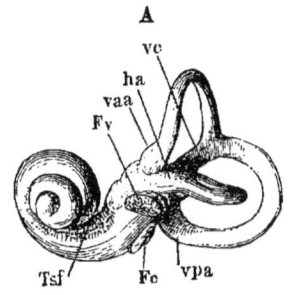

Figure 90.

remplie de liquide, creusée dans la masse osseuse
très-dure du rocher. Le labyrinthe se divise en trois
ordres de cavités : — en arrière, les *trois canaux
demi-circulaires*; — en avant, le *limaçon*; — au
milieu, le *vestibule*, dont la paroi externe est percée
d'une ouverture déjà mentionnée dans la description
de l'oreille moyenne, la fenêtre ovale *Fv*, fermée par
une cloison membraneuse dans l'épaisseur de
laquelle est logée la base de l'étrier. — Les canaux

demi-circulaires débouchent dans le vestibule qui, d'autre part, communique avec une des rampes du limaçon par un trou *elliptique*.

Vestibule. — Les parois du vestibule sont percées de sept ouvertures principales : — la fenêtre ovale déjà indiquée ; — les cinq orifices de communication avec les trois canaux demi-circulaires ; — un orifice *elliptique* spécial de communication avec la rampe vestibulaire du limaçon.

Canaux demi-circulaires. — Ces canaux sont des tubes creux recourbés en arcs de cercle. En prenant leur orientation pour base, on distingue : — le canal *vertical*, antérieur et supérieur ; — le canal *vertical*, postérieur ; — le canal *horizontal*, embrassé par les deux autres. Chacun de ces canaux présente une ampoule à l'une de ses extrémités : — *vaa*, ampoule du canal vertical supérieur ; — *vpa*, ampoule du canal vertical postérieur ; — *ha*, ampoule du canal horizontal. Les deux canaux verticaux se fondent, près de leurs extrémités, en un canal commun *vc*, avant d'aboutir au vestibule.

Limaçon. — Cette troisième partie de l'oreille interne, ainsi nommée en raison de sa ressemblance avec la coquille d'un limaçon de vigne, peut être considérée comme constituée par un tube fermé à une de ses extrémités et enroulé en hélice autour de son axe ou *columelle*. En *Tsf* est représentée la lame criblée spiroïde, à travers laquelle les filets nerveux pénètrent dans sa cavité. *Fc* est la fenêtre ronde, fermée par une cloison membraneuse qui sépare la branche tympanique du limaçon de la cavité de l'oreille moyenne.

Le limaçon est partagé en deux cavités secondaires ou *rampes*, par une cloison contournée en spirale et composée de deux parties : l'une est *osseuse* et appuyée sur l'axe ; l'autre est membraneuse et complète la séparation des deux rampes. La figure 91

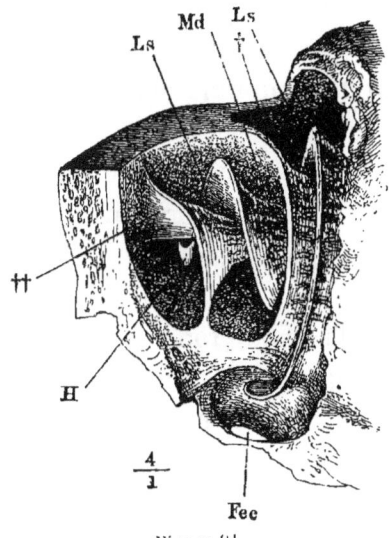

Figure 91.

représente la portion osseuse de la cloison ou lame spirale. *Md* est l'axe de cette cloison osseuse *Ls*, *Ls*. † indique la section de cette cloison entre les tours du limaçon et †† son extrémité supérieure. La cloison

osseuse ne se continue pas jusqu'au sommet de la
cavité du limaçon ; elle se termine par une sorte de
crochet ou de *bec H* (*hamulus*, *rostrum laminæ
spiralis*), dont le bord concave concourt à former
l'*hélicotrème*, petit orifice de communication entre
les deux rampes. Partout ailleurs qu'à cette extrémité, les deux rampes du limaçon sont complètement séparées par la lame osseuse et la lame membraneuse ; l'une de ces rampes communique avec le
vestibule par l'orifice *elliptique* déjà mentionné et
prend le nom de *rampe vestibulaire;* l'autre, la
rampe tympanique, aboutit à la fenêtre ronde (*Fc*
fig. 90), dont la membrane obturatrice la sépare de
l'oreille moyenne.

La cavité du labyrinthe est tout entière remplie
d'un liquide ; ses parois ne présentent que deux parties flexibles : la membrane obturatrice de la fenêtre
ovale qui correspond au vestibule, et la membrane
obturatrice de la fenêtre ronde à laquelle aboutit la
rampe tympanique du limaçon. — Lorsque, sous l'influence d'un accroissement de la pression de l'air
dans le conduit auditif externe, l'étrier est repoussé
de dehors en dedans, le liquide est comprimé dans
le vestibule ; cet excès de pression se communique
au liquide de la rampe vestibulaire du limaçon par
l'orifice *elliptique* de communication, au liquide de
la rampe tympanique par l'*hélicotrème*, et aboutit à
la fenêtre ronde dont la membrane obturatrice est

repoussée vers la cavité de la caisse. Des phénomènes de même nature et de sens inverse se produisent
nécessairement lorsque, sous l'influence d'une diminution de la pression de l'air dans le conduit auditif
externe, l'étrier est tiré en dehors. — L'exactitude de
ces propositions est mise hors de doute par l'expérience suivante. Le labyrinthe étant intact, Politzer
a introduit, dans la fenêtre ronde, un tube de verre
très-fin, étiré en forme de manomètre ; il lui suffisait d'augmenter la pression sur la fenêtre ovale, en
refoulant la base de l'étrier dans le vestibule, pour
faire monter le liquide du labyrinthe dans le tube
manométrique de la fenêtre ronde.

Le *labyrinthe membraneux* est constitué par un
ensemble de membranes, les unes flottantes, les
autres tendues, servant de support aux ramifications
terminales du nerf auditif
destinées à recevoir l'impression des ondes sonores.

Dans le vestibule et les
canaux demi - circulaires
osseux se trouvent (fig. 92) :
l'*utricule*, le *saccule* et les
canaux demi - circulaires
membraneux.

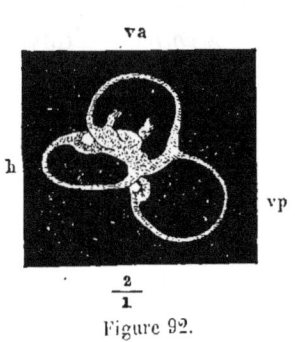

Figure 92.

L'*utricule* est une vésicule *elliptique*, qui occupe
la partie supérieure et postérieure du vestibule. Ses

parois sont libres dans toute leur étendue, excepté
à la partie supérieure et interne où elles sont unies
à la paroi osseuse par un tissu conjonctif, des
vaisseaux et des nerfs ; à ce point de fixation correspond une portion épaisse et plus résistante de la face
interne, connue sous le nom de *tache auditive*.

Les trois canaux demi-circulaires membraneux
débouchent dans l'utricule, comme les canaux
demi-circulaires osseux dans le vestibule. A la face
interne de chacune des ampoules des canaux membraneux se trouve la *crête auditive*, saillie qui porte
les dernières ramifications des filets du nerf auditif ;
les canaux membraneux ne sont unis aux canaux
osseux que par quelques filaments déliés.

Le *saccule* est une seconde vésicule *sphérique* contenue dans le vestibule ; plus petite que l'utricule,
elle lui est simplement adossée, sans que leurs
cavités communiquent. Le *saccule* est soutenu par
un *col étroit* qui s'ouvre dans le *canal cochléaire* du
limaçon membraneux.

L'utricule, le saccule et les canaux demi-circulaires membraneux sont remplis d'un liquide appelé
endolymphe, et séparés des parois osseuses du vestibule et des canaux demi-circulaires osseux par un
autre liquide, la *périlymphe*, dans lequel ils flottent.
Cette périlymphe remplit aussi les deux rampes du
limaçon. Mais, par l'orifice *elliptique*, la rampe
vestibulaire communique librement, à la base du

limaçon, avec la cavité du vestibule ; d'autre part,
les deux rampes communiquent entre elles, au sommet du limaçon, par l'*hélicotrème* ; la périlymphe
se continue donc, sans interruption, d'une extrémité à l'autre de l'oreille interne.

La branche postérieure ou vestibulaire du nerf
acoustique fournit des filets nerveux aux ampoules
des canaux demi-circulaires membraneux, à l'utricule et au saccule. — Les ramifications destinées
aux canaux demi-circulaires se distribuent aux *crêtes
auditives* de leurs ampoules ; leurs terminaisons embrassent des cellules épithéliales, molles, cylindriques, hérissées de crins roides, élastiques et tout à
fait particuliers. — Les ramifications destinées à
l'utricule et au saccule pénètrent par les portions
adhérentes et épaisses, connues sous la dénomination de *taches auditives ;* leurs terminaisons embrassent aussi des cellules épithéliales molles, armées
de crins élastiques moins longs que ceux des ampoules des canaux. Dans l'utricule, on distingue une
tache blanche bien délimitée, occupée par des corpuscules microscopiques, arrondis ou allongés (*oto-
conie, otolithes*), autour desquels se distribuent
des filets nerveux très-déliés. Essentiellement
composées de carbonate de chaux, ces otolithes
sont maintenues par une substance gluante, géla-
tineuse, qui a été décrite comme une sorte de
membrane fenêtrée. — Une tache auditive sem-

blable et recouverte aussi d'*otolithes* se trouve dans
le saccule.

La figure 93 représente, d'après Max Schultze, les

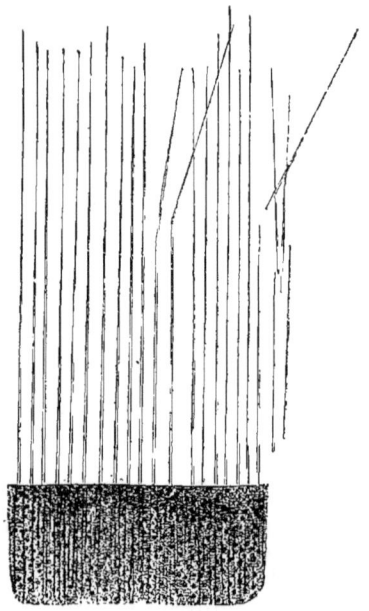

Figure 93.

crins roides et élastiques qui hérissent les cellules
épithéliales des ampoules des canaux demi-circulaires. Ces crins sont cassants, terminés en pointe;
par leur nature, ils sont éminemment propres à participer au mouvement des liquides de l'oreille et à
imprimer ainsi une excitation mécanique aux filets
nerveux répandus à leur base, dans l'épaisseur de
l'épithélium.

La *portion membraneuse* de la lame spirale constitue le *limaçon membraneux ;* elle comprend deux
feuillets membraneux distincts : la membrane *vestibulaire* ou de *Reissner* et la membrane *basilaire,* qui
circonscrivent un espace de forme irrégulièrement
triangulaire, le *canal cochléaire.* — A sa naissance,
à la base du limaçon, le canal cochléaire communique par un *col étroit* avec le saccule ; puis il s'étend
dans toute la longueur de la cavité du limaçon, en
diminuant graduellement de calibre, jusqu'au sommet, où il se termine en cul-de-sac ; comme le saccule, ce canal est rempli d'endolymphe.

La figure 94 indique le mode de formation du

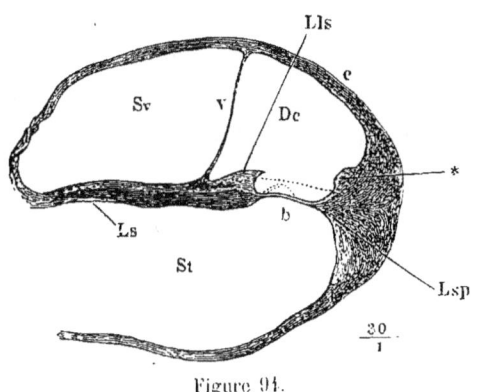

Figure 94.

canal cochléaire. — Le bord libre de la lame spirale osseuse L *s* se termine par un bourrelet cartilagineux L*ls,* creusé en gouttière. De la lèvre inférieure de cette gouttière naît une membrane *b* qui

suit la même direction que la lame osseuse qu'elle semble prolonger en dehors et s'unit à la paroi externe de la lame des contours par l'intermédiaire d'un bourrelet fibreux L *s p* appelé *ligament spiral;* c'est la *membrane basilaire*, remarquable par ses fibres radiées, serrées, étendues perpendiculairement à sa longueur, de la lame spirale osseuse à la paroi opposée du limaçon. Au-dessous de cette membrane se trouve la rampe tympanique S *t* du limaçon ; les lignes ponctuées tracées au-dessus de sa face supérieure indiquent la section d'organes que nous décrirons plus tard sous les noms d'*arcs de Corti* et de *membrane de revêtement* ou *de Corti*. La largeur de la membrane basilaire *augmente* de la base au sommet du limaçon ; elle est en raison inverse de la largeur de la cloison osseuse qu'elle complète. — La lèvre supérieure du bourrelet cartilagineux L *l s* est libre, fait saillie au-dessus de la membrane basilaire *b*, est découpée dans toute sa longueur en espèces de *dents* figurées en *a* (fig. 96).

En arrière de ce bourrelet cartilagineux L *l s* naît de la lame spirale osseuse une cloison *v* appelée membrane *vestibulaire* ou de *Reissner ;* l'espace S *v* représente la rampe vertibulaire du limaçon.

Le *canal cochléaire*, qui contient l'*appareil auditif terminal*, est l'espace irrégulièrement triangulaire D *c* circonscrit par la membrane vestibulaire *v*, la membrane basilaire *b* et la paroi osseuse *c* du limaçon. La lèvre supérieure, tailladée en dents, du bourrelet cartilagineux L *l s* fait saillie dans le canal cochléaire aux environs du sommet du triangle. — La *membrane de revêtement,* indiqué par une ligne ponctuée (fig. 94), est parallèle à la membrane basilaire *b*; elle naît de la lèvre supérieure du bourrelet cartilagineux L *l s* et partage le canal cochléaire en deux chambres : — la chambre supérieure, comprise entre la membrane de revêtement et la membrane vestibulaire *v*, est remplie d'endolymphe ; — la chambre inférieure, comprise entre la membrane de revêtement et la membrane basilaire *b* contient l'ensemble des organes qui constituent l'*appareil auditif terminal.*

Appareil auditif terminal. — Cet appareil composé des *arcs de Corti,* d'une *membrane fenêtrée,* de *cellules à noyau* de formes très-variées et de fibres de nature encore incertaine, est tout entier situé dans la chambre inférieure du canal cochléaire, au-dessus de la membrane basilaire, entre cette membrane et la *membrane de revêtement.*

Les parties essentielles de l'appareil auditif terminal sont représentées dans les figures 95 et 96.

Les *arcs de Corti* (*bâtonnets auditifs, bacilli acustici*) forment une partie très-remarquable et très-importante de cet appareil. Ces arcs (fig. 95) sont disposés en deux séries, l'une interne, l'autre externe; appuyés sur la membrane basilaire par leurs extrémités inférieures, ils s'élèvent obliquement et s'articulent par leurs têtes ou extrémités supérieures. Une paire de ces arcs articulés, vue de profil, est représentée (fig. 95 A) ; *i* est l'arc interne, *e* l'arc ex-

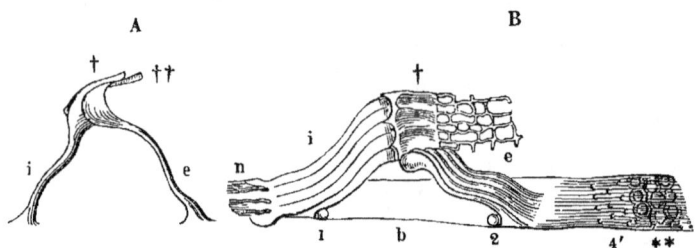

Figure 95.

terne. La figure 95 B représente, en position, un certain nombre d'arcs de la série interne *i* et de la série externe *e*, appuyés sur la membrane basilaire *b*. Ces deux séries, interne et externe, d'arcs de Corti sont représentées en *d* et en *e* dans la figure 96. L'ensemble de ces arcs de Corti forme une voûte qui s'étend de la base au sommet du canal cochléaire et recouvre la partie interne de la membrane basilaire. En *n* (fig. 95 B), on voit les faisceaux nerveux terminaux qui, au sortir des canaux de la lame spirale osseuse, se sont engagés dans l'épaisseur du bourrelet cartilagineux et sont passés sur la face supérieure de la membrane basilaire à travers les trous *c* (fig. 96), pratiqués dans la lèvre tympanique de ce bourrelet.

De l'articulation des deux séries d'arcs de Corti (fig. 95 A et B) naît une *membrane réticulée* †, qui s'étend parallèlement à la membrane basilaire, se fixe à la paroi du limaçon et joue le rôle d'un ligament destiné à maintenir en place les deux rangées d'arcs de Corti. Cette membrane représente un réseau de fibres hyalines très-fines, circonscrivant des mailles quadrangulaires ou arrondies, très-régulièrement disposées.

Nous devons signaler l'existence de cellules *épithéliales* et de cellules *non épithéliales*. — Sous la dénomination de cellules épithéliales, on comprend toutes les cellules disposées en couches simples ou multiples sur les parois de la chambre inférieure du canal cochléaire, qui contient l'appareil auditif terminal; elles sont polygonales et renferment un noyau aplati, arrondi, nettement délimité.

Les cellules *non épithéliales* sont de plusieurs ordres. — Les unes reposent sur la zone de la membrane basilaire circonscrite par les arcs de Corti; on distingue celles qui occupent la partie interne de celles de la partie externe de cette zone. Ce sont des corpuscules très-petits, logés dans l'angle formé par les pieds des arcs et la membrane basilaire qui les supporte; dans la figure 95 B, 1 représente une de ces cellules internes, 2 une de ces cellules externes. — D'autres cellules *non épithéliales* reposent sur la face convexe de la voûte formée par les arcs de Corti;

elles sont distinguées en internes et externes, suivant qu'elles reposent sur la série interne ou sur la série externe de ces arcs. Ces cellules *non épithéliales* de

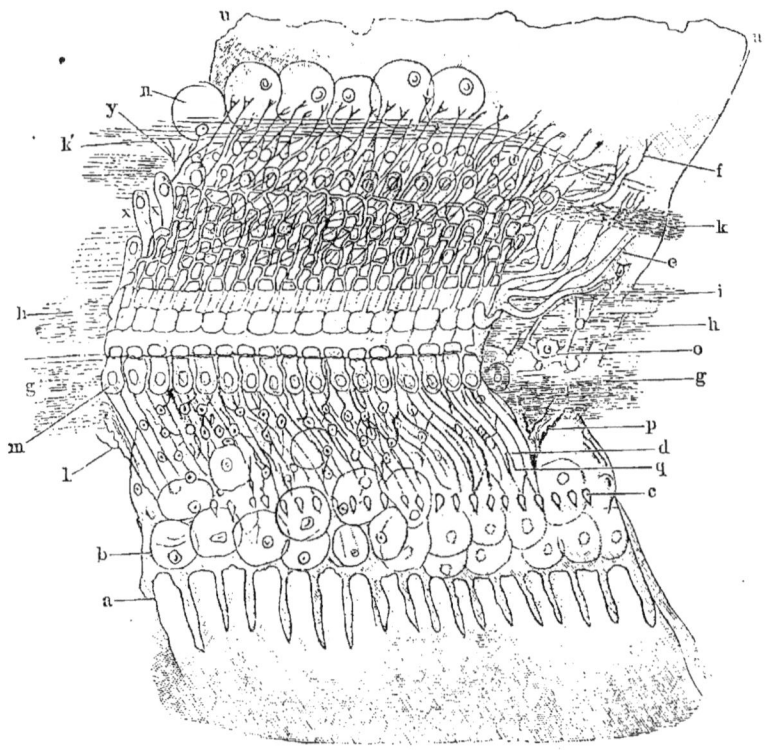

Figure 96.

la voûte sont, d'ailleurs, armées de cils résistants et élastiques.

La figure 96 représente l'appareil auditif terminal, vu par sa face supérieure. On y voit, de dedans en dehors : en *a* les dentelures de la lèvre vestibulaire du bourrelet cartilagineux du bord libre de la lame spirale osseuse ; en *b*, les cellules épithéliales de la lèvre tympanique de ce bourrelet ; en *c*, les trous de cette lèvre tympanique, par lesquels sortent les filets nervéux ; en *d*, les arcs de Corti de la série interne ; en *e*, les arcs de Corti de la série externe ; en *f*, des pédicules communs détachés de leur insertion ; en *g*, *h*, *i*, *k*, *k'*, le premier, deuxième, troisième et quatrième faisceau de fibres nerveuses spirales ; en *m*, les cellules ciliées internes de la voûte ; en *n*, les cellules épithéliales de la membrane basilaire ; en *o*, un système de fibres de soutien des arcs de Corti ; en *p*, une fibre nerveuse à direction radiée cheminant sur la membrane basilaire ; en *q*, une fibre nerveuse cheminant sur la face supérieure des arcs de Corti ; en *u u*, la membrane basilaire qui sert de support à tout l'appareil auditif terminal ; en *x*, les cellules ciliées externes et supérieures de la voûte ; en *y*, les cellules externes inférieures de la voûte.

La *branche antérieure*, *cochléenne* ou *limacienne* du nerf auditif pénètre dans l'axe du limaçon et s'élève vers son sommet ; chemin faisant, elle se divise en filets nerveux qui s'engagent et cheminent dans l'épaisseur de la lame spirale osseuse, passent entre les deux feuillets de la lèvre inférieure ou tympanique du bourrelet cartilagineux L *l s* (fig. 94), s'échappent par les trous de cette lèvre tympanique, pénètrent dans le canal cochléaire, rampent sur la face supérieure des arcs de Corti et vont finalement se distribuer aux cellules ciliées de la voûte.

L'insertion des deux séries d'arcs de Corti sur la membrane basilaire, qui sert de support à tout l'appareil auditif terminal, se fait suivant une loi déterminée sur laquelle nous devons insister. Les pieds des arcs de la série *interne* sont rangés sur le bord *intérieur* de la membrane basilaire, le long de son insertion au bord libre de la lame spirale osseuse; les pieds des arcs de la série *externe* sont fixés sensiblement au *centre* de la membrane basilaire, précisément dans la région de l'amplitude *maximum* des vibrations de la membrane. La tension des arcs de cette série externe augmente et diminue toutes les fois que, sous l'influence d'une augmentation ou d'une diminution de pression du liquide de la rampe vestibulaire du limaçon, la partie centrale de la membrane basilaire s'incurve vers la rampe tympanique ou vers la rampe vestibulaire.

Nous avons déjà dit que, relativement étroite à sa naissance dans le voisinage de la fenêtre ovale, la membrane basilaire s'élargit graduellement à mesure qu'elle se rapproche du sommet, de la coupole, du limaçon. Chez un nouveau-né, M. V. Hensen a trouvé les dimensions suivantes à la section transversale de cette membrane.

LIEU DE LA SECTION	LARGEUR de la MEMBRANE BASILAIRE
A 0^{mm},2625 de la racine..............	0^{mm},04125
A 0^{mm},8626 de la racine..............	0^{mm},0825
A moitié de la première spire..........	0^{mm},169
Au bout de la première spire.	0^{mm},300
Au milieu de la seconde spire..........	0^{mm},4125
Au bout de la seconde spire.	0^{mm},450
A l'hamulus	0^{mm},495

La largeur, ou section transversale, de la membrane basilaire croit donc dans le rapport de *un* à *douze*, de l'une à l'autre extrémité de son trajet.

Les dimensions en longueur des arcs de Corti et l'ouverture de l'angle des arcs des deux séries mesurée par l'écartement de leurs pieds croissent aussi de la base au sommet du limaçon. D'après M. V. Hensen, les limites extrêmes de ces dimensions sont les suivantes :

	A LA FENÊTRE RONDE	A L'HAMULUS
Longueur de l'arc interne....	0^{mm},048	0^{mm},0855
Longueur de l'arc externe. ..	0^{mm},048	0^{mm},098
Ouverture de l'angle des arcs.	0^{mm},019	0^{mm},085

Il résulte de ces mesures que, de la base au sommet du limaçon, la zone de la membrane basilaire comprise entre les pieds des arcs de Corti des deux séries croît de $0^{mm},019$ à $0^{mm},085$, dans le rapport du *un à quatre et demi*, tandis que la zone de cette membrane placée en dehors des pieds des arcs de la série externe est toujours plus large que la précédente, et croît de $0^{mm},02225$ à $0^{mm},410$ dans le rapport de *un à vingt*.

La longueur des arcs de Corti de la série externe, à la hauteur de l'hamulus, est *double* de leur longueur à la base du limaçon; la longueur des arcs de la série interne croît un peu moins rapidement. Les arcs de la série interne et de la série externe sont sensiblement parallèles, à la base du limaçon; au sommet, les arcs de ces deux séries s'écartent beaucoup plus par leurs pieds et appuient fortement les uns contre les autres par leurs têtes articulées.

Les arcs de Corti soutiennent, sur leur voûte, les cellules ciliées auxquelles se distribuent les dernières ramifications des nerfs et leur transmettent le mouvement vibratoire; à ce titre, ils jouent un rôle considérable dans les phénomènes de l'audition, mais ces arcs ne sont pas des organes fondamentaux, *indispensables*. Les recherches de M. Hasse prouvent, en effet, qu'ils font défaut chez les oiseaux et chez les amphibies; chez ces animaux, les cellules ciliées et leurs filets nerveux reposent direc-

tement sur la membrane basilaire, dans l'espace
compris entre cette membrane et la membrane de
revêtement ou de Corti, dans la chambre inférieure
ou tympanique du canal cochléaire.

De cette étude des principales dispositions anatomiques de l'oreille interne, il résulte que, dans chacune des cavités du labyrinthe, vestibule, canaux
demi-circulaires, limaçon, les extrémités des dernières ramifications du nerf auditif aboutissent à des
appareils spéciaux qui, en raison de leur consistance
et de leur élasticité, sont aptes à participer au mouvement vibratoire transmis, par le conduit auditif
externe, l'oreille moyenne et les os de la tête, au
liquide ambiant, et à exciter les nerfs par leurs
vibrations propres.

Nous avons établi que la chaîne des osselets de
l'ouïe s'associe à tous les mouvements de la membrane du tympan et les transmet à la fenêtre ovale.
Lors donc que, sous l'influence d'un ébranlement
sonore de l'air extérieur, le tympan entre en vibration, la base de l'étrier détermine dans le liquide du
vestibule des alternatives régulièrement périodiques
d'augmentation et de diminution de pression qui
s'étendent directement au liquide des canaux demi-
circulaires et, comme nous l'avons déjà montré
page 427, au liquide des deux rampes du limaçon.
— Les canaux demi-circulaires osseux jouent un

rôle de même nature; en raison de leur orientation, ils sont disposés de manière à recueillir *tangentiellement* les vibrations produites dans les os de la tête par les ondes sonores extérieures. Ces canaux osseux, ébranlés suivant leur circonférence, se conduisent comme les tubes pleins de liquide, dont nous avons parlé page 155; leurs vibrations se communiquent à la périlymphe qui les remplit et envahissent la masse liquide de l'oreille interne dans toute son étendue. — Nous avons à rechercher maintenant quels sont les effets de ces ébranlements du liquide de l'oreille interne correspondants aux ébranlements sonores de l'air extérieur.

Dans l'utricule et dans le saccule du vestibule, aussi bien que dans les ampoules des canaux demi-circulaires membraneux, les extrémités des fibres nerveuses aboutissent : — d'une part, à des cellules épithéliales hérissées de crins, longs, élastiques et cassants; — d'autre part, à de petits groupes de petits cristaux étroitement reliés aux membranes qui les supportent et s'enroulent autour de ces *otolithes*. Le liquide du vestibule et des canaux demi-circulaires ne peut donc pas être agité, sans que ces crins et ces otolithes soient immédiatement ébranlés. Mais les mouvements des otolithes ne peuvent être que des trépidations irrégulières, éteintes aussitôt que produites; les longs crins des cellules épithéliales, en raison de la résistance du milieu ambiant, ne peuvent exécuter eux-mêmes que des mouvements d'une durée inappréciable. Les impressions communiquées aux nerfs du vestibule et des canaux demi-circulaires sont donc, de leur nature, instantanées, et ne participent en rien à la continuité, à la régularité et à la périodicité qui sont les caractères essentiels, fondamentaux de toute impression musicale. — L'appareil auditif terminal du vestibule et des canaux demi-circulaires n'est apte, en réalité, qu'à recueillir les impressions instantanées, irrégulières, accompagnées d'une sensation de bruit ; il est très-bien disposé pour cet effet. Réduite aux organes du vestibule et des canaux demi-circulaires, l'oreille interne ne pourrait servir qu'à la *perception des bruits*. — L'organe des *sensations musicales* est ailleurs ; nous devons le chercher dans le limaçon.

L'expérience de Politzer (page 437) montre que les variations de pression du liquide du vestibule se communiquent au liquide des deux rampes du limaçon ; ce mode de transmission doit nous arrêter un instant. La propagation de la pression au liquide de la rampe vestibulaire se fait directement par l'orifice de communication. Sans doute cet excès de pression peut être transmis au liquide de la rampe tympanique au moyen d'un écoulement de liquide par l'hélicotrème de la voûte du limaçon ; mais les variations de pression déterminées par les vibrations sonores sont tellement rapides, que le liquide n'a certainement pas le temps de s'écouler par un canal aussi étroit, avant qu'une diminution de pression ait succédé à une augmentation. En réalité, à chaque augmentation de pression dans la rampe vestibulaire, la membrane basilaire est refoulée vers la rampe tympanique; elle est ramenée en sens inverse, par chaque diminution de pression dans le vestibule. Les variations de pression de la périlymphe vestibulaire, correspondantes aux ébranlements sonores, déterminent donc un mouvement vibratoire régulièrement périodique de la membrane basilaire alternativement refoulée vers la rampe tympanique et ramenée vers la rampe vestibulaire du limaçon.

La membrane basilaire ne peut, sans se déchirer, supporter la moindre traction dans le sens de sa longueur; elle est, au contraire, très-résistante dans le sens transversal, dans le sens de ses fibres radiales. Dans l'état naturel, cette membrane, fortement tendue dans le sens de sa plus grande résistance, dans la direction de ses fibres radiales, perpendiculairement au bord libre de la lame spirale osseuse, n'est, au contraire, que faiblement tendue parallèlement à son axe de figure, perpendiculairement à ses fibres radiales. — Or, l'expérience et la théorie s'accordent pour démontrer que le mode de vibration d'une membrane dépend de son mode de tension.

Quand une membrane est également tendue dans tous les sens, tout ébranlement produit en un point déterminé de son étendue se propage régulièrement dans toutes les directions. Si donc elle était uniformément tendue, la membrane basilaire vibrerait dans toute son étendue, quelque limité que fût l'ébranlement excitateur.

Mais nous avons vu que la tension de la membrane basilaire dans le sens de sa longueur est infiniment petite par rapport à sa tension dans le sens de sa largeur. Dès lors, les fibres radiales de cette membrane peuvent être assimilées à un système de cordes tendues entre leurs extrémités et rattachées les unes aux autres par des adhésions latérales, dont la solidité ne dépasse pas le degré nécessaire pour soutenir la pression du liquide du limaçon contre ces fibres. Sous l'influence des variations périodiques de pression du liquide de la rampe vestibulaire, chacune de ces fibres radiales vibre comme si elle était complétement indépendante des fibres voisines.

Il résulte de ces dispositions anatomiques que, lorsqu'un système d'ondes sonores est transmis à l'oreille, la membrane basilaire vibre par influence, mais *seulement* dans la région où le son propre de ses fibres radiales se rapproche le plus du son excitateur. — Ce sont donc les régions de la membrane basilaire situées dans le voisinage de la fenêtre ronde

qui vibrent à l'unisson dés sons aigus, et les régions
voisines de la coupole du limaçon qui répondent,
par influence, à l'appel des sons graves. — Toutes
ces fibres radiales sont considérablement alourdies
par les arcs de Corti et autres appendices qui les sur-
chargent ; d'autre part, elles ne peuvent vibrer qu'à
la condition qu'une sorte de mouvement ondulatoire
existe dans le liquide des deux rampes du limaçon
dans lequel elles sont complétement immergées ;
ces deux circonstances permettent de comprendre
comment, malgré leur extrême brièveté, elles peuvent vibrer, par influence, à l'unisson des sons les
plus graves de l'échelle musicale.

Quant aux arcs de Corti, ils ne jouent, ainsi que
nous l'avons déjà dit, qu'un rôle accessoire dans les
fonctions du limaçon. En raison de leur rigidité et de
leur nature cartilagineuse, ils sont très-aptes à participer au mouvement vibratoire de la membrane
basilaire, à le transmettre aux cellules ciliées de la
voûte, et, par leur intermédiaire, aux dernières
ramifications nerveuses qu'elles reçoivent. L'excitation des nerfs auditifs est donc, en définitive,
produite par les vibrations de ces arcs de Corti ;
mais ces arcs ne sont, en réalité, que des organes
de propagation des vibrations développées par influence dans les fibres radiales de la membrane
basilaire.

La membrane basilaire nous apparaît ainsi comme

un système de fibres parallèles, tendues, de longueur croissante de la fenêtre ronde à la coupole du limaçon, destinées à vibrer par influence, lorsqu'un système d'ondes sonores est transmis à l'oreille. Nous avons déjà vu (chapitre V, page 239) que le phénomène de la vibration par influence change de caractère, suivant la durée du temps pendant lequel le corps excité conserve le mouvement vibratoire communiqué.

Certains corps, comme le diapason, vibrent longtemps après le moment de l'ébranlement et conservent encore l'impulsion communiquée par le moindre choc, lorsque l'action périodique de la force extérieure se renouvelle ; dans ces conditions, les secousses, quelque faibles qu'elles soient, s'ajoutent et finissent par produire des vibrations de grande amplitude. Mais ces corps n'entrent en vibration par influence qu'à la condition que leur son propre soit à l'*unisson* de l'excitateur ; sans cela, les déplacements produits par les premières impulsions seraient en désaccord avec les impulsions suivantes, et les effets se détruiraient au lieu de s'ajouter.

Les membranes tendues, les cordes fines, et tous les corps dont le son s'éteint rapidement, peuvent au contraire vibrer sous l'influence d'un son excitateur dont le ton *diffère notablement* de celui de leur son propre. Par cela même, en effet, que le mouvement communiqué s'affaiblit très-vite et s'éteint après un très-petit nombre de vibrations, les nouvelles impulsions peuvent agir sur le corps, s'ajouter et lui communiquer un mouvement vibratoire, qui ne soit pas complétement d'accord avec le mouvement correspondant au son propre de ce corps.

L'observation des phénomènes de l'audition permet de déterminer à laquelle des deux catégories précédentes appartient l'appareil vibratoire du limaçon. — On peut exécuter *un trille* à raison de *dix* notes par seconde; par suite, chacun des deux sons du trille se reproduit *cinq* fois dans une seconde. Pour que le trille soit net, pour que les notes successivement émises sortent bien, se détachent distinctement, ne donnent pas la sensation d'un mélange durable et continu de deux sons différents, il faut nécessairement que chacun de ces deux sons soit lui-même complétement éteint, ou du moins considérablement affaibli, au moment où ce son est reproduit, c'est-à-dire au bout d'*un cinquième* de seconde. Du moment où, au bout d'*un cinquième* de seconde, l'intensité du son doit être négligeable par rapport à sa valeur primitive, on est autorisé à admettre qu'au bout de ce laps de temps le son ne doit pas avoir *plus du dixième* de son intensité du début.

L'expérience nous apprend que ces trilles à *dix* notes par seconde sont nettement et clairement rendus dans toute l'étendue de l'échelle musicale, au-dessus du *la*$_1$ (217,5 vibrations simples). Mais

au-dessous du la_1, dans la partie grave de l'échelle
musicale, les trilles à *dix* notes par seconde sortent mal ; les sons commencent à se mêler et finissent
par se confondre. Ce résultat est, d'ailleurs, indépendant de l'instrument sur lequel le trille est
exécuté ; sur tous les instruments de musique, les
trilles à *dix* notes par seconde cessent d'être de
bonne qualité, dans les régions de l'échelle musicale
inférieures au la_1. Cette difficulté d'exécuter un
trille aussi rapide sur les notes graves dépend donc
de la constitution de l'oreille elle-même, elle prouve
que si, dans les parties du limaçon destinées a reproduire les sons aigus par influence, le mouvement
vibratoire s'affaiblit assez vite pour permettre à deux
sons identiques de se succéder sans confusion après
un cinquième de seconde, il n'en est pas de même
des parties destinées à vibrer, par influence, à
l'unisson des sons graves. « Ce fait, dit M. Helmoltz,
» prouve, en outre, qu'il *doit y avoir dans l'oreille*
» *différentes parties qui sont mises en vibration par*
» *les sons de hauteurs différentes, et qui donnent la*
» *sensation de ces sons.* »

Nous avons vu que *la*, (217,5 vibrations simples)
est la note la plus basse sur laquelle on puisse obtenir
nettement un trille à *dix* notes par seconde, c'est-à-
dire un trille dans lequel le même son soit reproduit
après *un cinquième* de seconde. Et, puisque la netteté
du trille exige qu'au moment de sa nouvelle émission,

le son n'ait plus que le *dixième* de son intensité primitive, il s'ensuit qu'après *un cinquième* de seconde,
après 43,5 vibrations simples, les parties du limaçon
rendant le *la*, par influence ne doivent pas conserver
plus du dixième de leur force vive primitive de vibration. Nous obtenons ainsi une mesure de la *faculté
d'étouffement* du mouvement vibratoire des parties du
limaçon destinées à reproduire par influence les
sons extérieurs, faculté qui règle et limite la rapidité
avec laquelle les émissions d'un même son peuvent
se succéder, sans que les sensations correspondantes
cessent d'être assez distinctes pour être nettement
saisies.

Une étude attentive des dispositions anatomiques
et des propriétés des parties constituantes de l'oreille
nous a déjà conduit à considérer la membrane basilaire et ses annexes, comme l'appareil destiné à
reproduire, par influence, les sons extérieurs. La
faculté d'étouffement, dont l'observation nous révèle
l'existence est un nouvel et puissant argument en
faveur de cette localisation ; en raison de la résistance du liquide des deux rampes du limaçon, le
mouvement développé par influence dans les fibres
radiales si ténues de la membrane basilaire doit, en
effet, s'affaiblir et s'éteindre rapidement. La mesure
de la faculté d'étouffement de l'oreille, déduite de la
difficulté d'exécuter un trille rapide dans les régions
graves de l'échelle musicale, ne doit et ne peut être

admise que comme approximative ; mais, quelque
incomplète qu'elle soit, elle nous fournit un moyen
précieux de pénétrer plus avant dans la connaissance
des propriétés acoustiques de la membrane basilaire.

Nous avons dit que la différence de hauteur du
son propre d'un corps élastique et du son excitateur
compatible avec le phénomène de la vibration par
influence est d'autant plus considérable que le
mouvement vibratoire de ce corps élastique, ébranlé
et abandonné à lui-même, s'éteint plus rapidement.
L'expérience montre, d'ailleurs, que toujours l'intensité du son rendu par influence atteint son
maximum, quand le son excitateur et le son propre
du corps élastique sont à *l'unisson*, et décroît rapidement à mesure que la différence de hauteur de
ces deux sons augmente.

Après avoir indiqué le mode de calcul qui permet
de déterminer la relation qui existe entre l'intensité
de la vibration par influence et le temps que le son
met à s'éteindre, M. Helmholtz (1) a dressé le tableau suivant des résultats de ce calcul appliqué à
neuf corps différents.

(1) *Loc. cit.*, page 170.

DIFFÉRENCE DE HAUTEUR pour laquelle l'intensité de la vibration par influence est réduite au *dixième*	NOMBRE DE VIBRATIONS (1) au bout desquelles l'intensité du son est réduite au *dixième*
1..............1/8 de ton......	76,00
2..............1/4 de ton......	38,00
3..............1/2 ton........	19,00
4..............3/4 de ton......	12,66
5..............1 ton..........	4,75
6..............5/4 de ton......	3,80
7. tierce mineure 3/2 de ton......	3,47
8..............7/4 de ton......	2,71
9. tierce majeure. 2 tons........	2,37

La seconde colonne du tableau indique le nombre de vibrations simples après lesquelles l'intensité du son rendu par chacun de ces *neuf* corps, ébranlé et abandonné à lui-même, est réduite au *dixième* de sa valeur primitive. — La première colonne indique la différence qui doit exister entre la hauteur du son propre de chacun de ces corps et celle du son excitateur, pour que l'intensité du son obtenu par influence soit seulement le *dixième* de l'intensité *maxima* de ce son d'influence rendu dans le cas où le son propre du corps et le son excitateur ont même hauteur. — Ainsi, pour le corps 3 du tableau pré-

(1) Ces nombres sont doubles de ceux qu'indique M. Helmholtz, parce que nous comptons par vibrations *simples*, tandis que M. Helmholtz compte par vibrations *complètes* ou *doubles*.

cédent : — d'une part, l'intensité du son de ce corps ébranlé et abandonné à lui-même est réduite au *dixième* de sa valeur primitive après 19 vibrations simples ; — d'autre part, l'intensité du son obtenu par influence est *maxima* quand le son excitateur est à l'unisson du son propre du corps 3 ; mais l'intensité de ce son d'influence s'affaiblit à mesure que la différence de hauteur du son excitateur et du son du corps 3 augmente, et n'est plus que le *dixième* de cette intensité *maxima*, quand cette différence de hauteur s'élève à *un demi-ton*. — Pour le corps 1, dont le son ne tombe au *dixième* de son intensité primitive qu'après 76 vibrations simples, il suffit d'une différence d'un *huitième* de ton entre la hauteur du son excitateur et celle du son propre du corps, pour que l'intensité du son d'influence ne soit que le *dixième* de l'intensité *maxima* correspondant à l'unisson du son excitateur et du son propre du corps.

La possibilité d'exécuter avec netteté un trille à *dix* notes par seconde, sur la_1 (217,5 vibrations simples) nous a montré qu'après 43,5 vibrations simples *au plus*, l'intensité du son d'influence des régions de la membrane basilaire vibrant pour le la_1, est réduite au *dixième* de sa valeur primitive. — La rapidité avec laquelle le mouvement vibratoire des fibres radiales de la membrane basilaire s'affaiblit est donc comparable à celle du corps 2 du tableau précédent. Si cette rapidité était aussi faible que pour le

corps 1, il serait impossible de rendre nettement
un trille à *dix* notes par seconde sur le *la*$_1$, car, sur
cette note, l'exécution de 76 vibrations simples exige
un tiers de seconde; dans ce cas, le son le plus grave
sur lequel un trille à *dix* notes pourrait bien sortir
correspondrait à $76 \times 5 = 380$ vibrations simples,
serait compris entre *sol*$_2^\flat$ (375,84 vibrations simples)
et *sol*$_2$ (391,5 vibrations simples). — D'autre part,
l'observation de tous les jours montre que cette rapidité ne peut pas être aussi grande que pour le
corps 3 du tableau précédent, car, dans ce cas, la
possibilité d'exécuter nettement un trille à *dix* notes
par seconde s'étendrait jusqu'au son correspondant
à $19 \times 5 = 95$ vibrations simples, son compris entre
sol$_1^\flat$, (93,96 vibrations simples) et *sol*$_1$ (97,875 vibrations simples).

Il résulte de cette discussion que la faculté d'é-
touffement du son et le caractère des phénomènes
d'influence sont, dans les fibres radiales de la membrane basilaire, sensiblement les mêmes que dans
le corps 2 du tableau précédent. Il demeure ainsi
établi que ces fibres radiales peuvent vibrer sous
l'influence d'un son excitateur dont la hauteur est
égale à celle de leur son propre ou en est *seulement*
très-rapprochée. *Maxima* dans le cas de l'unisson,
très-rapidement décroissante à mesure que la différence de hauteur du son excitateur et du son propre
augmente, l'intensité du mouvement vibratoire com-

muniqué par influence est encore appréciable (réduit au *dixième* du son *maximum*) pour un écart *d'un quart* de ton ($\frac{102}{100}$). Toutes choses égales, d'ailleurs, plus le son excitateur se rapproche du son propre d'une fibre, plus considérable est l'intensité du mouvement vibratoire d'influence développé dans cette fibre et du son d'influence correspondant.

La longueur des fibres radiales de la membrane basilaire est régulièrement croissante de la fenêtre ronde à la coupole du limaçon. Sans invoquer une différence de tension difficile à concevoir, cette forme de la membrane nous autorise à admettre que chacune de ces fibres est accordée pour un ton différent, d'autant plus grave que la fibre est plus longue. — D'après M. Kölliker, le limaçon de l'oreille humaine contient 3000 arcs de Corti. Les fibres radiales de la membrane basilaire servent de supports à ces arcs, qui transmettent leurs vibrations aux dernières ramifications du nerf auditif; on peut donc admettre, sans exagération, que le nombre de ces fibres radiales est au moins double de celui des arcs de Corti et s'élève à 6000. — D'autre part, les recherches de M. E. H. Weber montrent que les musiciens très-exercés peuvent apprécier un intervalle musical de $\frac{1001}{1000}$, correspondant à *un soixante-quatrième* de *demi-ton*. Or les *sept* octaves, à *douze* demitons chacune, des instruments de musique représentent 5376 *soixante-quatrièmes* de demi-ton. En affectant à chacun de ces *intervalles limites*, une fibre radiale accordée à l'unisson, la membrane basilaire contiendrait encore 624 fibres radiales, pour vibrer sous l'influence de sons placés en dehors des limites supérieures extrêmes de l'échelle musicale et dont la hauteur n'est qu'imparfaitement connue.

Dans cette théorie de l'audition, que M. Helmholtz a su déduire d'une étude approfondie des connexions anatomiques et des propriétés des diverses parties constituantes de l'oreille, la membrane basilaire du limaçon, avec ses fibres radiales, joue le rôle d'un piano dont les cordes seraient assez nombreuses et assez bien accordées, pour permettre au musicien de s'élever, sans secousses appréciables, par degrés insensibles d'un *soixante-quatrième* de demi-ton, d'une manière pour ainsi dire continue, des notes les plus graves aux sons les plus élevés de l'échelle musicale.

En résumé, lorsque le mouvement vibratoire *pendulaire* correspondant à un son *simple* est transmis à l'oreille interne, par le conduit auditif externe et par les organes de la caisse du tympan, ou par les os de la tête, les fibres radiales de la membrane basilaire accordées, exactement ou à très-peu près, au ton du son extérieur entrent en vibration et, par l'intermédiaire des arcs de Corti, impressionnent les fibres nerveuses correspondantes. A chaque son *simple* de hauteur déterminée, correspond un groupe déterminé aussi de fibres radiales ; par suite, des sons *simples* de hauteurs différentes impressionnent, par influence, des groupes distincts de fibres radiales et de fibres nerveuses terminales.

Si le milieu ambiant transmet à l'oreille un son *complexe* ou même un *accord*, chacun des éléments *simples, pendulaires*, de cette masse sonore fait vibrer, par influence, un groupe déterminé de fibres radiales, impressionne un groupe également distinct de fibres nerveuses terminales. Le son *complexe*, ou l'*accord* transmis, se trouve ainsi analysé, décomposé par résonnance en ses éléments *simples* constitutifs, et chacun de ces éléments produit une impression correspondante sur une partie distincte, spéciale de l'appareil nerveux terminal.

Quelle que soit la *complexité* de la masse sonore transmise, une molécule d'air, prise dans le conduit auditif externe, ne peut évidemment, à un moment donné, exécuter qu'un seul mouvement de direction de sens et de vitesse déterminés. Fourier a montré que l'on peut, au point de vue mathématique, considérer un mouvement de ce genre comme résultant de la superposition d'un nombre déterminé de mouvements *pendulaires* coexistants. D'autre part, l'expérience nous a montré que tout mouvement périodique *non pendulaire* peut faire résonner, par influence, des corps accordés à des tons différents formant une

série de sons harmoniques ; le phénomène de la vibration par influence a donc fait passer, du domaine des
conceptions mathématiques dans celui des *réalités
objectives*, cette décomposition d'un mouvement
vibratoire *complexe* en éléments *pendulaires*, d'a-
bord admise comme simple procédé ou artifice de
calcul. « Nous avons donc, dit M. Helmholtz (1),
» ramené les phénomènes de l'ouïe à ceux de la vi-
» bration par influence et trouvé là la cause qui fait
» qu'un mouvement périodique de l'air, *simple* dans
» son essence, apparaît comme *complexe* aux orga-
» nes de la perception. »

Dans cette belle théorie de l'audition, les sons
simples de hauteurs différentes, successifs ou simultanés, excitent des sensations différentes et sont
distinctement perçus, parce que chacun d'eux fait
vibrer par influence et impressionne un groupe déterminé et distinct de fibres radiales et de filets nerveux
terminaux. — Un son *complexe* transmis à l'oreille
fait vibrer, par influence, le groupe de fibres radiales
correspondant au son fondamental et, en même
temps, les divers groupes de ces fibres radiales accordées pour les divers harmoniques qui entrent dans
la composition de ce son *complexe*; de l'excitation
des groupes de filets nerveux correspondants aux
groupes de fibres radiales ébranlées, résulte un

(1) *Loc. cit.*, p. 184.

nombre déterminé de sensations différentes et co-existantes, dont la fusion produit la *sensation du timbre*.

En terminant, nous ne saurions mieux faire que de citer *in extenso* le passage consacré par M. Helm-holtz à mettre en lumière l'importance de la théorie de l'audition (1).

« Au point de vue physiologique, dit-il, il faut
» encore remarquer ici que, par cette hypothèse, les
» qualités diverses de la sensation auditive, hauteur et
» timbre, sont ramenées à la différence des fibres
» mises en mouvement. C'est là un progrès du même
» genre que celui qu'a réalisé, dans un domaine
» plus vaste, J. Muller, par sa théorie des activités
» spécifiques des sens. Il a démontré que la di-
» versité des sensations perçues par les différents
» sens ne dépend pas des agents extérieurs produc-
» teurs de la sensation, mais des divers appareils
» nerveux destinés à la percevoir. Nous pouvons
» nous assurer par l'expérience que le nerf optique
» et son prolongement, la rétine de l'œil, de quelque
» manière qu'ils soient excités, par la lumière, le
» picotement, la pression ou l'électricité, ne donnent
» jamais que la sensation de la lumière ; que les
» nerfs du toucher ne donneront que la sensation

(1) *Loc. cit.*, p. 185.

» du toucher, jamais celle de la lumière, du son ou
» du goût. Les mêmes rayons du soleil, perçus par
» l'œil comme lumière, sont perçus comme chaleur
» par les nerfs de la main; les mêmes trépidations
» que la main perçoit comme un tremblement sont
» un son pour l'oreille.

» De même que l'oreille perçoit les vibrations de
» durées différentes comme des sons de hauteurs
» différentes, de même aussi les vibrations de l'éther
» qui présentent des durées différentes éveillent
» dans l'œil la sensation de couleurs distinctes; les
» plus rapides correspondent au violet et au bleu,
» celles de vitesse moyenne au vert et au jaune, les
» plus lentes au rouge. Les lois du mélange des
» couleurs ont conduit Th. Young à supposer qu'il
» y a dans l'œil trois sortes de fibres nerveuses, cor-
» respondant à diverses espèces de sensations, savoir
» des fibres du rouge, du vert et du violet. En réalité,
» cette hypothèse donne une explication très-simple
» et parfaitement rigoureuse de tous les phénomènes
» visuels relatifs aux couleurs. Les différences quali-
» tatives des sensations visuelles sont donc ainsi ra-
» menées à la diversité des nerfs qui perçoivent ces
» sensations. Il ne reste alors, pour les sensations
» de chaque fibre nerveuse optique, prise isolément,
» que la différence quantitative correspondant à une
» excitation plus ou moins forte.

» Il en est de même pour l'oreille, d'après l'hy-

» pothèse à laquelle nous conduisent nos recherches
» sur le timbre. Les différences de la qualité du son,
» c'est-à-dire la hauteur et le timbre, sont ramenées
» à la diversité des fibres nerveuses percevant la
» sensation, et, pour chaque fibre prise isolément,
» il ne reste que les différences provenant de l'in-
» tensité de l'excitation.

 » Les phénomènes d'excitation qui se produisent
» à l'intérieur des nerfs du mouvement, et qui leur
» font produire la contraction des muscles, ont été
» plus accessibles que ceux des nerfs de la sensa-
» tion aux recherches physiologiques. Nous n'y
» trouvons en réalité que les différences d'une excita-
» tion plus ou moins forte, mais point de différences
» qualitatives. Nous pouvons démontrer qu'à l'état
» d'excitation les molécules de ces nerfs, agissant
» électriquement, éprouvent des modifications tou-
» jours les mêmes, quel qu'ait pu être le mode d'exci-
» tation. Une modification exactement la même se
» produit dans l'état d'excitation des nerfs de la sensa-
» tion, quoique le résultat de l'excitation soit ici une
» sensation, et non un mouvement comme précédem-
» ment, et nous voyons par là que le mécanisme de
» l'excitation nerveuse doit être tout à fait le même
» dans les nerfs de la sensation et du mouvement.
» Grâce aux deux hypothèses dont il s'agit, les phéno-
» mènes nerveux des deux sens les plus élevés de
» l'homme, malgré la différence qualitative évidem-

» ment si grande des sensations, se ramènent au même
» schéma simple que nous connaissons pour les nerfs
» du mouvement. On a souvent comparé, et non
» sans raison, les nerfs aux fils télégraphiques. Un
» fil de ce genre ne conduit jamais que la même
» espèce de courant électrique, tantôt plus fort, tan-
» tôt moins fort, tantôt de sens opposés, mais ne
» présentant aucune différence qualitative. On peut
» cependant, selon les divers appareils mis en com-
» munication avec l'extrémité du fil, envoyer des
» télégrammes, faire sonner des cloches, faire sau-
» ter des mines, décomposer l'eau, faire mouvoir
» des aimants, magnétiser le fer, développer de la
» lumière, etc., etc. De même pour les nerfs. L'état
» d'excitation qui peut être provoqué en eux, trans-
» mis par eux, autant qu'on peut le suivre sur les
» fibres isolées, est partout le même, mais selon les
» divers points, soit du cerveau, soit des autres par-
» ties du corps où aboutit cette excitation, elle
» produit les mouvements, les sécrétions dans les
» glandes, les augmentations ou les diminutions de
» la quantité de sang, la rougeur et la chaleur des
» divers organes, les sensations lumineuses et audi-
» tives. Si, qualitativement, l'effet produit diffère
» dans les divers organes auxquels aboutissent des
» fibres nerveuses d'une nature particulière, le phé-
» nomène de l'excitation est partout le même dans
» les fibres isolées, comme le courant électrique qui

» traverse les fils est toujours le même, malgré la
» diversité des effets produits à leur extrémité. Au
» contraire, tant que nous admettons que la même
» fibre transmet des sensations différentes, il faut y
» supposer autant de modes différents d'excitation,
» ce qu'on n'a pu encore y trouver jusqu'ici.

    » Sous ce rapport, l'hypothèse ici mise en avant,
» aussi bien que celle de Young sur la différence des
» couleurs, a une importance encore plus grande
» pour la physiologie du système nerveux en gé-
» néral. »

A l'appui de cette théorie de l'audition, nous devons citer les expériences très-intéressantes de
M. V. Hensen sur les organes de l'ouïe des crustacés. Les organes auditifs de ces animaux sont constitués par de petits sacs, moitié fermés, moitié
ouverts à l'extérieur, contenant des otolithes qui
nagent dans un liquide aqueux ; ces sacs sont sur-
montés de petits crins rigides, reliés par leurs extrémités aux otolithes, et ordonnés par ordre de longueur ; les crins les plus *longs* sont aussi les plus *gros*.
Chez beaucoup d'entre eux, chez le Mysis par
exemple, on trouve sur diverses parties du corps des
crins tout à fait analogues aux précédents et qui
servent aussi à l'audition. M. Hensen a prouvé, en
effet, que l'ouïe persiste, chez le Mysis, après l'ex-
tirpation des sacs des otolithes, l'animal ne con-

servant que les crins des autres parties du corps.

Au moyen d'un appareil reproduisant les dispositions du tympan et des osselets, M. Hensen trans-
mettait le son d'un cor à piston à l'eau d'une caisse
où un Mysis était fixé ; il observait au microscope
les crins de la queue. Il reconnut ainsi que certains sons du cor faisaient vibrer certains crins par
influence et que d'autres sons mettaient d'autres
crins en vibration. Chaque crin était ébranlé par
plusieurs sons ; dans chaque cas, les sons excitateurs efficaces appartenaient à une même série
d'harmoniques, ce qui permit de déterminer le son
propre de chacun de ces crins.

« Ces observations, dit M. Helmholtz (1), prou-
» vent directement, pour les crustacés dont il sagit,
» l'existence de phénomènes tels que nous les avons
» supposés dans le limaçon humain ; c'est d'autant
» plus important, que la position cachée et la grande
» fragilité des organes considérés nous laissent peu
» de chances d'arriver à prouver d'une manière
» aussi directe que les éléments de l'oreille sont
» accordés chacun à des hauteurs différentes. »

(1) *Loc. cit.*, p. 188.

NOTES COMPLÉMENTAIRES

NOTE A

VITESSE DE PROPAGATION DU SON.

Tout corps élastique, quel que soit son état physique, peut servir de véhicule aux ébranlements sonores. Les géomètres ont déduit des propriétés des corps élastiques, les expressions théoriques de la vitesse de propagation du son dans les gaz, dans les solides et dans les liquides, c'est-à-dire de la vitesse de transmission d'un ébranlement subit, instantané dans ces divers milieux.

ARTICLE 1er

Vitesse de propagation du son dans les gaz secs (pag. 27).

Dans les immortels principes de philosophie naturelle (1), Newton a donné, de la vitesse de propagation du son dans un gaz sec, l'expression suivante :

$$(1) \qquad v = \sqrt{\frac{e}{d}},$$

Dans laquelle v représente la vitesse de propagation de l'ébranlement, e et d l'élasticité et la densité *actuelles* du gaz.

(1) Newton, *Philosophiæ naturalis principia mathematica.* London, 1726, page 368.

§ I.

Vitesse de propagation du son dans l'air.

La formule (1) est générale, convient à tous les gaz ; appliquons-la à la mesure de la vitesse de propagation du son dans l'air.

Soient : g l'accélération due à la pesanteur, Δ (1) la densité du mercure à *zéro*, δ la densité de l'air sec à *zéro* et sous la pression normale de $0^m,76$, α le coefficient de la dilatation de l'air, h la hauteur barométrique ramenée à *zéro*, t la température ambiante au moment où l'ébranlement sonore est produit, nous avons évidemment :

$$c = g\,h\,\Delta \qquad\qquad d = \delta\,\frac{h}{0,76}\,\frac{1}{1+\alpha t}.$$

Le remplacement de c et d par leurs valeurs dans la formule (1) donne pour valeur de la vitesse du son dans l'air :

$$(2) \qquad\qquad v = \sqrt{g \cdot 0,76\,\frac{\Delta}{\delta}\,(1+\alpha t)}.$$

Le rapport $\frac{\Delta}{\delta}$ des densités étant le même que celui des poids spécifiques correspondants, on a la valeur de $\frac{\Delta}{\delta}$ en prenant le rapport des poids spécifiques du mercure et de l'air sec à *zéro* et sous la pression normale de $0^m,76$.

Cette formule indique que, conformément aux résultats des expériences entreprises en 1738 par les acadé-

(1) Par cette expression *densité*, on entend ici la *masse* de l'unité de volume. Si donc Δ est la densité du mercure, le *poids spécifique* ou le poids de l'unité de volume de ce corps sera nécessairement $g\,\Delta$.

miciens de Paris, la vitesse de propagation du son dans
l'air est indépendante de la hauteur barométrique au
moment de l'expérience ; il en est de même de tous les
gaz qui obéissent à la loi de Mariotte ; car, pour tous ces
milieux, la température restant la même, l'élasticité e
varie toujours proportionnellement à la densité d, et le
rapport $\frac{e}{d}$ de ces deux quantités conserve une valeur
constante, indépendante de la pression.

Cette formule met, en outre, en évidence l'influence
accélératrice de la température ambiante sur la vitesse
de propagation de l'ébranlement sonore dans l'air et dans
tout milieu gazeux.

La formule (2) donne cependant une valeur de la vitesse v de propagation du son dans l'air notablement
inférieure à celle qui résulte des expériences directes.
Laplace (1), découvrit en 1816, la véritable cause de ce
désaccord. Il fit observer que, pendant la propagation du
mouvement vibratoire, les couches d'air ébranlées
éprouvent des variations brusques de densité qui doivent
s'accompagner de variations de température. De plus,
en raison de la faible conductibilité de l'air pour la chaleur et de la rapidité des variations de densité, la
chaleur dégagée dans une couche par le fait de sa condensation n'a pas le temps de se répandre dans la masse
entière ; de même la chaleur absorbée dans cette couche
par le fait de sa dilatation ne peut lui être instantanément restituée par le reste de la masse gazeuse. L'exactitude de cette vue de l'illustre géomètre est confirmée
par l'expérience dans laquelle M. Biot (2) a démontré

(1) *Annales de chimie et de physique*, 2ᵉ série, 1816, t. III,
p. 238.

(2) *Traité de physique expérimentale et mathématique*, 4 vol.,
1816, t. II, p. 4 et 22.

que le son se propage dans un espace vide d'air et *saturé de vapeur d'eau.*

Sans doute, ces mouvements de la chaleur, alternatifs et de sens contraires, effectués dans une même couche d'air, se compensent et n'exercent aucune influence sur la température de la masse gazeuse, comme l'atteste l'immobilité de la colonne mercurielle du thermomètre le plus sensible placé sur le trajet de l'ébranlement sonore. Mais, malgré cette compensation au point de vue de la température, ces dégagements et ces absorptions alternatifs de chaleur font que la loi des variations d'élasticité des couches d'air s'écarte sensiblement de la loi de Mariotte et que la vitesse de transmission d'une variation de pression aux couches suivantes est modifiée. Quand, en effet, une couche condensée *s'échauffe*, elle réagit plus rapidement sur la couche suivante ; quand, au contraire, cette couche se dilate et se *refroidit*, son élasticité diminue et la dilatation de la couche suivante est nécessairement accélérée. Laplace démontra que, pour tenir compte de l'effet produit par ces mouvements de la chaleur, il faut introduire sous le radical de la formule (2) et à titre de facteur, le rapport $\frac{C}{c}$, dans lequel C représente la chaleur spécifique de l'air sous pression constante, et c la chaleur spécifique de l'air sous volume constant.

La formule représentative de la vitesse de propagation du son dans l'air *sec*, à la température t et sous une pression quelconque, devient ainsi :

$$(3) \qquad v = \sqrt{g \cdot 0,76 \frac{\Delta}{\delta} (1 + \alpha t) \frac{C}{c}}.$$

La valeur de la vitesse v étant expérimentalement

déterminée, cette équation fournit la valeur de l'élément physique si important représenté par le rapport $\frac{C}{c}$. M. V. Regnault a trouvé dans ses expériences (1) $v = 330^m,6$; la substitution de cette valeur de v dans l'équation (3) donne :

$$330^m,6 = 279^m,955 \sqrt{\frac{C}{c}},$$

d'où,

$$\frac{C}{c} = 1,3945.$$

Influence de l'état hygrométrique de l'air sur la vitesse de propagation du son (page 32). -- La densité de la vapeur d'eau étant moindre que celle de l'air, il en résulte que, sans modifier en rien son *élasticité*, la présence de cette vapeur dans l'atmosphère a pour effet de diminuer la *densité* de la masse gazeuse et, par suite, d'augmenter la vitesse de propagation du son.

Soient, en effet, dans l'air humide : h la pression barométrique, t la température, θ la tension *actuelle* de la vapeur d'eau.

L'air lui-même ne supporte que la pression $h - \theta$; par suite, la densité *actuelle* de la partie d'air *sec* de cette masse gazeuse est, en fonction de la densité δ de l'air *sec* à *zéro* et sous la pression normale de $0^m,76$:

$$\delta \frac{h - \theta}{0,76} \frac{1}{1 + \alpha t}.$$

De son côté, la vapeur supporte la pression θ et est à la température t. Puisque sa densité est $0,622$, celle de

(1) *Mémoires de l'Académie des sciences*, 1868, t. XXXVII, p. 557.

l'air *sec*, dans les mêmes conditions de température et de pression, étant 1, nous avons pour densité *actuelle* de la vapeur d'eau en fonction de la densité δ de l'air *sec* à *zéro* et sous la pression de $0^m,76$:

$$\delta \frac{\theta}{0,76} \frac{1}{1+\alpha t} 0,622.$$

La densité de la masse gazeuse étant égale à la somme de la densité de la portion d'air *sec* et de la densité de la vapeur qu'elle contient, nous avons, pour valeur de la densité *actuelle* d de cette masse gazeuse à la température t et sous la pression totale h :

$$d = \delta \frac{h-\theta}{0,76} \frac{1}{1+\alpha t} + \delta \frac{\theta}{0,76} \frac{1}{1+\alpha t} 0,622.,$$

d'où l'on tire :

$$d = \frac{\delta}{0,76(1+\alpha t)} (h - 0,378\,\theta).$$

Remplaçant e et d par leurs valeurs dans la formule (1) et introduisant, sous le radical, le rapport $\frac{C}{c}$ des deux chaleurs spécifiques de l'air, nous avons :

$$v = \sqrt{g \cdot 0,76 \frac{\Delta}{\delta} (1+\alpha t) \frac{C}{c} \left(\frac{h}{h-0,378\,\theta} \right)}$$

Désignant par la lettre K le rapport $\frac{\theta}{h}$ de la tension *actuelle* de la vapeur d'eau à la pression atmosphérique ambiante, nous aurons, pour formule complète de la vitesse du son dans l'air *humide* à la température t :

$$(4) \quad v = \sqrt{g \cdot 0,76 \frac{\Delta}{\delta} (1+\alpha t) \frac{C}{c} \left(\frac{1}{1-0,378\,K} \right)}.$$

Dans cette formule, K exprime toujours le rapport de la tension de la vapeur d'eau à la pression barométrique au moment où l'ébranlement sonore est produit.

Évidemment K est toujours plus petit que l'unité; par suite, $1 - 0{,}378\,K$ est toujours une quantité positive et plus petite que l'unité : le facteur $\frac{1}{1 - 0{,}378\,K}$ est donc toujours positif et plus grand que l'unité.

L'humidité a donc pour effet constant d'augmenter la vitesse de propagation du son.

Étant mesurée expérimentalement la vitesse v du son dans une atmosphère humide, la température étant t, la hauteur barométrique h et la tension de la vapeur d'eau θ au moment de l'expérience, la formule (4) donne pour valeur x de la vitesse de propagation du son dans l'air *sec* à la température de *zéro* :

$$x = v\,\sqrt{\dfrac{1 - 0{,}378\,K}{1 + \alpha\,t}}.$$

K représente toujours le rapport $\frac{\theta}{h}$ plus petit que l'unité. La quantité placée sous le radical est donc toujours positive. D'ailleurs, il est facile de voir que le radical est nécessairement plus petit que l'unité.

La vitesse x de propagation du son dans l'air *sec* à la température de *zéro* est donc toujours *plus faible* que la vitesse v de propagation du son dans l'air *humide* à la température t supérieure à celle de la glace fondante.

§ II.

Vitesse de propagation du son dans les masses d'air enfermées dans des tuyaux cylindriques et rectilignes (page 36).

Dans la formule de la vitesse du son dans l'air, telle qu'elle a été établie (note A, page 478), il n'est tenu compte ni de *l'intensité* de l'ébranlement sonore, ni du *nombre* des vibrations exécutées dans l'unité de temps ou de la *hauteur* du son rendu. Newton et tous les géomètres qui se sont, après lui, occupés de cette question ont admis que l'air se conduit comme un *gaz parfait, parfaitement* élastique et qu'en outre l'excès de la force élastique qui donne lieu à la propagation de l'onde sonore est *infiniment* petit par rapport à l'élasticité du milieu à l'état de repos. Ainsi établie, la formule générale complétée par Laplace conduit à admettre que tous les sons, quelles que soient leur intensité et leur hauteur, se propagent dans l'atmosphère avec la même vitesse. Elle indique, en outre, que dans un tuyau cylindrique, de section constante et rectiligne, dans lequel les couches d'air ont nécessairement toutes même surface, même épaisseur, même densité et même masse, un ébranlement sonore quelconque produit à l'orifice du tuyau est transmis, avec une *vitesse constante*, dans toute la longueur de son parcours et que, dans les tuyaux de cette forme, l'intensité du son ne *s'affaiblit pas sensiblement* avec la distance. Si la formule générale représentait exactement et complètement le phénomène physique, la vitesse et l'intensité du son devraient se maintenir *constantes*, à toute distance du centre d'ébranlement, quelle que fût la section des tuyaux de cette forme.

Les expériences tentées, en 1808, par M. Biot (1) sur les tuyaux destinés à porter les eaux de la Seine de la machine de Marly à l'aqueduc de Luciennes, semblaient avoir établi définitivement l'exactitude de ces conclusions

(1) *Mémoires de la Société d'Arcueil*, t. II, p. 405. — *Traité de physique expérimentale et mathématique*, 1816, 4 vol., t. II, p. 7.

de la théorie mathématique de la propagation du son dans l'air.

Opérant sur un canal cylindrique de fonte de 951,25 mètres de longueur, il constata d'abord qu'un son produit à une des extrémités du canal était, *sans affaiblissement appréciable*, transmis à l'autre extrémité ; la voix la plus basse était entendue à cette distance, de manière à établir une conversation suivie. « Je voulus, dit-il, » déterminer le ton auquel la voix cessait d'être sensible, » je ne pus y parvenir. Les mots dits aussi bas que » quand on parle à l'oreille étaient reçus et appréciés ; » de sorte que, pour ne pas s'entendre, il n'y aurait eu » absolument qu'un moyen, celui de ne pas parler du » tout. » Dans une seconde série d'expériences, M. Biot fit exécuter un air de flûte à l'extrémité du canal. Placé à l'autre extrémité, il constata que le morceau de musique lui était transmis sans aucune altération : les sons se succédaient dans le même ordre et restaient assujettis à la même mesure. M. Biot conclut de cette observation que, dans un même milieu, la vitesse de propagation est la même pour tous les sons, indépendante de leur intensité et de leur hauteur musicale.

Ces résultats sont très-intéressants et doivent être pris en très-sérieuse considération ; mais il est permis de se demander si une distance de 951,25 mètres est suffisante pour que des observations établies sur cette base puissent fournir la solution d'un problème à la fois aussi important et aussi délicat.

D'ailleurs, les progrès récents de la science ont rendu très-contestables les hypothèses fondamentales admises par les géomètres, pour établir la formule de la vitesse de propagation du son dans les milieux gazeux.

« Ces hypothèses, dit M. V. Regnault (1), sont intro-
» duites dès l'origine dans le calcul ; leurs conséquences
» se trouvent donc nécessairement dans les formules
» qu'on en déduit. Mais *aucun de nos gaz ne satisfait*
» *rigoureusement à ces conditions ;* on doit donc s'atten-
» dre à trouver des différences sensibles entre les ré-
» sultats des expériences directes et ceux que l'on déduit
» de la théorie par le calcul. »

Ce désaccord constaté entre les hypothèses qui servent
de base à la théorie mathématique et les *propriétés*
physiques des gaz si bien établies par lui, a déterminé
M. V. Regnault à reprendre l'étude expérimentale
des lois de la propagation du son dans les milieux
gazeux. Nous avons donné (page 35) les résultats de ces
recherches sur la propagation du son à l'air libre ;
nous devons compléter ici l'analyse du beau travail
de M. V. Regnault, en faisant connaître ses expériences
sur les lois de la propagation du son dans les tuyaux
cylindriques.

Méthodes d'observation, appareils de précision pour
la mesure du temps, tout était à inventer avant de procéder à une révision de cette importance. Jamais l'éminent physicien ne s'est montré ni plus habile, ni plus
ingénieux, pour éloigner ou neutraliser les causes
d'erreur ; il a surmonté les difficultés dont ce problème
est hérissé, avec cette sûreté et cette supériorité de vues
dont il avait déjà donné des preuves si éclatantes dans
ses travaux antérieurs.

Dans cette étude expérimentale des lois de la propagation du son dans les tuyaux cylindriques, il a utilisé la
vaste canalisation établie par la Ville de Paris, pour la

(1) *Mémoires de l'Académie des sciences,* 1868, t. XXXVII.

distribution des eaux et du gaz de l'éclairage. Ses expériences ont été faites :

1° Dans une conduite de gaz, de $0^m,108$ de diamètre intérieur et de 3000 mètres de longueur, établie le long de la route militaire qui longe à l'intérieur les fortifications, entre la porte d'Ivry et le passage à niveau du chemin de fer de Sceaux ;

2° Dans une conduite de gaz, de $0^m,216$ de diamètre intérieur et de 3625 mètres de longueur, établie sur la grand'route départementale entre Vitry et Choisy-le-Roi ;

3° Dans une conduite d'eau de $0^m,300$ de diamètre intérieur et de 2000 mètres de longueur, établie sur la route militaire entre la porte d'Ivry et Bicêtre ;

4° Dans le siphon de Villemomble, de $1^m,10$ de diamètre intérieur et de 4886,45 mètres de longueur, qui conduit les eaux de la Marne au grand collecteur de Ménilmontant ;

5° Dans la conduite d'eau, de $1^m,10$ de diamètre intérieur et de 961,71 mètres de longueur établie, dans le grand égout collecteur du boulevard de Sébastopol, pour la distribution des eaux de la Dhuys ;

6° Dans la conduite d'eau, de $1^m,10$ de diamètre intérieur et de 1589,50 mètres de longueur, établie dans le grand égout collecteur du boulevard Saint-Michel.

Au moyen de plaques métalliques disposées aux extrémités de ces tuyaux cylindriques, M. V. Regnault forçait l'ébranlement vibratoire à se réfléchir et allongeait ainsi, dans des proportions très-considérables, le chemin parcouru par le son.

Dans le siphon de Villemomble, il a pu ainsi recueillir, sur ses appareils, l'indication très-nette d'un ébranlement sonore correspondant à la détonation d'un

pistolet, après un trajet d'environ *cent* kilomètres; un
ébranlement d'une aussi faible intensité à l'origine
a pu produire un effet mécanique appréciable à la
distance de *vingt-cinq* lieues, à la distance de Paris à
Soissons.

7° Pour une série d'expériences fondamentales, consacrées à l'étude des divers modes de production du son
ainsi que des erreurs provenant de l'inertie des appareils
enregistreurs, M. V. Regnault avait fait établir, dans une
cour du Collège de France, une conduite de gaz, de
$0^m,108$ de diamètre intérieur et de 70, 44 mètres de longueur, parfaitement rectiligne et horizontale. Cette
courte ligne a été utilisée, en outre, pour répéter des
expériences, déjà faites dans une conduite plus longue,
sur la vitesse de propagation du son dans des gaz de
diverse nature et dans l'air à divers degrés de pression.

« On peut, dit M. V. Regnault, produire des ondes à
» l'orifice d'une ligne de tuyaux de bien des manières,
» mais il est difficile d'en obtenir qui satisfassent complé-
» tement aux conditions que l'expérience exige. Pour
» réaliser pratiquement les conceptions théoriques sur
» lesquelles nous avons calculé la vitesse de propaga-
» tion d'une onde dans un milieu gazeux contenu dans
» un tuyau, il faut, à un moment rigoureusement connu,
» comprimer *instantanément* et *uniformément* la cou-
» che d'air qui est à l'orifice du tuyau.

» La compression se faisant dans un instant infiniment
» petit, ne produit, à l'orifice du tuyau, qu'une cou-
» che d'air très-mince, d'une densité uniforme, et dont
» l'excès de pression se propage ensuite dans l'air tran-
» quille des tuyaux. Pour obtenir la vitesse de propa-
» gation, il suffit de noter le moment où cet excès de
» pression arrive en des points déterminés de la ligne.

» Mais il est *impossible de produire expérimentalement*
» *cette onde idéale.* »

En même temps qu'il définit très-nettement toutes les
difficultés du problème à résoudre, ce passage est la
justification complète du parti adopté par l'éminent
physicien d'étudier comparativement le mode de propagation d'ébranlements vibratoires d'origine, de nature et
d'intensité différentes, produits à l'origine des tuyaux.
Les procédés divers qu'il a employés pour produire ces
ébranlements sont : des *pistolets* de calibres différents
dont il a fait varier la charge de poudre ; des *étoupilles*
à canon avec poudre fulminante ; le *mélange détonant*
d'oxygène et d'hydrogène ; un *jet d'air comprimé;*
l'impulsion d'un piston frappeur; des *corps élastiques*
en vibration ; enfin la *voix humaine.*

Les physiciens qui ont tenté de mesurer expérimentalement la vitesse du son dans l'air ont tous procédé de
la même manière : un coup de canon était tiré à une
extrémité de la ligne d'observation ; un observateur
placé à l'autre extrémité pointait successivement, sur un
compteur, le *départ* de l'ébranlement vibratoire produit
par la détonation au moment où il percevait la lumière,
et l'arrivée du son au moment où il percevait le bruit
transmis.

Mais les recherches si intéressantes et si précises de
M. Helmholtz et de M. Hirsch ont démontré qu'il s'écoule
toujours un temps appréciable, quoique très-court,
entre le moment où une impression est produite sur
les organes des sens et le moment où cette impression
est accusée par un signal extérieur. D'autre part M. Donders a établi que le *temps physiologique,* mesure du
retard de la manifestation extérieure sur l'impression re-
çue, est notablement *plus long* dans le cas d'une impres-

sion *visuelle* que dans le cas d'une impression *auditive*.

Le procédé universellement adopté pour mesurer le temps qui s'écoule entre la détonation d'un coup de canon et l'arrivée du bruit à l'autre extrémité de la ligne d'observation laisse donc planer une certaine incertitude sur la durée réelle de l'intervalle de temps que l'on se propose de déterminer et, par suite, sur la vitesse de propagation du son que l'on en déduit.

Pour éviter cette cause d'erreur dont les effets sont d'autant plus considérables que l'on opère sur de plus courtes distances, M. V. Regnault a eu la très-heureuse idée de confier, à l'ébranlement sonore lui-même, le soin de marquer directement, sur des appareils enregistreurs, le moment précis de sa production et celui de son arrivée à l'autre extrémité de la ligne ; à cet effet, il a eu recours à l'application des principes de la télégraphie électrique.

Nous ne pouvons pas entrer ici dans le détail des précautions prises pour donner, aux appareils mesureurs du temps, le degré de sensibilité et de précision convenable ; il nous suffira de dire que, dans ce procédé, l'onde sonore agit, dans son trajet, sur des membranes élastiques munies, en leur centre, d'un petit disque métallique. Quand la membrane est repoussée par l'excès de pression dont s'accompagne nécessairement le passage de l'onde, le disque central heurte un buttoir métallique et ferme le circuit d'une pile voltaïque ; le courant électrique passe, et anime un électro-aimant qui met en mouvement un levier enregistreur destiné à marquer l'instant précis du passage de l'onde.

Ainsi se trouvent supprimées, du même coup, l'intervention de l'observateur et toutes les incertitudes résultant de *la durée du temps physiologique*.

D'après la formule de Laplace, une onde sonore doit se propager indéfiniment, avec la *même intensité*, dans un tuyau cylindrique et rectiligne. Pour contrôler l'exactitude de cette conclusion, M. V. Regnault a produit des ébranlements de même intensité, par la détonation d'un pistolet chargé de *un gramme* de poudre, à l'orifice de conduites de sections très-différentes, et il a déterminé la longueur du parcours au bout duquel le coup *cesse d'être entendu*. Il a trouvé ainsi que le bruit produit par cette détonation n'est plus *perceptible à l'oreille* quand il a parcouru :

1150 mètres, dans un tuyau de 0^m,108 de diamètre intérieur;
3810 mètres, dans un tuyau de 0^m,300 de diamètre intérieur;
9540 mètres, dans un tuyau de 1^m,10 de diamètre intérieur.

Quand les ondes aériennes sont assez *affaiblies*, ou assez *modifiées*, pour cesser d'être *sonores*, pour ne plus produire sur l'oreille l'impression d'un *son*, elles ne sont pas *éteintes*. Ces ondes, devenues *silencieuses*, continuent à cheminer dans les tuyaux et sont capables, même après un parcours très-long, de marquer leur passage sur les appareils enregistreurs. Ainsi, l'ébranlement produit par la détonation de cette même charge de *un gramme* de poudre imprime sa dernière marque sur les appareils, quand il a parcouru :

4056 mètres, dans un tuyau de 0^m,108 de diamètre intérieur;
11 430 mètres, dans un tuyau de 0^m,300 de diamètre intérieur;
19 851 mètres, dans un tuyau de 1^m,10 de diamètre intérieur.

Ajoutons que, dans le grand siphon de Villemomble, de 1^m,10 de diamètre intérieur, la détonation d'un pistolet chargé de 2,40 *grammes* de poudre a produit une onde qui, après un parcours de 97 735 mètres, n'exerçait plus aucune action sur l'oreille, mais conservait encore une intensité suffisante pour marquer son arrivée sur les appareils enregistreurs.

Il reste donc établi que, contrairement aux indications de la théorie généralement adoptée, le mouvement vibratoire, à mesure qu'il se propage dans un tuyau cylindrique, *s'affaiblit* graduellement, produit d'abord une impression auditive d'intensité graduellement décroissante, puis devient *silencieux* et finit par *s'éteindre* complétement. Cette diminution d'intensité de l'ébranlement sonore est, d'ailleurs, d'autant plus rapide que la section du tuyau est plus faible.

Cependant le son d'un coup de pistolet entendu à une distance de *neuf kilomètres et demi*, bien que la charge n'excédât pas *un gramme* de poudre, prouve que, dans les tuyaux cylindriques, l'intensité du son diminue *incomparablement* moins vite qu'à l'air libre. Ces résultats expliquent pourquoi, dans les expériences qu'il fit en 1808 et dont nous avons reproduit les résultats (page 482), M. Biot ne saisit pas le moindre affaiblissement de l'intensité du son dans une large conduite d'eau dont la longueur ne dépassait pas 951,25 mètres. — Cette propriété des tuyaux cylindriques de transmettre le son à de très-grandes distances, *sans affaiblissement bien notable*, est journellement mise à profit pour établir une communication directe entre les diverses parties des maisons particulières et même de très-vastes édifices, par l'intermédiaire de longs tubes acoustiques de caoutchouc fixés contre les murailles ou dans leur épaisseur.

La formule de Laplace généralement adoptée par les physiciens conduit à cette conséquence que tous les sons, *quelle que soit leur intensité*, se propagent dans les milieux gazeux avec la même vitesse. De la formule plus générale qu'il a donnée, M. V. Regnault a conclu que la vitesse de propagation du son *augmente* avec *l'intensité* de l'ébranlement générateur.

« Or, dit-il, nous venons de voir que, dans un tuyau » cylindrique rectiligne, *l'intensité* de l'onde *diminue* » successivement, et d'autant plus rapidement que le tuyau » a une section plus petite, il en résulte nécessairement » que la vitesse de propagation d'une onde dans un » tuyau doit *diminuer continuellement* à mesure qu'elle » se propage, et la diminution sera d'autant plus rapide » que le tuyau aura une plus petite section. »

Pour vérifier expérimentalement l'exactitude de ces indications de sa formule, M. V. Regnault a calculé la *vitesse moyenne* de l'onde aérienne à *diverses périodes* de son parcours, depuis son départ jusqu'au moment où, devenue préalablement *silencieuse*, elle est assez *affaiblie* pour cesser d'inscrire son passage sur les appareils enregistreurs ; il a trouvé ainsi que :

Pour un ébranlement de même intensité produit à l'orifice d'un tuyau de section quelconque, la *vitesse moyenne* de l'onde, d'abord *sonore*, puis *silencieuse*, *diminue* à mesure que le parcours devient plus considérable.

Pour des ébranlements de même intensité et des parcours de même longueur dans des tuyaux de sections *différentes*, la *vitesse moyenne* de l'onde *augmente* avec la section du tuyau.

Pour des ébranlements d'intensités différentes et pour une même longueur de parcours dans un tuyau de section quelconque, la *vitesse moyenne* de l'onde *augmente* avec *l'intensité* de l'ébranlement à l'origine.

Contrairement à ce qui était généralement admis avant les recherches de M. V. Regnault et conformément aux indications de sa formule théorique, il demeure donc établi que la vitesse de propagation du son *augmente* avec l'*intensité* du mouvement vibratoire générateur.

M. V. Regnault donne le nom de *vitesse limite moyenne* au rapport de la longueur du trajet au temps employé à le parcourir, lorsque le trajet s'étend depuis l'origine de l'ébranlement jusqu'au point où l'onde engendrée est assez affaiblie pour ne plus marquer son passage sur les appareils enregistreurs. Cette *vitesse limite moyenne diminue* avec la section du tuyau. Avec un même pistolet et une même charge de poudre, elle a été trouvée de :

326,66 mètres, dans un tuyau de $0^m,108$ de diamètre intérieur ;
328,96 mètres, dans un tuyau de $0^m,300$ de diamètre intérieur ;
330,52 mètres, dans un tuyau de $1^m,10$ de diamètre intérieur.

Les expériences faites dans la grande conduite d'eau suspendue sur de grandes colonnes de fonte, dans la galerie voûtée de l'égout Saint-Michel, ont permis de constater qu'au moment du passage de l'onde, on entend au dehors un bruit qui, *d'abord très-fort*, va s'*affaiblissant* à mesure que le parcours se prolonge. Ce fait démontre que la réaction des parois élastiques du tuyau fait perdre à l'onde aérienne une *partie de sa force vive*, et explique pourquoi cette onde *perd* graduellement de son intensité à mesure qu'elle se propage plus loin.

Cette action n'est certainement pas la seule que les parois des tuyaux exercent sur le mouvement vibratoire des gaz. En effet, dans les expériences où l'ébranlement générateur est produit par la détonation d'une même charge de poudre, les ondes aériennes ont évidemment la *même intensité* à l'origine et au point où elles cessent de marquer leur arrivée sur des appareils enregistreurs de *même sensibilité*.

« Si donc, dit très-justement M. V. Regnault, l'affai-
» blissement de l'onde ne provient que de la perte de
» force vive à travers les parois du tuyau, la *vitesse*
» *limite moyenne* devrait être la même dans les trois
» conduites (de sections différentes), puisque l'onde a
» la même intensité au départ et au moment où elle
» donne sa dernière marque. Ces vitesses limites étant
» au contraire très-différentes, il faut en conclure que
» les parois des tuyaux exercent encore sur l'air intérieur
» une autre action. »

L'étude des trépidations déterminées, par la détonation d'une bouche à feu, dans les membranes élastiques placées à des distances croissantes du lieu de l'explosion, montre qu'à l'origine l'ébranlement produit est constitué par une *série d'ondes* alternativement condensantes et dilatantes, qui se succèdent avec une très-grande rapidité et ne tardent pas à se *fusionner en une onde unique* se propageant dans l'espace. Ces faits indiquent que les molécules d'air ne jouissent pas d'une *mobilité complète*. L'air a naturellement une espèce de *viscosité*. Les parois des tuyaux agissent en augmentant cette viscosité. Cette action *diminue* la vitesse de propagation de l'onde, en affaiblissant l'élasticité du gaz sans altérer sa densité et contribue ainsi à *affaiblir* l'intensité du mouvement vibratoire. Cette influence perturbatrice est nécessairement d'autant plus marquée que la section des tuyaux est plus petite, et varie probablement avec la nature des parois de la conduite. M. V. Regnault rapporte une observation intéressante qui prouve que cette action des parois sur la masse gazeuse dépend aussi du degré de poli de leur surface.

« Dans les égouts de Paris, dit-il, on prévient ordi-
» nairement les ouvriers par le son de la trompette ; or,
» on a reconnu que ces signaux portent incomparable-
» ment plus loin dans les galeries dont les parois
» sont recouvertes d'un enduit bien lisse, que dans
» celles où elles sont formées par de la matière
» brute. »

Cette action des parois sur l'élasticité des milieux ga-
zeux, sans être absolument nulle, doit pourtant être assez faible pour qu'on puisse la négliger, dans les grandes conduites de fonte de $1^m,10$ de diamètre intérieur. Cette considération a permis à M. V. Regnault de déterminer deux éléments importants du problème de la propagation du son dans l'air *sec* à la température de *zéro*.

1° *La vitesse limite moyenne*, telle que nous l'avons définie, est la moyenne des vitesses successivement dé-
croissantes de l'onde, depuis l'origine du mouvement vibratoire jusqu'au moment où l'onde est assez affaiblie pour ne plus marquer son passage sur les appareils en-
registreurs. L'onde parcourt ainsi, dans les grandes conduites, un trajet de 19 850 mètres. En tenant compte de l'influence de l'inertie des appareils, M. V. Regnault a trouvé que cette *vitesse limite moyenne* est de 330,6 mètres par seconde dans l'*air sec* et à la température de *zéro*. Cette valeur est sensiblement égale à celle de la vitesse du son en plein air (page 36) ; elle n'en diffère que d'*un* décimètre.

2° L'expérience montre que, pour un même trajet parcouru, la vitesse de l'onde diminue graduellement à mesure qu'elle s'éloigne du lieu d'origine du mouvement vibratoire et se rapproche du point où elle est assez

affaiblie pour ne plus marquer son passage sur les appareils enregistreurs. M. V. Regnault appelle *vitesse minima*, la vitesse dont l'onde *silencieuse* est animée au
moment où elle fournit la dernière marque de son
passage. Cette *vitesse minima* doit nécessairement être
inférieure à la *vitesse limite moyenne*. Le trajet total
de l'onde étant de 19 850 mètres, M. V. Regnault a pris,
pour valeur de sa *vitesse minima*, la vitesse *moyenne* de
l'onde *silencieuse* pendant les *derniers* 2 836 mètres de
son parcours. En tenant compte de l'influence de l'inertie
des appareils, il a trouvé que la *vitesse minima* de
l'onde est de 330,3 mètres. En réalité, la *vitesse minima*
est donc *inférieure* à la *vitesse limite moyenne* de l'onde,
mais la différence est faible ; elle ne dépasse pas *trois*
décimètres.

Newton et tous les géomètres qui l'ont suivi ont déduit
de leurs calculs que la vitesse de propagation du son
dans l'air reste la même, quelle que soit la pression
supportée par le gaz. Nous avons vu que cette indication
de la théorie est en parfait accord avec les résultats obtenus en 1738, par les académiciens de Paris (page 30),
et aussi avec les expériences faites sur les flancs du
Faulhorn en 1844, par MM. Martins et Bravais (page 34).
Mais, dans toutes ces observations, la pression avait
varié dans des limites trop étroites pour que la vérification de la théorie pût être acceptée comme définitive.
Il n'en est pas de même des expériences de M. V. Regnault sur l'air soumis à divers degrés de pression dans
des conduites de fonte de 0^m,108 de diamètre intérieur. —
Pour des pressions qui ont varié dans le rapport de *un* à
cinq, la vitesse de propagation du son est restée *expérimentalement constante ;* l'exactitude de la théorie est

donc complétement confirmée. Il en résulte que si, par le fait de la différence de la densité de l'air, l'explosion d'une *même* charge de poudre s'accompagne d'un bruit *plus faible* sur le sommet d'une haute montagne que dans la vallée, le mouvement vibratoire, dans les deux cas, se propage avec la *même vitesse*.

Les expériences exécutées par M. Biot en 1808, dans une conduite d'eau de 951,25 mètres de longueur, d'accord avec les indications de la théorie, assignent la *même* vitesse de propagation aux sons musicaux *graves* et *aigus*. M. V. Regnault a repris l'étude de cette question ; il a déterminé expérimentalement les lois de la propagation des sons musicaux, dans les conduites de fonte de la plus grande section (1ᵐ,10 de diamètre intérieur). Nous nous contenterons de mentionner les résultats très-importants dont ses recherches ont enrichi la science.

1° Le son n'éprouve aucune modification appréciable de *hauteur*, quand il parcourt des trajets considérables dans ces tuyaux de grand diamètre. Le *ton* est donc *indépendant* de la distance à laquelle le son est transmis.

2° Dans les tuyaux de grande section, la vitesse des sons *graves* est *supérieure* à celle des sons *aigus*. Il en résulte qu'en se propageant, les sons successifs de tons différents ne conservent plus le *même* espacement qu'à l'origine ; par suite, à une grande distance, la *mesure* est altérée et la mélodie est *dénaturée*.

3° Les recherches de M. Helmholtz ont établi que le *timbre* résulte du nombre, de la hauteur et de l'intensité des sons *harmoniques* qui se superposent au son *fondamental*. Les expériences de M. V. Regnault montrent que les harmoniques se propagent *moins vite* que le son fondamental et d'autant plus lentement qu'ils sont plus aigus ; M. Kœnig, placé à l'extrémité d'une conduite, a entendu le son fondamental d'une trompette arriver *avant* les harmoniques qui se succédaient par ordre d'acuité *croissante*. Ces retards des harmoniques rendent parfaitement compte de l'altération de timbre, très-sensible à l'oreille, que les sons éprouvent en parcourant des longueurs considérables de tuyaux.

« Un coup de pistolet, dit M. V. Regnault, ne produit
» pas une onde (sonore) *unique ;* autrement le coup
» serait *sec* à l'oreille, tandis qu'un coup de pistolet
» donne réellement un *son musical*, dont une oreille
» exercée peut apprécier le *ton*. Il y a donc une véritable
» succession de vibrations isochrones, dont le nombre
» est suffisant pour mettre la membrane du tympan de
» l'oreille en vibration harmonique. »

Dès lors, il devenait intéressant de déterminer la valeur musicale de la *note* rendue par le pistolet chargé de *un gramme* de poudre qui avait servi à mesurer la *vitesse limite moyenne* et la *vitesse minima* du mouvement vibratoire dans les conduites de fonte de la section la plus considérable. M. Kœnig a prêté son concours à M. V. Regnault dans cette circonstance et dans toutes les expériences relatives aux sons musicaux. La note rendue par le pistolet était appréciée par comparaison avec la note d'un diapason. D'après les évaluations de M. Kœnig, le pistolet chargé d'*un gramme* de poudre rendait un son de 175 vibrations simples ; ce son est, à une vibration simple près, le fa_1 de l'*échelle musicale* adoptée (page 82).

S'il existe de nombreux et considérables désaccords

entre les résultats des expériences de M. V. Regnault et les indications de la théorie mathématique généralement admise de la propagation du son dans les milieux gazeux, il n'y a pas lieu de s'en étonner. Les recherches de l'éminent physicien avaient déjà établi que les gaz permanents sont loin de réaliser toutes les propriétés du *fluide idéal* conçu par les géomètres; propriétés qui servent de base à leur théorie et à leurs calculs.

§ III.

Vitesse de la propagation du son dans les gaz autres que l'air (page 37).

La formule de Newton est applicable à tous les gaz, dont les propriétés et la constitution sont telles qu'on peut les considérer comme des *milieux gazeux parfaits*. Il résulte de cette formule qu'en appelant:

     v la vitesse de propagation du son dans l'air,
     d la densité de l'air,
     v' la vitesse de propagation du son dans un autre gaz,
     d' la densité de cet autre gaz;

si, d'ailleurs, l'air et le gaz auquel on le compare sont pris dans les mêmes conditions de température et de pression, les deux vitesses de propagation satisfont à la condition suivante:

$$\frac{v'}{v} = \sqrt{\frac{d}{d'}}$$

Le rapport des deux vitesses de propagation est égal à la racine carrée du rapport inverse des deux densités des gaz comparés.

Si nous représentons par δ la densité du gaz en expérience prise par rapport à l'air nous aurons : $\delta = \frac{d'}{d}$ d'où :

$$\frac{v'}{v} = \sqrt{\frac{1}{\delta}}$$

M. V. Regnault (1) a entrepris des recherches fort intéressantes, à l'effet de vérifier directement l'exactitude de cette indication théorique. Dans une première série d'expériences, il a opéré sur une conduite de 0ᵐ,108 de diamètre et d'une longueur de 567,4 mètres. Dans une seconde série d'expériences, il a utilisé une conduite de même diamètre et de 70,5 mètres de longueur.

Ces conduites étaient successivement remplies d'air et d'un autre gaz ; un ébranlement sonore était produit à l'une des extrémités et l'on mesurait le temps exigé pour la propagation de cet ébranlement jusqu'à l'autre extrémité.

Nous donnons dans le tableau suivant, les résultats fournis par les deux séries d'expériences ; les vitesses de propagation sont ramenées à *zéro* par le calcul.

	$\frac{v'}{v}$		$\sqrt{\frac{1}{\delta}}$
	CONDUITES DE 567ᵐ,5	CONDUITES DE 70ᵐ,5	
Hydrogène........	3,801	»	3,682
Acide carbonique..	0,7848	0,8009	0,8087
Protoxyde d'azote..	»	0,8007	0,8100
Ammoniaque	»	1,2279	1,3025

(1) *Mémoires de l'Académie des sciences*, 1868, t. XXXVII.

« Si l'on compare, dit M. Regnault, les rapports $\frac{v'}{v}$ des
» deux premières colonnes aux valeurs calculées de
» $\sqrt{\frac{1}{\delta}}$, on trouve une coïncidence assez remarqua-
» ble ; les différences seraient certainement plus petites
» si l'on pouvait opérer sur des gaz très-purs, mais c'est
» bien difficile dans des conduites d'aussi grande capacité.
» De plus, les valeurs de $\sqrt{\frac{1}{\delta}}$ ne sont pas elles-
» mêmes très-exactes, parce qu'on est obligé quelquefois
» de prendre pour la densité du gaz par rapport à l'air,
» sa densité théorique et non sa densité réelle qui doit
» seule intervenir.

» Nos expériences démontrent donc que l'on peut
» admettre la loi $\frac{v'}{v} = \sqrt{\frac{1}{\delta}}$, mais seulement com-
» me une *loi limite*, à laquelle les gaz satisferaient
» exactement si on les mettait dans les conditions où ils
» se comportent réellement comme des milieux élas-
» tiques parfaits. »

En 1829, Dulong (1) essaya de mesurer la vitesse de
propagation du son dans les divers gaz par une méthode
indirecte fondée sur les propriétés des tuyaux sonores.
Nous avons vu (page 90 et suivantes) que, dans ces
tuyaux, la colonne gazeuse, qui joue le rôle de corps
sonore, se partage en un nombre déterminé de concamérations vibrant à l'unisson. Or la durée de la vibration
simple d'une concamération est évidemment égale au
temps employé par un ébranlement pour se propager

(1) *Annales de chimie et de physique*, 2ᵉ série, 1829, t. XLI,
p. 113.

d'une extrémité à l'autre de la concamération. Dès lors, quelle que soit la hauteur du son rendu, la vitesse v de propagation du son dans le gaz considéré est nécessairement égale au produit du nombre n de vibrations correspondant à ce son par la longueur λ de la concamération :

$$v = n\,\lambda.$$

La sirène fournit un moyen très-simple et très-exact de déterminer le nombre n de vibrations correspondant au son rendu par le tuyau traversé par un courant du gaz considéré ; la seule difficulté que présente cette méthode de détermination de la vitesse du son est donc la mesure exacte de la longueur λ de la concamération.

Dulong appliqua d'abord cette méthode à la détermination de la vitesse du son dans l'air. Il fit rendre le *son fondamental* à un tuyau ouvert, dans l'intérieur duquel il enfonça un piston jusqu'à ce que le son rendu reprît son ton primitif. Il détermina ainsi la position de la surface nodale et prit la distance de cette surface nodale à l'extrémité libre du tuyau pour longueur de la demi concamération, $\frac{\lambda}{2}$. La vitesse du son dans l'air déduite de ces expériences se trouva très-notablement inférieure à la vitesse déterminée directement, en 1822, par les membres du bureau des Longitudes (page 33).

Dans une seconde série d'expériences, Dulong fit rendre, à ses tuyaux, leur premier harmonique, détermina, à l'aide du piston, la position de deux surfaces nodales successives et prit leur distance pour longueur de la concamération, λ. La vitesse de propagation du son dans l'air déterminée par cette méthode fut encore trop faible, mais cependant plus rapprochée de la vérité que le résultat des expériences où il s'était servi du son fondamental pour mesurer la longueur de la concamération.

Dulong renonça à déterminer, par cette méthode, la valeur réelle de la vitesse de propagation du son dans l'air et dans les différents gaz ; mais il constata un fait d'une haute importance, indiqué d'ailleurs par la théorie. Il résulte, en effet, de ses recherches que *la nature du gaz employé pour faire parler les tuyaux d'orgue n'exerce aucune influence sur la position des surfaces nodales correspondantes au son fondamental et à ses divers harmoniques.*

» Ce point était trop capital, dit Dulong, pour que je ne
» cherchasse pas à le mettre hors de doute, aussi ne l'ai-
» je admis comme un fait positif et général qu'après
» l'avoir vérifié sur six gaz différents ; mais, ce principe
» une fois reconnu, il est évident qu'il suffit de connaî-
» tre les nombres de vibrations correspondant aux *tons*
» obtenus des mêmes tuyaux, parlant successivement
» avec tous les fluides élastiques ; ces *nombres expri-*
» *meront les rapports des vitesses du son dans les divers*
» *fluides.* »

Cela posé Dulong fit parler successivement un tuyau, ouvert par les deux bouts et de 60 centimètres de longueur, avec de l'air et divers gaz, et détermina le nombre de vibrations correspondant, dans chaque cas, au son fondamental du tuyau. Il admit que la valeur *réelle* de la vitesse du son dans l'air *sec* et à *zéro* est de 333 mètres par seconde et il calcula, d'après ses déterminations expérimentales, les valeurs suivantes de la vitesse du son dans les gaz *secs* et à *zéro*.

$$\text{Air.} \ldots \ldots \ldots \ldots \ldots \ldots 333^m,00$$
$$\text{Oxygène.} \ldots \ldots \ldots \ldots \ldots 317^m,17$$

Hydrogène.	1269^m,50
Acide carbonique.	261^m,60
Oxyde de carbone.	337^m,40
Oxyde d'azote.	261^m,90
Gaz oléfiant.	314^m,00

Ce tableau permet de calculer les valeurs du rapport $\frac{v'}{v}$ des vitesses du son dans les divers gaz mis en expérience et dans l'air ; nous voulons seulement faire remarquer, à ce sujet, que ces valeurs du rapport $\frac{v'}{v}$, fournies par la méthode indirecte de Dulong, sont sensiblement identiques à celles que M. V. Regnault a déduites des résultats de ses expériences directes sur les mêmes gaz (page 499).

Il demeure donc établi que, même en utilisant les harmoniques du son fondamental, la vitesse du son calculée, en multipliant la longueur λ de la concamération par le nombre n de vibrations, est toujours inférieure à la vitesse réelle de l'ébranlement dans les gaz en expérience. En d'autres termes, les sons des tuyaux d'orgue sont toujours plus *graves* qu'ils ne devraient l'être d'après la vitesse du son dans le gaz employé pour faire parler ces tuyaux. Toutes choses égales d'ailleurs, ces écarts augmentent avec les dimensions transversales des tuyaux et sont d'autant plus sensibles que les tuyaux sont plus courts. Ces différences entre les résultats de l'expérience et les indications de la théorie proviennent des perturbations qui ont lieu aux extrémités des tuyaux, et qui font que la longueur de la colonne d'air vibrante n'est pas rigoureusement égale à celle de son enveloppe solide.

Dans les tuyaux ouverts, il y a deux perturbations. — La première, la plus considérable, se prononce du côté de l'embouchure ; elle provient de ce que la bouche n'occupe qu'une partie de la section transversale du tuyau, tandis que la théorie suppose cette extrémité complétement ouverte; elle provient aussi de ce que, sous l'influence du souffle nécessaire pour entretenir le son, les couches d'air placées à l'embouchure éprouvent nécessairement des variations de densité et, contrairement aux hypothèses théoriques, ne peuvent pas représenter un ventre de vibration. — La seconde perturbation a lieu à l'extrémité libre opposée à l'embouchure; elle provient de ce que, la réflexion de l'ébranlement ne s'opérant pas dans le plan de cette extrémité comme le suppose la théorie, mais un peu au delà, la colonne vibrante se prolonge à une distance appréciable dans la masse gazeuse ambiante.

Dans les tuyaux fermés, il se produit aussi des perturbations aux deux extrémités. — Du côté de l'embouchure, la perturbation est de même nature que dans les tuyaux ouverts; la couche gazeuse terminale ne peut pas rigoureusement représenter un ventre de vibration, car le courant gazeux lui fait nécessairement éprouver des variations de densité. — Théoriquement on admet qu'à l'extrémité fermée, la vitesse est constamment *nulle* et, par suite, que la matière sur laquelle la colonne gazeuse vibrante s'appuie n'est nullement flexible. Cette condition ne peut pas être rigoureusement réalisée dans la pratique; cependant, en fermant les tubes avec des pl ues épaisses et très-résistantes, on peut rendre complétement négligeable la perturbation du côté de l'extrémité bouchée.

M. Wertheim (1), dans un mémoire consacré à la me-

(1) *Annales de chimie et de physique*, 2ᵉ série, 1848, t. XXIII, p. 434.

sure de la vitesse du son dans les liquides et dans l'air, a indiqué un moyen de déterminer l'influence de ces perturbations (1). A cet effet, il a employé un tuyau d'orgue fractionné dont il pouvait faire varier la longueur à volonté.

1° Pour déterminer les perturbations dans un tuyau ouvert, on fait parler successivement deux longueurs connues du même tuyau ; on a soin que, dans chaque cas, le tuyau rende 'le son fondamental. Cela posé, soient :

l la longueur du tuyau ouvert,
n le nombre de vibrations correspondant au son fondamental obtenu,
$v = nl$ la vitesse du son *non corrigée.*

Dans une première série d'expériences.

l' la longueur du tuyau ouvert,
n' le nombre de vibrations correspondant au son fondamental obtenu,
$v' = n'l'$ la vitesse du son *non corrigée.*

Dans une seconde série d'expériences.

Soient en outre :

V la vitesse *réelle* du son dans l'air,

x, y les perturbations de l'embouchure et de l'extrémité libre *ouverte.* — Une même unité de longueur est nécessairement employée dans les expressions de la somme $(x + y)$ de ces perturbations et de la longueur du tuyau en expérience.

Si nous admettons que la somme $x + y$ de ces deux perturbations est complétement indépendante de la longueur du tuyau et reste la même dans les deux séries

(1) Ces perturbations ont été déjà signalées page 120 et suivantes ; nous donnons ici les moyens d'en tenir compte.

d'expériences, la *véritable* longueur de la concamération correspondante à la vitesse *réelle* V du son est nécessairement :

Dans la première série d'expériences. . . $l + (x + y)$,
Dans la seconde série d'expériences. . . $l' + (x + y)$.

Ce qui donne deux expressions de la vitesse *réelle* V du son :

$$V = n\,[l + (x + y)] = n\,l + n\,(x + y) = v + n\,(x + y)$$
$$V = n'\,[l' + (x + y)] = n'\,l' + n'\,(x + y) = v' + n'\,(x + y)$$

Ces deux valeurs de V sont nécessairement égales et nous avons :

$$v + n\,(x + y) = v' + n'\,(x + y)$$

d'où

$$(x + y) = \frac{v' - v}{n - n'}. \quad . . . . . . \ (1).$$

Nous supposons ici la longueur *l plus courte* que *l'* ; il est facile de démontrer que l'expression de la somme $(x + y)$ des perturbations est une quantité positive. En effet :

D'une part, *l* étant plus court que *l'* fournit un son fondamental plus élevé ; donc nécessairement *n* est plus grand que *n'*, et le terme $(n - n')$ est positif.

D'autre part, plus le tuyau est long et plus la vitesse *non corrigée* se rapproche de la vitesse *réelle*, donc nécessairement *v'* est plus grand que *v* et le terme $(v' - v)$ est aussi positif.

2° On procède de la même manière pour déterminer la perturbation d'embouchure d'un tuyau *fermé*. Dans ce cas, le fond est pris assez résistant pour que la perturbation à l'extrémité libre soit tout à fait négligeable. Soient :

l_1 la longueur du tuyau fermé,
n_1 le nombre de vibrations correspondant au son fondamental obtenu,
$v_1 = 2 n_1 l_1$ la vitesse du son *non corrigée.* } Dans une première série d'expériences.

l_2 la longueur du tuyau fermé,
n_2 le nombre de vibrations correspondant au son fondamental obtenu,
$v_2 = 2 n_2 l_2$ la vitesse du son *non corrigée.* } Dans une seconde série d'expériences.

V la vitesse *réelle* du son dans l'air,

x la perturbation de l'embouchure. — Une même unité de longueur est nécessairement employée dans les expressions de la valeur x de cette perturbation et de la longueur du tuyau.

La *véritable* longueur de la concamération correspondante à la vitesse *réelle* V du son dans l'air est donc :

Dans la première série d'expériences. . . . $2 (l_1 + x)$,
Dans la seconde série d'expériences. . . . . $2 (l_2 + x)$.

Ce qui donne deux expressions de la vitesse *réelle* V du son :

$$V = 2 n_1 (l_1 + x) = 2 n_1 l_1 + 2 n_1 x = v_1 + 2 n_1 x,$$
$$V = 2 n_2 (l_2 + x) = 2 n_2 l_2 + 2 n_2 x = v_2 + 2 n_2 x.$$

d'où
$$v_1 + 2 n_1 x = v_2 + 2 n_2 x,$$

d'où
$$x = \frac{v_2 - v_1}{2 (n_1 - n_2)}. \quad \ldots \ldots (2)$$

Cette valeur de x est aussi la valeur de la perturbation de l'embouchure dans un tuyau ouvert. En effet, ce tuyau pouvant être supposé fermé à la surface nodale, il suffira, pour déterminer la valeur de x, de calculer v_2 et v_1 avec les distances l_2 et l_1 de la bouche à cette surface nodale.

Nous avons supposé, dans ce calcul, les perturbations indépendantes de la longueur du tuyau. Pour démontrer l'exactitude de cette hypothèse, il suffit de combiner les résultats d'expériences faites avec la même embouchure ajustée à des tuyaux de longueurs différentes. Dans tous les cas, la valeur des perturbations reste la même.

M. Wertheim a fait subir les corrections indiquées par les formules précédentes aux résultats d'une très-longue série d'expériences. Il a opéré tantôt avec des tuyaux ouverts, tantôt avec des tuyaux fermés pour déterminer la vitesse du son dans l'air. Il a obtenu les résultats suivants :

La moyenne de la vitesse du son dans l'air *sec à zéro* a été trouvée :

Avec les tuyaux ouverts. . . . . $331^m,20$
Avec les tuyaux fermés. . . . . $330^m,05$
La vitesse moyenne du son déduite de l'ensemble de ces expériences est. . . . . $330^m,91$

Ces résultats concordent sensiblement avec la vitesse du son dans l'air déterminée par des expériences directes (pages 33 et 36). — En adoptant la méthode de correction imaginée par M. Wertheim, on peut donc, au moyen de tuyaux d'orgue, déterminer la vitesse de propagation du son dans l'air et dans tous les gaz, car nous avons vu que la nature du gaz est sans influence sur la position des surfaces nodales et, par suite, sur la valeur des perturbations qui se produisent aux extrémités des tuyaux.

ARTICLE II.

Vitesse de propagation du son dans les solides (page 37).

Laplace a démontré que, dans une verge solide d'un diamètre très-petit par rapport à sa longueur, un ébranlement imprimé dans une direction parallèle à sa longueur se propage avec une vitesse déterminée par la formule suivante :

$$v = \sqrt{\frac{g}{\varepsilon}}.$$

Dans cette formule, v est la vitesse de propagation de l'ébranlement, g l'accélération due à la pesanteur, ε l'allongement éprouvé par une tige de même nature et de longueur égale à l'unité, sous l'influence d'une traction égale à son propre poids.

Cette formule peut se mettre sous une autre forme. En effet, si nous appelons D le poids spécifique et E le coefficient d'élasticité du corps considéré, nous avons :

$\varepsilon = \dfrac{D}{E}$ (1). Ce qui donne, en substituant :

$$v = \sqrt{g\,\frac{E}{D}}.$$

(1) En effet, l'allongement λ d'une tige de section S et de longueur l, sous l'influence d'une traction égale au poids P, est : $\lambda = \dfrac{1}{E}\dfrac{P\,l}{S}$. — Pour que λ soit égal à ε, il faut poser $l = 1$, et faire

Les seules expériences tentées pour déterminer directement la vitesse du son dans des tiges solides de faibles
dimensions transversales et de grande longueur, sont
celles de M. Biot sur les tuyaux de fonte d'une conduite
d'eau et celles de MM. Wertheim et Bréguet sur les fils
télégraphiques; nous avons donné les résultats de ces
recherches pages 38 et 39.

La conduite d'eau sur laquelle M. Biot a expérimenté
n'avait que 951,25 mètres de longueur et la durée de la
transmission était inférieure à *trois dixièmes* de seconde;
la moindre erreur dans la mesure du temps avait donc
une influence considérable sur le résultat final. Nous ferons observer, en outre, que cette conduite se composait
de 376 tuyaux placés bout à bout et réunis par des rondelles de plomb revêtues de futaine goudronnée; l'interposition de ces matières étrangères devait nécessairement altérer la vitesse de propagation de l'ébranlement
sonore.

Quant aux résultats obtenus par MM. Wertheim et Bré-
uet, nous avons dit, page 38, les raisons qui ne permettent pas de les accepter comme l'expression de la vitesse du son dans les fils télégraphiques.

Dans l'état actuel de la science, il n'est donc pas possible de comparer les résultats de l'expérience directe
avec les indications de la théorie.

Nous avons vu (page 149) qu'une verge élastique exécute des vibrations longitudinales et se partage en concamérations vibrant à l'unisson, comme les colonnes

P égal au poids de la tige elle-même. Alors, $\dfrac{P\,l}{S}$ est évidemment le
poids de l'unité de volume ou le poids spécifique du corps, et nous
avons : $\varepsilon = \dfrac{D}{E}$.

gazeuses et les liquides dans les tuyaux d'orgue. M. Wertheim (1) a profité de cette propriété des verges pour déterminer, par la méthode indirecte employée pour les gaz et les liquides, la vitesse de propagation du son dans les verges métalliques dont la longueur est très-considérable par rapport aux dimensions transversales, et pour calculer le coefficient d'élasticité de ces métaux. Dans un autre travail, entrepris en commun avec M. Chevandier, M. Wertheim a fait des recherches analogues sur les verges de verre (2) et des verges de bois de différentes essences (3).

Les tableaux suivants comprennent les résultats de ces recherches, relatifs à la vitesse du son dans ces divers corps solides, *la vitesse du son dans l'air étant prise pour unité.*

(1) *Annales de chimie et de physique,* 3ᵉ série, 1844, t. XII, p. 385.

(2) *Annales de chimie et de physique,* 3ᵉ série, 1847, t. XIX, p. 129.

(3) *Comptes rendus de l'Académie des sciences,* 1846, t. XXIII, p. 663.

I. — Vitesse du son dans les métaux recuits, a 15 a 20 degrés,
a 100 degrés et a 200 degrés

MÉTAUX	VITESSE DU SON		
	A 15 A 20 DEGRÉS	A 100 DEGRÉS	A 200 DEGRÉS
Plomb	3,697	3,616	»
Or....................	5,245	5,174	5,221
Argent...............	7,847	7,943	7,456
Cuivre	10,703	9,910	8,890
Platine...............	8,087	7,740	7,412
Fer...................	15,433	15,859	14,295
Fil de fer ordinaire.......	14,798	15,347	»
Acier fondu.............	15,006	14,819	14,412
Fil d'acier anglais........	14,193	15,781	15,040
Fil d'acier recuit au bleu..	14,700	15,085	»

II. — Vitesse du son dans les métaux non recuits
a 10 et a 15 degrés.

MÉTAUX	VITESSE DU SON	
	A 10 DEGRÉS	A 15 DEGRÉS
Or	6,362	6,631
Argent...................	7,935	8,139
Palladium................	9,261	9,424
Platine..................	8,233	8,382
Cuivre..................	11,042	11,399
Fil de fer ordinaire............	14,798	14,446
Acier recuit au bleu............	14,700	14,553
Laiton	9,744	10,154

III. — Vitesse du son dans les tringles de verre

ESPÈCES DE VERRE	VITESSE DU SON	ESPÈCES DE VERRE	VITESSE DU SON
Verre à vitres............	16,697	Verre opalin............	14,956
Verre à glaces étiré	15,967	Verre violet............	15,788
— coulé......	15,882	Cristal blanc............	12,211
Verre à gobleterie commune..... à base de soude	15,766	Cristal violet............	12,220
Verre commun...	16,104	Cristal bleu	11,949
Verre fin........	15,844	Cristal vert..	12,133
Verre à gobleterie commune...... à base de potasse	15,632		
Verre commun...	15,730		
Verre fin........	15,787		

IV. — Vitesse du son dans les tringles de bois, ramenées a 20 pour 100 d'humidité, dans le sens des fibres.

ESPÈCES	VITESSE DU SON	ESPÈCES	VITESSE DU SON
Acacia............. .	14,19	Orme........	12,40
Sapin..............	13,96	Sycomore.....	13,43
Charme.............	11,80	Frêne.............	14,05
Bouleau.............	13,32	Aune.............	13,95
Hêtre.............	10,06	Tremble.............	15,30
Chêne à glands sessiles..	11,58	Érable.............	12,36
Pin sylvestre	10,00	Peuplier.............	12,89

Les résultats compris dans les deux premiers tableaux montrent l'influence de l'état moléculaire et de la température sur la vitesse du son dans les corps métalliques.

GAVARRET. 33

« Les coefficients d'élasticité, dit M. Verdet (1), dé-
» duits de ces expériences par M. Wertheim sont géné-
» ralement un peu supérieurs à ceux que donnent les
» expériences de traction. Ces différences peuvent être
» dues d'abord à une certaine influence des effets calo-
» rifiques produits par la compression ou par la dilata-
» tion. Mais il faut remarquer, en outre, que lorsqu'on
» soumet une tige solide à l'action d'un poids, comme
» on le fait dans les expériences de traction, l'allonge-
» ment *maximum* de cette tige ne se produit qu'au bout
» d'un certain temps, et l'on ne procède aux mesures
» que lorsque l'état définitif paraît obtenu. Il est clair
» que l'allongement ainsi mesuré doit être supérieur à
» celui que produirait la même force, si son action ne
» s'exerçait que pendant un temps très-court. Or c'est
» précisément pendant un temps très-court que doit
» s'exercer, dans le mouvement vibratoire, l'action des
» forces produites par les condensations et les dilata-
» tions successives. On conçoit donc que le coefficient
» d'élasticité, c'est-à-dire le rapport de la force à l'al-
» longement que donnent les expériences directes,
» doive être moindre que le rapport qu'il faudrait
» employer pour calculer la vitesse théorique de propa-
» gation. »

(1) Verdet, *OEuvres complètes*, Paris, 1863, t. III, p. 86.

Article III.

Vitesse de propagation du son dans les liquides
(page 40).

En partant de ce principe général, applicable à tous les milieux élastiques quel que soit leur état physique, que la vitesse de propagation d'un ébranlement est égale à la racine carrée du rapport de l'accroissement absolu de la pression à l'accroissement absolu de la densité, on est conduit à l'expression suivante de la vitesse de propagation du son dans un liquide quelconque :

$$ v = \sqrt{ g \cdot \frac{D}{d} \cdot \frac{H}{\varepsilon} }, $$

dans laquelle g désigne l'accélération due à la pesanteur, D la densité du mercure, d la densité du liquide en expérience, H une hauteur barométrique quelconque, et ε la diminution de volume du liquide correspondant à l'accroissement de pression mesuré par cette hauteur H. Les effets calorifiques de la compression étant à peine sensibles dans les liquides, il n'y a pas lieu de tenir compte de la chaleur dégagée ou absorbée dans les mouvements vibratoires.

Vitesse de propagation du son dans l'eau. — L'eau est le seul liquide dans lequel la vitesse de propagation du son ait été directement et expérimentalement déterminée, c'est aussi le seul sur lequel on puisse vérifier l'exactitude de la formule théorique. De leurs expériences tentées sur le lac de Genève (page 40), MM. Colladon et Sturm ont déduit que le son se propage dans l'eau avec une vitesse de 1435 mètres par seconde, à la température de 8 degrés. Malheureusement la compressibilité de l'eau n'est pas exactement connue ; on ne peut donc pas sérieusement comparer la valeur expérimentalement déterminée par MM. Colladon et Sturm avec la valeur théorique de cette vitesse fournie par la formule.

En effet, les compressibilités *absolues* des liquides que l'on trouve dans les mémoires de M. V. Regnault et de ses élèves ont été calculées, en admettant comme vraies des hypothèses dont l'inexactitude est aujourd'hui démontrée.

Les expériences de M. V. Regnault fournissent trois valeurs différentes de la compressibilité *absolue* de l'eau, savoir :

Avec un piézomètre de cuivre rouge. . . .		0,00004771
— de laiton.		0,00004829
— de verre.		0,00004668

L'hypothèse admise assignant des valeurs trop grandes à la compressibilité *absolue*, ces déterminations ne doivent être admises que comme des limites supérieures ; la compressibilité *absolue* de l'eau doit donc être *inférieure* à 0,00004668.

Mais d'autre part, M. V. Regnault a trouvé que, dans un piézomètre de laiton, la compressibilité *apparente* de l'eau est 0,00004685 ; la compressibilité *absolue* de ce liquide devrait donc être *supérieure* à 0,00004685. Ces résultats, en apparence contradictoires, montrent l'incertitude qui règne sur la véritable valeur de la compressibilité *absolue* de l'eau ; elles prouvent que, dans les évaluations précédentes, on ne peut pas compter sur l'exactitude du *troisième* chiffre significatif. La compressibilité *absolue* de l'eau est comprise entre 0,000046 et 0,000047.

Si l'on admet que cette compressibilité *absolue* de l'eau soit 0,000045, la formule donne, à la température de 8 degrés, 1460 mètres pour vitesse de propagation du son dans l'eau ; cette valeur théorique l'emporte de 25 mètres sur l'évaluation expérimentale. Ce désaccord s'explique très-bien par l'incertitude de la vraie valeur de la compressibilité *absolue* de l'eau.

Nous avons vu (page 166) que M. Wertheim est parvenu à obtenir des sons très-nets avec des tuyaux d'orgue immergés dans un liquide. Nous reproduisons ici (fig. 97)

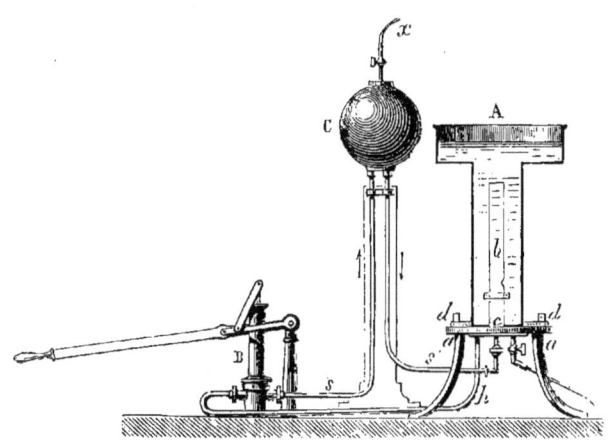

Figure 97.

l'appareil dont il s'est servi et dont nous avons déjà expliqué le mécanisme dans l'article consacré (page 165)

aux vibrations des liquides. La figure 98 représente le
tuyau fractionné qu'il a employé dans ses recherches (1).
La première partie se compose de la vis c qui sert à fixer

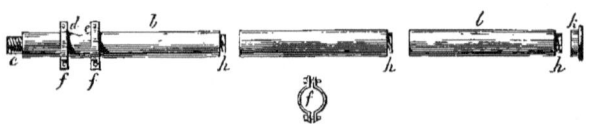

Figure 98.

le tube dans la caisse remplie de liquide ; elle se termine
par un pas de vis h. Les deux lèvres de l'embouchure sont
formées par deux plaques d, e, fixées au moyen de brides f.
Chacune des autres parties du tuyau porte à l'une de ces
extrémités un pas de vis h pris sur l'épaisseur de la paroi et à l'autre un écrou correspondant. On peut, en
ajoutant ces diverses portions à la première partie, dou-
bler ou tripler la longueur du tuyau sonore ouvert, sans
que la paroi intérieure cesse d'être parfaitement unie,
ce qui est une des conditions de réussite. Enfin le couvercle k, qui peut se visser au bout de chacune des parties, sert à convertir le tube en tuyau sonore bouché de
longueur variable.

M. Wertheim (2) s'est servi de cet appareil pour mesurer, par la méthode indirecte des tuyaux d'orgue, la
vitesse de propagation du son dans les liquides. Il a
déterminé les perturbations produites aux extrémités par
la méthode exposée page 504 ; seulement, les tuyaux

(1) Ce tuyau est aussi celui dont il s'est servi pour déterminer
la vitesse du son dans l'air et différents gaz, par la méthode indirecte (page 508).

(2) *Annales de chimie et de physique*, 1848, 3ᵉ série, t. XXXIII,
p. 434.

fermés n'ayant pas donné des sons satisfaisants, il n'a opéré qu'avec des tuyaux ouverts et n'a, par suite, déterminé que la somme $(x+y)$ des perturbations de l'embouchure et de l'extrémité libre, correspondantes au son fondamental. Nous nous contenterons de donner ici les résultats de ces recherches sur l'eau et divers liquides.

La moyenne des résultats de ses expériences sur l'eau donne, pour vitesse du son dans une *colonne* de liquide, à la température de 15 degrés. . . . . 1173^m,4.

Nous avons vu précédemment (page 40) que les expériences directes de MM. Colladon et Sturm sur le lac de Genève donnent 1435 mètres pour la vitesse de propagation du son, dans une masse d'eau *illimitée* à la température de 8 degrés. M. Wertheim a cherché les causes du désaccord énorme (261,6 mètres) qui existe entre les résultats de ses recherches et ceux des expériences directes de MM. Colladon et Sturm.

» Dans un précédent mémoire, dit-il, j'ai démontré » que la vitesse du son dans une *masse solide illimitée* » est à celle dans un *filet* de la même substance comme

» $\sqrt{\dfrac{3}{2}}$ est à un 1 ; ce résultat théorique n'est en-

» core confirmé par aucune expérience directe.

» En effet, l'eau est le seul de tous les corps solides » ou liquides pour lequel on puisse déterminer ces deux » vitesses par l'expérience, admettons donc pour un » instant que la même loi s'applique aux liquides. En » calculant d'après la moyenne que nous venons de » trouver, on a la vitesse du son dans une masse d'eau

» *illimitée*, à la température de 15 degrés, égale à

» $1173^m,4 \sqrt{\dfrac{3}{2}} = 1437^m,1$. L'observation directe

» à 8 degrés a donné le nombre 1435 mètres. La coïn-
» cidence de ces deux nombres prouve que la loi s'appli-
» que réellement aux liquides, que par conséquent
» l'égalité de pression en tous sens n'a pas lieu pendant
» les vibrations sonores, et qu'une colonne liquide vi-
» brant longitudinalement donne le même son que
» rendrait une barre solide dont la matière aurait la
» même compressibilité cubique que le liquide.

» Il s'ensuit également que les lois d'équilibre des
» corps solides s'appliquent aux liquides pendant un
» très-court intervalle de temps après l'application des
» forces extérieures. Ainsi donc, si l'on pouvait suspendre
» librement une colonne liquide, si l'on pouvait appli-
» quer à ses extrémités une traction instantanée, et si
» l'on pouvait, dans ce moment, mesurer sa longueur et
» son volume, l'augmentation de volume serait égale au
» *tiers* de l'allongement, et l'on pourrait calculer l'un et
» l'autre d'après la compressibilité cubique. Enfin, la
» loi de l'attraction moléculaire doit être la même pour
» les solides et les liquides.

» Ce rapport entre les vitesses étant une fois établi,
» nous pourrons, pour tous les autres liquides, déduire
» de la vitesse du son dans une colonne, la vitesse du
» son dans une masse illimitée, et la compressibilité du
» liquide (1). »

Nous empruntons au mémoire de M. Wertheim le ta-

---

(1) En effet, l'expression générale (équation de la page 515) de la vitesse du son contient, comme facteur, la compressibilité du liquide.

bleau suivant des résultats de ses expériences sur divers
liquides.

NOMS DES LIQUIDES	TEMPÉRATURE	DENSITÉ	VITESSE DU SON		COMPRESSI-BILITÉ
			dans une colonne	dans une masse illimitée	
Eau de Seine............	15,0	0,9996	1173,4	1437,1	0,0000491
id.	30,0	0,9963	1250,9	1528,5	0,0000433
id.	40,0	0,9931	1324,8	1622,5	0,0000388
id.	50,0	0,9893	1349,0	1652,2	0,0000375
id.	60,0	0,9841	1408,2	1724,7	0,0000346
Eau de mer artificielle.....	20,0	1,0264	1187,0	1453,8	0,0000467
Dissol. de chlorure sodique.	18,0	1,1920	1275,8	1561,6	0,0000349
id. de sulfate sodique..	20,8	1,1089	1245,2	1525,1	0,0000393
id. id.	18,8	1,1602	1292,9	1583,5	0,0000348
id. de carbonate sodique	22,2	1,1828	1301,8	1594,4	0,0000337
id. de nitrate sodique..	20,9	1,2066	1363,5	1669,9	0,0000301
id. de chlorure calcique	22,5	1,4322	1616,3	1979,6	0,0000181
Alcool ordinaire à 36°.....	20,0	0,8362	1049,9	1285,9	0,0000733
Alcool absolu............	23,0	0,7960	947,0	1159,8	0,0000947
Essence de térébenthine....	21,0	0,8622	989,8	1212,3	0,0000800
Éther sulfurique.........	0,0	0,7529	946,3	1159,0	0,0001002

Ces compressibilités *absolues* des liquides, déduites
par M. Wertheim de ses expériences sur la vitesse de
propagation du son, ne s'accordent pas avec les compressibilités déterminées directement par M. V. Regnault
et ses élèves. Il n'y a pas lieu de s'étonner de ce désaccord; nous avons vu, en effet, précédemment (page 516)
que ces dernières déterminations sont entachées d'une
cause d'erreur qui ne permet pas de les accepter comme
les valeurs réelles de la compressibilité *absolue* des
liquides; elles ne peuvent être admises qu'au titre de
limites supérieures.

NOTE B

VIBRATIONS DES CORPS SOLIDES (page 129)

Les corps solides peuvent effectuer des vibrations transversales et des vibrations longitudinales. Dans les instruments de musique, les vibrations transversales ont été exclusivement utilisées. Nous croyons cependant devoir insister sur les vibrations longitudinales qui ont été mises à profit pour déterminer expérimentalement la vitesse de propagation du son dans les solides. Pour déterminer les lois de ces mouvements vibratoires, il faut considérer à part les diverses formes sous lesquelles se présentent les corps solides.

ARTICLE PREMIER.

Vibrations des cordes (page 129).

Ces vibrations sont transversales ou longitudinales.

§ I.

Vibrations transversales des cordes (page 130).

Lagrange a déduit de ses calculs l'expression générale suivante du nombre des vibrations simples exécutées dans l'unité de temps par une corde tendue, lorsqu'elle obéit à un mouvement de totalité et qu'elle rend le son fondamental :

$$n = \sqrt{g \, \frac{P}{lp}}.$$

Dans cette formule, n est le nombre des vibrations simples exécutées en une seconde, g l'accélération due à la pesanteur, P le poids tenseur de la corde, l et p la longueur et le poids de la corde comprise entre les points fixes.

Si nous représentons par π le rapport de la circonférence au diamètre, par r et d le rayon et le poids spécifique de la corde, nous avons :

$$p = \pi \, r^2 \, l \, d,$$

d'où, en substituant :

$$n = \frac{1}{r \, l} \sqrt{g \cdot \frac{P}{\pi \, d}}.$$

Il résulte de cette formule que le nombre de vibrations simples correspondant au son fondamental d'une corde est :

1° Inversement proportionnel au rayon r, à la longueur l et à la racine carrée du poids spécifique d de la corde ;

2° Directement proportionnel à la racine carrée du poids tenseur P de cette corde.

Nous avons montré (page 131) comment le sonomètre permet de vérifier expérimentalement l'exactitude de ces lois.

Cependant les expériences sur le sonomètre, quand

elles sont conduites avec soin, fournissent des résultats qui ne sont pas en accord parfait avec les indications de la formule théorique. Quand on compare deux sons rendus par deux longueurs différentes de la même corde soumise à la même tension, le plus aigu est toujours un peu plus *grave* que le son théorique. Ainsi le son rendu par la *moitié* d'une corde est *plus grave*, d'un *quart* de ton, que l'octave aiguë de la corde *entière ;* l'écart augmente avec le diamètre des cordes. Quelque soin que l'on prenne, d'ailleurs, pour assurer la fixité des extrémités de la corde et empêcher la communication de ses vibrations aux supports, on constate des différences notables entre les résultats de l'expérience et les indications de la théorie.

Le colonel N. Savart (1), dans un mémoire fort intéressant, fait remarquer que la formule générale ne tient aucun compte de l'*élasticité* de la corde et que, par suite, ses indications se rapportent aux vibrations d'une corde *parfaitement flexible* et dont le mouvement serait uniquement commandé par la *tension*. Or, il a montré qu'une corde *sans tension*, dont les deux extrémités sont fixées, rend un son. Lorsque la corde est *tendue*, le mouvement vibratoire s'exécute donc à la fois sous l'influence de l'*élasticité* de la corde et sous l'influence de la *tension* à laquelle elle est soumise. Le colonel N. Savart a mesuré l'influence de l'élasticité, en comptant le nombre des vibrations exécutées par une corde *sans tension*. Il résulte de son travail que, si nous représentons par N le nombre réel des vibrations exécutées dans l'unité de temps par la corde *tendue*, par n' le nombre de

(1) *Annales de chimie et de physique*, 3ᵉ série, 1842, t. VI, p. 5.

vibrations de la corde *non tendue* et vibrant uniquement par *élasticité*, par n le nombre de vibrations indiqué par la formule dans laquelle on suppose la corde dépourvue d'*élasticité* et soumise seulement à l'action de la *tension*, on a, entre ces quantités, la relation suivante :

$$N^2 = n^2 + n'^2.$$

n varie avec la *tension*; il est directement fourni par la formule de Lagrange.

n' est une quantité *constante* pour une même corde et fournie par l'expérience; cette quantité dépend de l'*élasticité* de la corde et varie nécessairement avec sa nature.

» Il résulte de mes recherches, dit le colonel N. Savart, que pour avoir le nombre de vibrations que produit une corde tendue, il faut considérer cette corde dans deux états différents. On la suppose d'abord *non élastique*, mais soumise à la *tension*; on la suppose ensuite *non tendue*, mais *élastique*. La somme des carrés des nombres de vibrations pris dans chacune de ces hypothèses est égale au carré du nombre des vibrations quand elle sera à la fois *élastique* et *tendue*. Il en est de ce dernier nombre comme de la résultante des deux forces perpendiculaires entre elles.

» Lorsque la charge est très-considérable, l'élasticité n'ajoute plus qu'un petit nombre de vibrations à celui que fournit la tension; elle n'est plus, relativement, qu'une force extrêmement faible, et c'est alors seulement que le son acquiert toute sa pureté. On sait, d'un autre côté, que les verges font entendre des sons très-purs; et dans ce cas, au contraire, l'élasticité

» seule est en jeu. Ne serait-il donc pas permis de pen-
» ser que la nature du son dépend de la combinaison de
» deux forces, et qu'elle est d'autant plus parfaite
» qu'une de ces deux forces a moins d'influence? S'il
» en est ainsi, il faut, pour obtenir des sons purs avec
» les cordes, employer celles qui ont le moins d'élasti-
» cité possible et qui en même temps peuvent être for-
» tement tendues. Les cordes à boyau sont dans ce cas,
» et produisent en effet des sons d'un timbre beaucoup
» plus doux que ceux des fils de métal. »

Dans une note, imprimée à la suite du mémoire du
colonel N. Savart M. Duhamel a montré qu'il suffit, en
effet, de faire entrer la condition de l'élasticité de la
corde vibrante dans le calcul, pour arriver à une relation identique à celle que le colonel N. Savart a déduite de ses expériences directes.

Ainsi se trouve parfaitement déterminée la cause
réelle du désaccord que nous avons signalé entre les résultats de l'expérience et les indications de la formule
de Lagrange.

§ II.

Vibrations longitudinales des cordes (page 140).

Nous avons vu (note A, page 509) que la vitesse de
propagation v du son dans un corps solide, dont la longueur est très-considérable par rapport à ses dimensions transversales, est fournie par l'équation suivante :

$$v = \sqrt{g \cdot \frac{E}{D}}.$$

dans laquelle g représente l'accélération due à la pesanteur, E le coefficient d'élasticité et D le poids spécifique

du corps considéré. Cette formule s'applique évidemment à une corde exécutant un mouvement vibratoire longitudinal.

Si la corde exécute un mouvement vibratoire de totalité entre ses extrémités fixes, si elle rend le son fondamental, si d'ailleurs nous appelons l la longueur de la corde, l sera aussi la longueur d'une vibration simple ; donc, en représentant par n le nombre des vibrations exécutées dans l'unité de temps, nous aurons, nécessairement :

$$v = n\, l,$$

d'où

$$n = \frac{v}{l},$$

d'où enfin, en remplaçant v par sa valeur :

$$n = \frac{1}{l} \sqrt{g \cdot \frac{E}{D}}.$$

Le nombre des vibrations longitudinales exécutées, dans l'unité de temps, par une corde qui rend le son fondamental est donc :

1° Inversement proportionnel à la longueur l de la corde ;

2° Inversement proportionnel à la racine carrée du poids spécifique D de la corde ;

3° Directement proportionnel à la racine carrée du coefficient d'élasticité E de la corde ;

4° Complétement indépendant du diamètre et de la tension de la corde.

Les deux premières lois sont communes aux mouvements vibratoires transversal et longitudinal des cordes.

Du moment où le nombre des vibrations est *inverse-ment proportionnel* à la longueur de la corde, il est facile de voir que le son fondamental et les sons partiels forment une série complète d'harmoniques, représentée par la série naturelle des nombres entiers :

$$1, 2, 3, 4, 5, 6, \dots$$

Nous avons vu (page 523) que le nombre n des vibrations transversales exécutées par une corde rendant le son fondamental est fourni par la formule :

$$n = \sqrt{g \cdot \frac{P}{p\,l}},$$

dans laquelle P représente le poids tenseur, p et l le poids et la longueur de la partie vibrante de la corde.

Nous venons d'établir que le nombre n' des vibrations longitudinales exécutées par la même longueur de la même corde rendant le son fondamencal est fourni par la formule :

$$n' = \frac{1}{l} \sqrt{g \cdot \frac{E}{D}}.$$

Ces deux formules donnent la relation suivante entre les nombres n, n' de vibrations transversales et longitudinales :

$$\frac{n}{n'} = \frac{\sqrt{g \cdot \dfrac{P}{p\,l}}}{\dfrac{1}{l} \sqrt{g \cdot \dfrac{E}{D}}} = l \sqrt{\frac{P\,D}{E\,p\,l}}.$$

Si nous représentons par s la section transversale de la corde nous avons :

$$p = D\,s\,l,$$

d'où, en substituant :

$$\frac{n}{n'} = l \sqrt{\frac{PD}{E D s l^2}} = \sqrt{\frac{P}{E s}}.$$

Si nous appelons λ l'allongement que subirait cette corde de longueur l et de section s, sous la traction d'un poids P, nous avons :

$$\lambda = \frac{1}{E} \frac{P l}{s},$$

d'où

$$E = \frac{P l}{s \lambda}.$$

Ce qui donne, en remplaçant E par sa valeur :

$$\frac{n}{n'} = \sqrt{\frac{\lambda}{l}}.$$

Le rapport des nombres n, n' des vibrations transversales et longitudinales est donc égal à la racine carrée du rapport $\frac{\lambda}{l}$; et, comme λ est toujours *très-petit* par rapport à l, il en résulte qu'à longueur égale, le son *fondamental* correspondant à la vibration longitudinale est toujours beaucoup *plus aigu*, pour une même corde, que le son *fondamental* correspondant à la vibration transversale.

Article II.

Vibrations des verges élastiques (page 145).

Comme les cordes, les verges élastiques peuvent exécuter des vibrations transversales et des vibrations lon-

gitudinales. Ces deux modes de mouvement vibratoire
doivent être étudiés à part.

§ 1.

Euler (1), le premier, a donné l'expression générale
des lois du mouvement vibratoire transversal des verges.
Les résultats de l'expérience directe confirment l'exactitude des inductions de la formule suivante, trouvée par
ce grand géomètre :

$$n = \frac{K\,e}{l^2} \sqrt{\frac{q\,E}{d}}.$$

Dans cette formule, n représente le nombre des vibrations exécutées dans l'unité de temps, e, l, E, d, g, l'épaisseur, la longueur, le coefficient d'élasticité, la densité de
la verge et l'accélération due à la pesanteur; K est une
constante qui dépend de la manière dont la verge est
soutenue ou encastrée et du nombre de nœuds qu'elle
présente.

L'épaisseur e de la verge est la dimension transversale
parallèle à la direction du mouvement; la longueur l est la
dimension perpendiculaire à la direction du mouvement.

Si nous comparons des verges de même nature dont
le mode d'encastrement soit le même et qui présentent
un même nombre de nœuds, la formule précédente se
met sous la forme :

$$n = C\,\frac{e}{l^2}.$$

(1) *Actes de l'académie de Saint-Pétersbourg* pour l'année 1779.

C est une constante dont la valeur dépend du mode d'encastrement, de la nature de la verge et du nombre des nœuds.

Cette formule démontre que le nombre des vibrations exécutées dans l'unité de temps est :

1° Indépendante de la largeur des verges ;

2° Directement proportionnelle à leur épaisseur ;

3° Inversement proportionnelle au carré de leur longueur.

Quel que soit le mode d'encastrement adopté, la verge peut rendre plusieurs sons dont la hauteur varie avec le nombre des nœuds ; le son fondamental est toujours celui qui correspond au mode de division le plus simple de la verge. Des six modes d'encastrement aux quels les verges peuvent être assujetties, nous étudierons seulement les trois qui peuvent être et ont été utilisés dans les instruments de musique.

1° *Verge libre par ses deux bouts.* — Dans ce cas, la verge CD (fig. 99) est simplement appuyée sur d ...

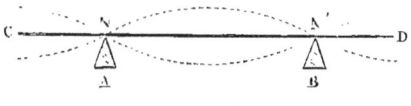

Figure 99.

supports triangulaires de bois A, B. La division la plus simple correspondante au son le plus grave, au son fondamental, est représentée dans cette figure 99 ; deux nœuds N, N' sont placés aux points de contact des deux supports ; nous avons indiqué par une ligne ponctuée la forme que la verge affecte pour vibrer. Elle se partage en trois parties d'inégale longueur ; les extrêmes vibrent autour des nœuds n, n′; la partie médiane exécute un mouvement de totalité comme ferait une corde fixée en n et n′. La verge peut affecter d'autres modes de division, à chacun desquels correspond un son partiel plus élevé; il peut y avoir 3, 4, 5, 6, 7, etc., nœuds.

Chladni (1) a déterminé expérimentalement les rapports musicaux des sons partiels correspondant aux aux divers modes de division de la verge. Le tableau suivant donne les résultats de ses recherches.

Nombre de nœuds	2	3	4	5	6	7
Valeurs des sons	$(3)^2$	$(5)^2$	$(7)^2$	$(9)^2$	$(11)^2$	$(13)^2$.

Les sons partiels de la verge ne sont donc pas des harmoniques du son fondamental qui correspond à la formation de deux nœuds.

2° *Verge encastrée par ses deux extrémités.* — Le mouvement vibratoire le plus simple que puisse exécuter une verge cd encastrée par ses deux extrémités est représenté dans la figure 100; il y a un nœud à chaque

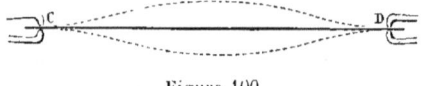

Figure 100.

extrémité, un ventre de vibration au milieu et la verge rend le son le plus grave, le son fondamental. La verge peut se diviser en un certain nombre de parties vibrant à l'unisson; elle présente alors 3, 4, 5, 6, etc., nœuds; à chacun de ces modes de division correspond un son partiel dont la hauteur dépend du nombre des nœuds.

Le tableau suivant donne les rapports musicaux des

(1) *Traité d'acoustique*, Paris, 1809, p. 94

sons partiels correspondants à ces divers modes de division, tels qu'ils ont été expérimentalement déterminés par Chladni (1) :

Nombre de nœuds	2	3	4	5	6
Valeurs des sons	$(3)^2$	$(5)^2$	$(7)^2$	$(9)^2$	$(11)^2$.

La loi des sons partiels est la même pour les verges encastrées par les deux extrémités et pour les verges libres par les deux extrémités. Ces sons partiels ne sont pas des harmòniques du son fondamental correspondant à deux nœuds, un à chaque extrémité fixée.

3° *Verges encastrées par une extrémité et libres par l'autre*. — La figure 101 représente le mode de vibration le plus simple que puisse exécuter une verge CD dont une extrémité est encastrée et l'autre libre. Il n'y a qu'un nœud situé à l'extrémité encastrée, et la verge rend le son le plus grave, le son fondamental. La verge peut se diviser et présenter 2, 3, 4, 5, 6, etc., nœuds; à chacun de ces modes de division correspond un son partiel dont la hauteur dépend du nombre de nœuds. — Chladni (2) a déterminé expérimentalement les rapports des hauteurs musica sons partiels.

Laissons de côté le son fondamental correspondan à l'existence d'un seul nœud au point d'encastrement, c comparons les sons partiels correspondants aux autres modes de division, en commençant par le cas le plus simple, où il existe deux nœuds. Les expériences de

(1) *Loco citato*, p. 97.
(2) *Loco citato*, p. 91.

Chladni démontrent que ces sons partiels suivent la même loi que dans les deux cas précédents, et, en effet, on a :

Nombre de nœuds	2	3	4	5	6
Valeurs des sons	$(3)^2$	$(5)^2$	$(7)^2$	$(9)^2$	$(11)^2$.

Chladni a démontré, en outre, que, dans le cas de la verge encastrée par une extrémité, l'intervalle du son fondamental correspondant à un *seul* nœud, au son partiel suivant correspondant à *deux* nœuds est $\frac{25}{4}$.

La série des sons rendus par une verge encastrée par une extrémité est donc :

Nombre de nœuds	1	2	3	4	5	6
Valeurs des sons	$\frac{4\,(3)^2}{25}$	$(3)^2$	$(5)^2$	$(7)^2$	$(9)^2$	$(11)^2$.

Il suit évidemment de là que les sons fondamentaux d'une même verge soumise successivement à ces trois modes d'encastrement sont dans les rapports des nombres suivants :

Son fondamental de la verge encastrée par une extrémité   1

Son fondamental de la verge encastrée par les deux extrémités. . . . . $\dfrac{25}{4}$

Son fondamental de la verge libre par les deux extrémités. . . . . $\dfrac{25}{4}$

Tous ces résultats sont parfaitement d'accord avec les conclusions des recherches expérimentales de M. Lissajous (1) sur les vibrations des lames métalliques.

(1) *Annales de chimie et de physique*, 3e série, 1850, t. XXX, p. 305.

Diapason. — Les lois du mouvement vibratoire du diapason sont les mêmes que celles des vibrations transversales d'une verge encastrée par une extrémité. Le nœud qui se forme à la base de chacune des branches de l'appareil représente exactement le point d'encastrement de la verge vibrante. —·Les sons partiels du diapason ne sont donc point des harmoniques du son fondamental.

§ II

Vibrations longitudinales (page 149).

Nous avons vu (page 509) que la vitesse du son dans les verges solides est donnée par la formule

$$v = \sqrt{g\,\frac{E}{D}}.$$

La formule du nombre de vibrations longitudinales correspondant au son fondamental est donc la même pour une verge et pour une corde tendue (page 527) :

$$n = \frac{1}{l}\sqrt{g\,\frac{E}{D}}.$$

Ce nombre n est indépendant des dimensions transversales, pourvu que ces dimensions des verges soient très-faibles par rapport à leur longueur.

Dans cette formule, l ne représente pas la longueur de la verge, mais la longueur de la concamération correspondante à chacun des modes de division que la verge vibrante peut affecter. — Il en résulte que la valeur du son fondamental et la série des sons partiels dépendent du mode de fixation de la verge.

1° *La verge est libre par ses deux extrémités.* — Dans ce cas, la division de la verge en concamérations s'opère comme la division de la colonne gazeuse dans un tuyau ouvert par les deux extrémités; le son fondamental et les sons partiels forment une série complète d'harmoniques, représentée par la série naturelle des nombres entiers :

$$1, \ 2, \ 3, \ 4, \ 5, \ 6, \ \ldots$$

2° *La verge est fixée par ses deux extrémités.* — Dans ce cas, la division de la verge en concamérations s'opère comme dans les cordes tendues vibrant longitudinalement; le son fondamental et les sons partiels forment une série complète d'harmoniques, représentée par la série naturelle des nombres entiers :

$$1, \ 2, \ 3, \ 4, \ 5, \ 6, \ \ldots$$

3° *La verge est fixée par une extrémité.* — Dans ce cas, la division de la verge en concamérations s'opère comme la division de la colonne aérienne dans les tuyaux bouchés par une extrémité; le son fondamental et les sons partiels forment une série incomplète d'harmoniques, représentée par la série des nombres impairs :

$$1, \ 3, \ 5, \ 7, \ \ldots$$

Article III.

Loi générale des mouvements vibratoires.

F. Savart a démontré (page 128) que des tuyaux sonores de formes semblables et semblablement embouchés rendent des sons fondamentaux dont les nombres de vibrations correspondants sont inversement proportionnels aux dimensions homologues. La même loi s'applique à tous les mouvements vibratoires considérés en acoustique.

1° Le nombre des vibrations transversales d'une corde tendue rendant le son fondamental est représenté (page 523) par la formule :

$$ n = \sqrt{g \cdot \frac{\mathrm{P}}{pl}}. $$

Il en résulte que le rapport des nombres des vibrations transversales de deux cordes de même nature, rendant le son fondamental, est donné par la relation :

$$ \frac{n}{n'} = \sqrt{\frac{\dfrac{\mathrm{P}}{p\,l}}{\dfrac{\mathrm{P'}}{p'\,l'}}}. $$

Si nous représentons par s et s' les sections transversales des deux cordes et par d leur poids spécifique commun, nous avons :

$$ p = d\,s\,l \quad \text{et} \quad p' = d\,s'\,l', $$

d'où en substituant :

$$ \frac{n}{n'} = \sqrt{\frac{\dfrac{\mathrm{P}}{d\,s\,l^2}}{\dfrac{\mathrm{P'}}{d\,s'\,l'^2}}} = \sqrt{\frac{\dfrac{\mathrm{P}}{s}}{\dfrac{\mathrm{P'}}{s'}} \cdot \frac{l'^2}{l^2}}. $$

Si donc les *tensions rapportées à l'unité de section* sont égales, nous avons :

$$\frac{P}{s} = \frac{P'}{s'},$$

et

$$\frac{n}{n'} = \sqrt{\frac{l'^2}{l^2}} = \frac{l'}{l}.$$

2° Le nombre des vibrations transversales d'une verge rendant le son fondamental est représenté (page 530) par la formule :

$$n = C\, \frac{e}{l^2},$$

dans laquelle C est une *constante* dont la valeur dépend du mode d'encastrement, de la nature de la verge et du nombre de nœuds.

Il en résulte que le rapport des nombres n, n' des vibrations transversales de deux verges de même nature, vibrant parallèlement à la même dimension, dont l'encastrement est le même et rendant le son fondamental, est donné par la relation :

$$\frac{n}{n'} = \frac{e}{e'}\, \frac{l'^2}{l^2}.$$

Si donc les deux verges sont *géométriquement semblables*, c'est-à-dire si leurs dimensions transversales sont proportionnelles à leurs longueurs, nous avons :

$$\frac{e}{e'} = \frac{l}{l'}$$

et

$$\frac{n}{n'} = \frac{l'}{l}.$$

3° Nous avons vu (pages 527 et 535) que le nombre des vibrations longitudinales d'une corde ou d'une verge rendant le son fondamental est inversement proportionnel à la longueur du corps vibrant et indépendant de ses dimensions transversales.

Il en résulte nécessairement que le rapport des nombres n, n' des vibrations longitudinales de deux cordes ou de deux verges de même nature rendant le son fondamental est donné par la relation :

$$\frac{n}{n'} = \frac{l'}{l}.$$

4° Les nombres n, n' des vibrations de deux plaques de même nature et de figures géométriquement semblables, rendant le son fondamental, sont directement proportionnels à leurs épaisseurs e et inversement proportionnels aux carrés l^2 de leurs dimensions homologues (page 159).

Il en résulte que le rapport de ces nombres n, n' des vibrations de ces deux plaques rendant le son fondamental est donné par la relation :

$$\frac{n}{n'} = \frac{e}{e'} \frac{l'^2}{l^2}.$$

Si donc les deux plaques sont des prismes géométriquement semblables, nous avons :

$$\frac{e}{e'} = \frac{l}{l'},$$

et

$$\frac{n}{n'} = \frac{l'}{l}.$$

La loi découverte et démontrée par F. Savart pour
les tuyaux sonores de formes semblables et semblablement embouchés est donc générale et s'applique
à tous les mouvements vibratoires considérés en acoustique.

NOTE C

THÉORIES DE LA PHONATION (page 310)

Les théories de la phonation sont excessivement nombreuses ; notre intention n'est pas de passer en revue toutes les hypothèses proposées à se sujet par les physiologistes et les physiciens. Nous voulons montrer seulement comment cette question délicate de physiologie a été graduellement élucidée à mesure que l'anatomie du larynx et les conditions générales de production du son ont été mieux connues.

Hippocrate. — On ne trouve, dans la collection hippocratique, que des notions vagues sur l'origine, le trajet, la terminaison et la composition de la trachée-artère, « surmontée d'un opercule en forme de feuille de lierre » (l'épiglotte), de sorte que dans la déglutition, ce qui » prendrait la direction du poumon ne passerait pas. » Mais rien n'indique qu'à cette époque reculée, le véritable siége de la production du son fût nettement connu. Hippocrate possédait cependant quelques notions élémentaires et précises sur le mécanisme de la phonation ; il ne confondait pas la simple émission du son avec la voix parlée, articulée. « L'homme parle, dit-il dans le » *Traité des chairs*, par l'air qu'il attire dans son corps, » mais surtout dans ses cavités. Poussé au dehors à tra- » vers le vide, l'air produit le son, car la tête résonne.

» La langue articule par ses chocs, interceptant dans la
» gorge et heurtant contre le palais et les dents, elle
» rend les sons distincts. Les musiciens quand ils
» veulent porter la voix au loin, font une inspiration,
» prolongent l'expiration et chantent fort afin que l'air
» résonne à l'encontre ; le son cesse quand l'air fait dé-
» faut. Tout cela montre que c'est *l'air qui bruit.* »
Dans un autre passage du même traité, il indique, sans
le préciser, le point des voies aériennes où le son est
produit. « J'ai vu, dit-il, des gens qui, voulant se tuer,
» s'étaient coupé la gorge tout à fait; ils vivent, il est
» vrai, mais ne *parlent pas, à moins qu'on ne réu-*
» *nisse la plaie ; alors ils parlent.* Cela encore prouve
» que l'air ne peut plus être attiré dans les cavités, le
» larynx étant coupé; mais il passe à travers la plaie. Telle
» est sans doute l'explication de la voix et de la parole. »
Nous n'avons pas à parler ici du parti qu'au double
point de vue du diagnostic et du pronostic des maladies,
le médecin de Cos a su tirer des altérations de la voix.

ARISTOTE. — Le philosophe de Stagyre n'avait pas
des notions assez étendues et assez précises sur l'anatomie du larynx pour donner une théorie de la voix. Mais
il localise, dans le larynx, le siége de la production du
son. Pour lui, la voix est le son produit par le choc de
l'air sur le larynx, et l'articulation de la voix se fait au
moyen de la langue ; il distingue le mécanisme de la formation des voyelles de celui de l'émission des consonnes.
« Les voyelles, dit-il, sont produites par la voix et le la-
» rynx ; les consonnes sont produites par la langue et par
» les lèvres. »

GALIEN. — La description donnée par Galien du la-

rynx, de ses cartilages, de ses muscles, de la distribution
de ses nerfs, est, sinon complète, du moins très-suffi-
sante. Le médecin de Pergame avait consacré à la *voix*
un traité spécial qui a été perdu ; les fragments de ce
traité, disséminés dans les autres parties de son œuvre,
sont de nature à faire vivement regretter cette perte.

On s'accorde généralement, et à tort, pour admettre
que Galien assimile le mécanisme du larynx, comme
organe générateur du son, à celui de la flûte traversière.
Cette opinion est fondée sur ce que, dans un traité de
voce et spiritu, rangé parmi les œuvres d'une authenticité
douteuse, il est dit : « Lorsque le souffle frappe l'épi-
» glotte, la voix est produite ; il arrive alors ce qui
» . a lieu dans la flûte pendant l'exsufflation. » L'auteur
de ce traité ajoute, d'ailleurs, que la brièveté du tuyau
et la siccité de l'épiglotte favorisent l'acuité du son,
tandis que l'allongement du tuyau et l'humidité de l'épiglotte sont deux conditions qui tendent l'une et l'autre à
rendre le son émis plus grave.

Les véritables idées de Galien sur le mécanisme de la
formation de la voix sont exposées dans un passage de
ses œuvres rappelé par M. E. Fournié (1) et dans lequel
sont énoncés sommairement les principes développés
dans le traité perdu. Il résulte de l'analyse de ce passage que la voix est produite au moment du passage de
l'air à travers la glotte ; que la glotte est un appareil
comparable à l'anche de certains instruments ; que la
production du son exige un certain rapprochement des
lèvres de la glotte résultant des mouvements communiqués aux cartilages par les muscles intrinsèques. C'est
donc réellement dans la catégorie des instruments à an-

(1) *Physiologie de la voix et de la parole,* in-8, Paris, 1866.

che que Galien a rangé le larynx. D'ailleurs, pour Galien, le poumon joue le rôle d'un soufflet qui règle la vitesse du courant d'air et la voûte palatine sert à renforcer le son produit au niveau de la glotte.

FABRICE D'AQUAPENDENTE. — Dans la seconde moitié du XVIe siècle, Fabrice d'Aquapendente publia une importante monographie des organes de la voix. Après avoir bien décrit les cartilages et les muscles du larynx, il se demande quel est le lieu précis où se forme la voix. Il passe successivement en revue les diverses régions des voies aériennes et, de cette étude, il déduit cette conclusion formelle : « La glotte est la partie la plus essentielle » de la voix ; c'est elle qui la produit par son resserre- » ment ou sa dilatation ; elle fait cela par les muscles, » les cartilages et les membranes. »

Après avoir établi que le son se forme au niveau de la glotte, au moment où cette fente est traversée par l'air de l'expiration, il cherche à pénétrer le mécanisme du passage du grave à l'aigu et réciproquement. Il admet qu'on peut recourir à trois moyens pour opérer le changement de ton : une modification de la lumière, un changement de la longueur du tuyau sonore, une variation du diamètre du canal. Les deux premiers sont seuls utilisés dans les instruments à vent fabriqués par l'homme.

Dans la flûte traversière le ton est déterminé par la longueur du tuyau que l'on fait varier en ouvrant et en fermant les trous latéraux. Dans le cor, les lèvres du joueur, en changeant de disposition, font varier la lumière de l'instrument, en même temps que les doigts, en s'enfonçant plus ou moins dans le pavillon, modifient la longueur du tuyau sonore. Mais, dans tous ces instruments, le diamètre du tuyau reste invariable.

Dans l'instrument vocal au contraire, et c'est en cela surtout que consiste sa supériorité, tout varie ou, du moins, peut varier successivement ou simultanément. La glotte qui représente la lumière est élargie ou rétrécie par les muscles du larynx ; le tuyau vocal, représenté par le canal aérien sus-laryngé et la bouche, est allongé ou raccourci par l'abaissement ou le soulèvement du larynx ; les dimensions transversales du tuyau vocal peuvent aussi être modifiées. — Dans tout cela, Fabrice ne dit rien des cordes vocales pour se rendre compte de la production du son, pas plus que des vibrations des lèvres du joueur de cor ; pour lui donc, le larynx fonctionne comme une flûte traversière dont l'ouverture de la lumière, la longueur et le diamètre du tuyau peuvent varier à la volonté de l'instrumentiste.

Le Père Mersenne. — Versé dans la connaissance des sciences exactes, le Père Mersenne a publié de bons travaux d'acoustique. Dans sa belle étude des lois de la vibration des cordes, il a très-bien déterminé les conditions qui commandent la hauteur et l'intensité du son rendu. Pour lui le son est produit au moment où l'air de l'expiration traverse la glotte ; par le fait de son passage à travers cette fente dont la largeur est réglée, dans chaque cas, par le mouvement volontaire des muscles, l'air entre en vibration et le nombre des vibrations de la colonne aérienne augmente à mesure que le ton du son rendu s'élève.

Quant à la cause qui détermine le mouvement vibratoire de l'air, le Père Mersenne reste dans le doute ; il en assigne deux de possibles, sans se prononcer sur

celle qu'il faut adopter. Il compare d'abord la glotte « à
» l'anche des flûtes que l'on fait de deux lames de ro-
» seau jointes ensemble pour mettre à l'embouchure
» des flûtes. » (Il s'agit évidemment de la double anche du hautbois qu'à l'exemple de Galien, il appelle une
flûte). Puis il ajoute : « Si nous n'avions pas l'exemple
» des anches qui nous font comprendre les mouve-
» ments de la languette du larynx, que les anatomistes
» appellent glotte, il serait mal aisé de savoir comment
» la voix d'un homme peut avoir l'étendue de trois ou
» quatre octaves. »

Mais, il n'est pas bien sûr que, sous l'influence du courant d'air, les lèvres de la glotte entrent en vibration et
déterminent le mouvement vibratoire de la masse gazeuse qui produit le son. Il cherche à s'expliquer le
mécanisme de la manifestation du phénomène sonore,
dans l'hypothèse où les lèvres de la glotte resteraient
immobiles comme le biseau des tuyaux d'orgue en bec
de flûte. Il admet que, dans ce cas, les choses se passent
dans la glotte comme dans les embouchures des flûtes
et dans les trous de petit diamètre traversés par un courant d'air ; la colonne gazeuse de l'expiration, par le fait
de son écoulement à travers la glotte rétrécie, entre en
vibration, et le nombre des vibrations commande la hauteur du son rendu.

Le Père Mersenne a donc très-bien établi la nécessité
d'un mouvement vibratoire communiqué à l'air au moment où il traverse la glotte ; mais il est resté indécis
sur le rôle joué par les cordes vocales.

DODART. — Les travaux de Dodart sur la voix forment
la matière de trois mémoires publiés dans la collection des
mémoires de l'Académie des sciences, pour les années

1700, 1706, 1707. Les deux derniers mémoires ne sont
que des additions au premier, dans lequel Dodart a exposé ses idées sur le mécanisme de la production de la
voix. Pour lui, la trachée-artère ne fait que livrer passage
au courant d'air excitateur et ne joue aucun rôle ni dans
la production, ni dans la résonnance de la voix ; le canal
aérien sus-glottique, isthme du gosier, bouche et fosses
nasales, ne contribue en rien au *ton* du son rendu, mais
produit des effets très-remarquables de renforcement et
de résonnance. A ce sujet, nous croyons devoir citer textuellement un passage très-remarquable de son mémoire (1).

Après avoir parlé de l'altération de la voix dans les
rhumes de tête et quand, par quelque accident ou par
une négligence affectée, l'air ne passe pas avec facilité par
le nez ou n'y passe pas du tout, il ajoute :

« C'est ce qui donne lieu d'entrevoir, que toutes les
» différentes consistances des parties de la bouche,
» même de celles qui sont les plus délicates et les plus
» flouettes, contribuent au résonnement chacune en
» leur manière et très-différemment, en sorte qu'on
» peut dire que c'est de cette espèce d'assaisonnement de
» plusieurs différents résonnements que résulte tout
» l'agrément de la voix de l'homme inimitable à tous les
» instruments de musique. Les Organistes semblent
» vouloir imiter cette industrie, car on ne tire presque
» jamais pour un seul Registre en jouant de l'orgue,
» n'y ayant aucun jeu entre les 24 ou 25 jeux des
» grandes orgues, même parmi les jeux du son le plus
» agréable, que les Organistes n'accompagnent exprès

_____

(1) *Mémoires de l'Académie royale des sciences*, année 1700,
p. 250.

» de quelque autre, et dont l'agrément n'augmente par
» le mélange d'un ou plusieurs autres jeux.

» Il y a donc lieu de considérer la bouche comme le
» corps d'un instrument à vent, au moins pour le réson-
» nement.

» Il y a beaucoup d'apparence que ce résonnement
» ne consiste pas en une réflexion simple, comme pour-
» rait être le résonnement d'une voûte, mais un réson-
» nement proportionné aux tons jetés dans la bouche
» après avoir été formés par les différentes ouvertures
» de la glotte. Car la concavité de la bouche et des na-
» rines, s'allonge et s'accourcit; elle s'allonge toujours
» à l'occasion des tons bas, et s'accourcit toujours à
» l'occasion des tons hauts.

» Ce n'est point pour *former des tons* que ce canal
» extérieur s'allonge et s'accourcit, mais seulement pour
» se proportionner plus favorablement aux tons hauts
» qu'il s'accourcit et qu'il s'allonge pour les tons bas. »

Dodart connaissait très-bien le lieu précis et même la
cause véritable de la formation du son. Il s'exprime, à
ce sujet, avec une extrême netteté dans plusieurs passages de son mémoire.

« L'air, dit-il, en sortant des poumons (1), ne trouve
» rien qui lui fasse obstacle, ni violence depuis le fond
» du poumon jusqu'au bas de l'âpre artère, passant
» insensiblement des bronches plus étroites aux plus
» larges. Il en trouve encore moins depuis le bas du
» large canal de l'âpre artère jusqu'à la glotte exclusi-
» vement ; *jusque-là nulle violence, donc nul son.*

» Mais cet air ménagé et poussé lentement jusqu'à cet
» endroit venant à se présenter à la glotte, étrécie par

(1) *Loc. cit.*, p. 248.

» ses lèvres plus ou moins bandées pour produire la
» voix et les sons et y passant avec une vitesse plus ou
» moins grande, mais toujours précipitée, l'air fait et
» souffre violence dans ce détroit en plusieurs manières
» qu'il serait trop long d'expliquer. Voilà donc l'endroit
» précis du son. Il est donc tout entier de la glotte et
» point du tout de l'âpre artère, encore moins du canal
» du larynx. »

Du moment où le canal sus-glottique ne jouait aucun
rôle dans la production du ton du son rendu, l'instrument vocal n'avait rien de commun avec les tuyaux en
bec de flûte; dans quelle catégorie d'instruments à vent
Dodart le range-t-il?

« Le canal extérieur, dit-il (1), ne fait rien au ton,
» tous les tons viennent de la *seule anche* de l'homme,
» c'est-à-dire de la *glotte*.

» Les lèvres de la glotte (2) ne sont pas des cordes
» faites pour *sonner*, mais pour *frémir* et pour briser
» l'air; ce qui suffit pour le son et pour varier les tons
» par les divers brisements. »

Jusqu'ici la pensée de Dodart se dégage bien nette,
bien précise; il est impossible de la méconnaître. —
L'appareil vocal de l'homme est un instrument à anche.
— La trachée joue le rôle de porte-vent, et le canal
sus-glottique de caisse de renforcement et de résonnance. — L'anche est double comme dans le haut-bois
et constituée par les lèvres de la glotte. — L'air est le
véritable corps sonore.

Ces diverses propositions sont incontestables; mais
Dodart n'est ni aussi précis, ni aussi heureux, quand il

(1) *Loc. cit.*, p. 256.
(2) *Loc. dit.*, 292.

cherche à pénétrer le mécanisme de la production des
tons de la voix humaine.

Il veut bien reconnaître qu'il y a une certaine analogie entre l'anche humaine et l'anche du hautbois,
mais il se refuse, avec raison, à une complète assimilation du hautbois et de l'appareil vocal. Il fait observer que, dans le hautbois, le son est produit par les
vibrations de l'anche ; mais la longueur du tuyau commande la rapidité du mouvement vibratoire de l'anche
qui, dans tous les cas, s'harmonise avec un des sons
propres du tuyau.

Dans le hautbois, le ton est donc, en réalité, déterminé par la longueur du tuyau sonore, tandis que le
canal sus-glottique, véritable caisse de résonnance, ne
modifie en rien le ton du son rendu par l'anche laryngée.

Dodart sait très-bien que, dans les tuyaux à anche de
l'orgue, le ton est déterminé par l'anche elle-même dont
la longueur est réglée par la razette ; mais il fournit
d'excellentes raisons pour repousser l'assimilation de
l'anche glottique et de la languette métallique des tuyaux
à anche de l'orgue.

Ne trouvant pas un seul instrument de musique à
anche auquel pût être assimilé l'appareil vocal, il conclut en ces termes (1) :

« On ne peut donc comparer la cause qui met en
» branle les lèvres de la glotte, qu'à celle qui fait ré-
» sonner cette espèce d'instrument (si toutefois on le
» peut ainsi nommer) qui résulte de l'effet d'un vent
» impétueux donnant dans le papier entr'ouvert qui
» joint un châssis mal collé avec la *baye* d'une fenêtre.

(1) *Loc. cit.*, p. 258.

» J'appellerai cet instrument, *châssis bruyant*, pour
» abréger. »

Ce rapprochement est parfaitement juste; le *châssis
bruyant* est une anche membraneuse simple. On à peine
à comprendre qu'une fois entré dans cette voie Dodart
n'ait pas songé à comparer la *double anche membraneuse* du larynx à la *double anche membraneuse* du cor
ou de la trompette, constituée par les lèvres de l'instrumentiste.

Dodart a très-bien vu que le ton du son rendu par le
châssis bruyant est complétement commandé par la
force du vent. En raison de la faible résistance de la
feuille de papier, le mouvement vibratoire d'une anche
de cette nature change de vitesse en même temps que le
courant d'air excitateur; le son s'élève quand la pression augmente, baisse quand la pression diminue. D'où
résulte nécessairement que le ton et l'intensité du son
rendu varient ensemble et dans le même sens; les sons
aigus sortent plus intenses que les sons bas.

Mais les sons de l'instrument vocal ne sont pas assujettis à cette dernière condition. Le chanteur peut, en
soutenant le ton, faire varier à volonté l'intensité du son
rendu. Toujours préoccupé du jeu de l'anche du hautbois dont les vibrations sont commandées par les vibrations de l'air du tuyau, Dodart n'a pas compris que,
dans des limites très-étendues, le mouvement vibratoire de l'anche glottique, comme celui des anches métalliques des tuyaux d'orgue, dépend uniquement de
l'élasticité de ses deux lèvres, reste indépendant de la
pression de l'air dans la trachée. Les divers degrés de
tension des rubans vocaux lui paraissent *insuffisants*
pour expliquer les variétés de ton, il cherche quelle est
la modification de la glotte qui peut jouer le rôle du

tuyau du hautbois et déterminer le ton ; il croit l'avoir trouvé dans la variation de l'écartement des bords des cordes vocales.

Il ne faut pourtant pas répéter, avec certains physiologistes qui n'ont pas lu avec assez d'attention le mémoire de 1700, que, dans le mécanisme du changement de ton, Dodart a tout rapporté aux *variations d'ouverture* de la glotte et n'a tenu aucun compte de la *tension* des cordes vocales. Cette tension est pour lui la cause *principale* des changements de ton ; quelques citations suffiront pour dissiper tous les doutes à ce sujet.

« Il ne peut y avoir, dit-il (page 258), de *vibrations* » dans la glotte, qui est une espèce d'anche, que *celles* » *des lèvres*. Ces vibrations seront causées par le frotte- » ment de l'air qui s'échappe avec violence d'entre ces » deux lèvres, et ces vibrations doivent être *diversifiées* » par les différents degrés d'approche ou d'éloignement » mutuel de ces lèvres *diversement bandées et contre-* » *bandées pour cet effet*, etc., mais il ne serait pas facile » d'imaginer que les vibrations des lèvres de la glotte, » toutes proportionnées qu'elles pourraient être au ton » de la voix, *fussent la seule cause du ton*. — On ne » voit que la *seule ouverture* de la glotte *jointe aux vi-* » *brations* des lèvres plus ou moins pressées, à *propor-* » *tion qu'elles sont plus ou moins bandées*, qui puisse » *produire les tons* de la voix.

» La voix (page 262) ne peut être formée que par la » glotte, comme il a été prouvé ; les tons de la voix » sont des modifications de la voix ; ils doivent donc » être produits par des modifications de la glotte. » Or la glotte n'est capable que d'une seule modifica- » tion ; cette modification est l'éloignement et l'appro- » chement mutuels de ses lèvres. Ce doit être par là

» qu'elle produit les différents tons de la voix (1). Cette
» modification comprend deux circonstances : l'une *ca-*
» *pitale et première* pour la production de la voix ; l'autre
» qui *n'est qu'une conséquence de celle-là,* mais une
» conséquence si nécessaire, si infaillible, que la pre-
» mière ne peut être sans la seconde. La *première est*
» *que les lèvres, depuis le plus bas jusqu'au plus haut,*
» *se bandent de plus en plus ; la seconde, que plus elles*
» *se bandent, plus elles s'approchent.* Il s'ensuit de la
» *première* que leurs *vibrations seront d'autant plus*
» *fréquentes,* qu'elles approcheront de *leur ton le plus*
» *haut ;* il s'ensuit de la *seconde,* que *plus elles hausse-*
» *ront le ton, plus elles s'approcheront. Les degrés de*
» *contention dans les lèvres sont la première et princi-*
» *pale cause des tons,* mais leurs différences sont peu
» sensibles et difficilement appréciables. Les degrés
» d'approche ne sont que des *suites inséparables* de la
» *contention, première cause des tons ;* mais il est plus
» aisé de concevoir et d'assigner ces degrés. Tenons-
» nous-en donc là, pour donner une idée plus précise
» de la chose et disons : cette modification consiste dans
» une *tension,* d'où s'ensuit la subdivision nombreuse
» d'un intervalle d'une très-petite étendue. »

C'est dans ce passage du mémoire de 1700 qu'il faut
chercher la véritable pensée de Dodart. — Dans le mécanisme de l'appareil vocal, le rôle principal appartient
à la tension des lèvres de la glotte, les variations d'ouverture de la glotte, conséquences inévitables des variations de tension, n'occupent qu'une place secondaire. Il

---

(1) Les physiologistes qui ont mal interprété la pensée de Dodart
ont évidemment été induits en erreur par ces deux dernières
phrases. Pourquoi n'ont-ils pas pris la peine de lire attentivement
le reste du paragraphe ?

semble que le rapprochement des lèvres serve seulement à faciliter l'émission des sons aigus. S'il parle plus
volontiers des variations de l'ouverture de la glotte c'est
surtout pour la commodité et la clarté du langage. —
Malheureusement dans beaucoup d'autres parties du
mémoire, notamment dans les pages consacrées à l'explication du passage du *forte* au *piano* et dans quelques-
unes des notes, le style devient indécis, obscur, l'expression de la pensée est vague, vacillante ; le rôle de la
tension et de la vibration semble subordonné à celui de
l'ouverture glottique. — Ce mémoire n'en est pas moins
une œuvre capitale. S'il n'a pas pénétré d'une manière
complète le mécanisme de la formation de la voix, Dodart a le mérite d'avoir, le premier, nettement précisé
l'organe générateur du son, d'avoir su déduire de l'é-
tude des instruments à anche et du *châssis bruyant*, les
principes fondamentaux d'une bonne théorie de la phonation.

FERREIN. — La partie expérimentale du travail de
Ferrein (1) est absolument nouvelle et très-remarquable.
Après avoir fait des diverses théories de la phonation
une critique qui n'est pas toujours juste, cet habile chi-
rurgien ajoute (page 416) : « Ces observations m'ayant
» découvert les défauts du système qui a régné jusqu'ici,
» j'ai cherché une théorie qui pût mieux expliquer le
» mécanisme admirable qui produit tous les sons diffé-
» rents qui charment nos oreilles. L'examen du larynx
» m'en a d'abord fourni l'idée..... j'ai voulu, avant de
» proposer mon idée, l'établir sur des expériences cer-
» taines. L'entreprise était difficile : tout le monde croyait,

(1) *Mémoires de l'Académie royale des sciences*, 1741, p. 409.

» et M. Dodart l'avait assuré, qu'on ne pouvait rendre
» l'organe de la voix *visible en action*, ni le *faire son-*
» *ner* quand il n'est plus animé par le principe de vie ;
» cependant je résolus de le tenter. »

A cet effet, il imagina un excellent procédé expérimental pour faire parler un larynx séparé du corps de
l'animal. A quelques modifications près, ce procédé, dont
il a donné une très-bonne description, est celui que les
physiologistes ont employé depuis dans leurs expériences
sur les larynx naturels et artificiels. Ferrein expérimenta
sur des larynx de chien, de bœuf, de cochon, etc., et
sur des larynx d'homme. Il enrichit la science d'un certain nombre de résultats positifs que nous nous contenterons de rappeler brièvement.

Le rétrécissement de la glotte augmente beaucoup
l'intensité, mais n'exerce aucune influence sur le *ton* du
son rendu.

La pression sous laquelle s'établit le courant d'air
règle l'*intensité* du son. — Souvent le *ton* reste indépendant de cette pression ; dans les cas où le ton s'élève
par un accroissement de pression, la variation ne dépasse pas un *demi-ton*, au plus un *ton entier*.

L'action du courant d'air n'excite pas, dans les cordes
vocales, un simple *frémissement* ou une *vibration des
parties insensibles*, mais des *vibrations totales*. Ferrein
donne une excellente description de ce mouvement vibratoire tel qu'il l'a directement constaté sur le larynx.
« Je l'examinai, dit-il (page 420), au grand jour, les
» yeux armés d'une loupe ; le succès passa mon attente,
» j'y découvris, et, si j'ose le dire, avec une espèce de
» ravissement, les *vibrations totales* des rubans tendi-
» neux, semblables à tous égards à celles des cordes
» d'un clavecin ou d'une viole ; j'en croyais à peine mes

» yeux, mais malgré leur extrême promptitude, elles se
» firent apercevoir d'une manière si claire et si distincte
» que la loupe ne fut plus nécessaire, et que tout le
» monde peut aisément voir la même chose ; *l'image*
» *tracée par ces vibrations semble effacer la cavité de*
» *la glotte.* »

Ferrein accumule les expériences les mieux choisies et
les mieux exécutées, pour démontrer que le mouvement
vibratoire des rubans vocaux est la véritable et unique
cause de la production du son ; que le mouvement vibratoire est accéléré et que le ton s'élève à mesure qu'à
tension égale, on raccourcit la longueur active de ces
rubans vocaux. « Si, dit-il, (page 422), le son vient à
» monter d'une quinte ou d'une octave, on observe que
» les vibrations sont beaucoup plus *promptes ;* s'il de-
» vient plus fort ou plus faible on voit augmenter ou di-
» minuer la *grandeur* des vibrations. »

Le *ton* du son rendu dépend uniquement du degré de
tension des cordes vocales tirées en sens contraire par
le cartilage thyroïde et les deux aryténoïdes. Ici encore
Ferrein accumule les considérations anatomiques et les
expériences directes pour mettre hors de toute contesta-
tion possible l'exactitude de cette proposition fondamentale.

Dans le cours de ses expériences, Ferrein avait quelquefois constaté une anomalie : *la dilatation de la*
glotte accompagnée d'un affaiblissement du courant
d'air déterminait une élévation du ton. L'explication
qu'il en donne (page 432) est très-ingénieuse et très-plau-
sible. « Les cordes vocales, dit-il, n'étant pas d'elles-mêmes
» aussi libres et aussi mobiles que celles des instruments
» ordinaires, *ne cèdent souvent qu'en partie,* lorsque
» le vent n'a pas assez de prise sur elles : quelquefois

.» *le bord inférieur est en repos*; quelquefois les *extré-*
» *mités n'agissent pas*, parce que ces endroits sont plus
» gênés que le reste. Dans le premier cas, c'est une corde
» *plus grêle* qui sonne ; dans le second, c'est une corde
» *plus courte*. Il en est de même lorsque les cordes vo-
» cales forment ensemble des angles très-aigus et que
» les vibrations n'ont pas un espace suffisant, de ma-
» nière qu'elles se nuisent ou s'arrêtent continuellement,
» surtout lorsqu'elles sont fort considérables. »

Pour Ferrein l'air n'est pas le corps sonore; le son
rendu est celui des rubans vocaux en vibration. Il démontre très-bien que le larynx ne peut pas être comparé
à un instrument à embouchure de flûte ; mais il ne dit
rien des instruments à anches ; il ne semble pas se dou-
ter qu'au point de vue du mode de génération du son,
les jeux d'anche et les jeux de flûte des orgues n'ont
rien de commun.

« J'avais promis, dit-il (page 423), un instrument à
» vent et à corde tout à la fois, cet engagement est rem-
» pli : on vient de voir un *dicorde pneumatique*. » Dans
sa pensée les rubans vocaux vibrent absolument comme les
cordes d'un violon, sous l'influence du courant d'air, qui
joue le rôle d'un archet. Double assimilation complètement fausse et qui cause un profond étonnement de la part
d'un aussi habile expérimentateur, qui avait étudié de
si près le mécanisme du larynx. Comment n'a-t-il pas
vu que, fixés par leurs extrémités et leur bord externe,
libres seulement par leur bord interne, les rubans
vocaux ne peuvent pas vibrer comme de simples cordes,
doivent se conduire comme l'anche décrite par Dodart
sous le nom de *châssis bruyant*? Comment a-t-il pu
retrouver le râclement avec adhérence de l'archet, dans
la simple action de refoulement de l'air comprimé?

Comment a-t-il pu admettre que les sons si puissants de
la voix humaine sont rendus par des organes d'une aussi
faible dimension que les rubans vocaux?

Ferrein termine son mémoire (page 428) par ce passage très-curieux :

« Après tout ce qu'on vient de dire, il est aisé de voir
» que les instruments à vent les plus propres à l'har-
» monie, ne sauraient être comparés à celui de la voix ;
» les flûtes, les trompettes, les jeux à biseau de l'orgue
» n'y ressemblent en rien : en un mot un instrument à
» corde et à vent est encore inconnu en musique ; mais
» ce qu'on ne saurait découvrir parmi les chefs-d'œuvre
» de l'art je le trouve au milieu des jeux de l'enfance,
» c'est un ouvrage fait en trois minutes.

» On taille deux pièces de bois, longues de trois à qua-
» tre pouces, larges d'autant de lignes ; on les couche
» en long l'une sur l'autre, de manière qu'elles laissent
» une fente qui ressemble un peu à la glotte ; cette fente,
» dans toute sa longueur, est séparée en deux par le
» moyen d'un petit ruban arrêté par un bout et pendant
» par l'autre, on met l'instrument entre les lèvres sans
» l'enfoncer plus avant dans la bouche, le souffle le plus
» léger excite dans le ruban des vibrations très-sensibles
» à la vue, comme je l'ai souvent observé. Ces vibrations
» produisent un son assez perçant, qui imite quelque-
» fois la voix d'un petit enfant : on prend avec les doigts
» le bout pendant du ruban, on tire pour le tendre et le
» faire monter à l'aigu ; on le lâche au contraire pour le
» faire descendre. Il n'y a point de ton ou de partie de
» ton dont il ne soit capable, c'est donc un instrument à
» corde et à vent comme celui de la voix : le mécanisme
» de la production des tons est le même de part et
» d'autre. »

Le rapprochement est très-juste ; mais cet instrument « si vil » n'est qu'une seconde édition du *châssis bruyant* de Dodart ; c'est un instrument à anche dont le corps sonore est l'air ; les vibrations du ruban, comme celles des cordes vocales, ne servent qu'à produire des variations régulièrement périodiques de l'ouverture à travers laquelle le courant d'air s'écoule par pulsations successives.

DUTROCHET. — *Essai d'une nouvelle théorie de la voix*, tel est le titre de la thèse inaugurale de M. Dutrochet, soutenue en 1806. L'auteur a reproduit ce travail dans la collection de ses mémoires (1). — « L'organe » vocal, dit-il, est un instrument *vibrant non compliqué de tuyau* et, par conséquent, *les tons sont produits uniquement par le larynx.* » — Le ton est réglé par le nombre des vibrations. — L'intensité dépend de l'amplitude des vibrations et du renforcement du son dans le canal vocal ; l'amplitude des vibrations augmente avec la pression de l'air dans la trachée. — A propos du timbre, M. Dutrochet fait cette remarque fort intéressante : « Il dépend, en partie, du larynx, et en partie de » la forme du canal vocal, car on doit regarder les modifications du son que nous nommons *voyelles* comme » des *changements de timbre* d'une nature, il est vrai, » toute particulière. »

L'anche vibrante pour M. Dutrochet, n'est pas constituée par la partie fibreuse des rubans vocaux. Ce sont les muscles thyro-aryténoïdiens qui seuls entrent en vibration. Il est rationnel d'admettre qu'une partie de ces mus-

(1) *Mémoires pour servir à l'histoire anatomique et physiologique des végétaux et des animaux.* Paris, 1837, t. II, p. 519.

cles entre dans la composition de l'anche laryngée ; mais il n'est pas possible d'admettre que le mouvement vibratoire soit complétement localisé dans les muscles thyro-aryténoïdiens.

M. Dutrochet fait observer, avec raison, que la contraction s'accompagne nécessairement d'une augmentation de la tension et de l'élasticité propre du corps des muscles et détermine, par suite, une accélération propre du mouvement vibratoire. Cela ne lui suffit pas pour expliquer la production des sons les plus aigus. Il admet que les muscles, augmentant d'épaisseur par leur contraction, appliquent les unes contre les autres les parties antérieures des cordes vocales et *raccourcissent l'étendue de la partie vibrante*. Ce raccourcissement, qui joue un grand rôle dans la théorie de M. Dutrochet, est une pure hypothèse en contradiction avec les résultats de l'observation directe.

A la limite des sons aigus qu'il peut rendre, un chanteur acquiert la possibilité d'émettre des sons un peu plus élevés en comprimant latéralement le cartilage thyroïde avec ses doigts. — Cette manœuvre ne sert évidemment qu'à augmenter la tension des cordes vocales, et non, comme le veut M. Dutrochet, à diminuer la longueur des parties *libres* et *vibrantes* de rubans vocaux.

M. Dutrochet a très-bien vu aussi qu'en comprimant l'angle du cartilage thyroïde d'avant en arrière, le chanteur parvient à descendre au-dessous du ton le plus bas qu'il puisse naturellement atteindre. Dans ce cas, l'explication n'est pas douteuse ; la pression diminue la tension des cordes vocales.

FÉLIX SAVART. — La théorie de la voix proposée, en

1825 (1), par F. Savart n'est remarquable que par son
étrangeté ; malgré la grande et juste autorité du savant
acousticien, elle fut accueillie avec la plus grande froi-
deur par les physiciens et par les physiologistes. Dans
la partie historique et critique de son mémoire, F. Savart s'étonne qu'on ait pu comparer l'organe vocal à un
instrument à anche et il ajoute (page 66) :

« D'après la théorie admise et d'après l'expérience, il
» est indispensable, pour qu'une anche rende un son,
» que la languette soit presque en contact avec les parois
» de la gouttière dans laquelle elle se meut, afin que
» l'écoulement de l'air ne se fasse que périodiquement :
» cette périodicité de l'écoulement de l'air est une condi-
» tion hors de laquelle il n'y a pas d'anche. — *Il faudrait*
» *donc, pour que l'analogie fût admissible, que le*
» *larynx ne pût rendre aucun son tandis que les liga-*
» *ments vocaux inférieurs sont écartés l'un de l'autre ;*
» *il faudrait, quand on chante, qu'ils fussent presque*
» *en contact, et que l'air comprimé dans la trachée,*
» *faisant effort pour se ménager une issue, les contrai-*
» *gnît à s'écarter, et qu'ensuite cette issue venant à se*
» *refermer lorsque la force élastique de ce gaz serait*
» *insuffisante pour surmonter celle des ligaments, il se*
» *fît une nouvelle condensation dans la trachée, et ainsi*
» *de suite. Voilà ce qui devrait avoir lieu si l'organe de*
» *la voix était une anche libre.* »

Dans la première partie de ce passage, F. Savart définit, avec une netteté et une précision irréprochables, les
conditions nécessaires à l'établissement d'une anche.
Dans la seconde partie, reproduite à dessein en carac-

_____

(1) *Annales de chimie et de physique*, 2e série, 1825, t. XXX,
page 64.

tères italiques, il décrit avec non moins de netteté et de
précision les phénomènes qui doivent nécessairement
s'accomplir dans le larynx, si le jeu de l'organe vocal
est celui de l'anche. Or ces phénomènes sont précisément ceux dont la réalité peut être facilement constatée
tant par l'expérimentation directe sur les animaux vivants
ou sur des larynx isolés, que par l'examen laryngoscopique. Contrairement à ce que voulait prouver F. Savart,
nous sommes donc en droit de conclure que l'organe
vocal est un véritable instrument à anche et que les
cordes vocales inférieures fonctionnent comme de véritables anches membraneuses, comme les lèvres du
joueur de cor.

F. Savart a assimilé le larynx à un petit appareil
connu sous le nom d'*appeau des oiseleurs*. Pour lui les
ventricules du larynx représentent la caisse de l'appeau ;
la glotte et l'espace qui sépare les deux cordes vocales
supérieures sont les deux ouvertures de l'appareil.
L'air qui s'écoule à travers la glotte vient se briser contre
les bords des cordes vocales supérieures qui jouent le
rôle du biseau des tuyaux en bec de flûte, et le son est
produit par le même mécanisme que dans les instruments à biseau. L'air contenu dans les ventricules entre
en vibration. Le son ainsi rendu est sans doute assez
faible, mais il est renforcé par le mouvement vibratoire
de la colonne d'air du tuyau vocal sus-laryngé.

Cette assimilation est complétement inadmissible ; le
larynx ne remplit aucune des conditions indispensables
pour jouer le rôle de l'appeau de l'oiseleur. En effet :

Les cordes vocales supérieures ne ressemblent en rien
au biseau d'une flûte ; d'ailleurs, pendant la phonation
ces ligaments supérieurs sont trop écartés pour que le
courant d'air, qui s'écoule à travers la glotte réduite à

une fente très-étroite, vienne se briser contre leurs bords libres.

En second lieu, comme le fait très-justement observer M. Fournié, « ne sait-on pas que la plus légère alté-
» ration des rubans inférieurs, l'inflammation la plus
» légère, suffisent pour altérer le son, tandis que des
» ulcérations profondes, des végétations parfois consi-
» dérables, peuvent siéger sur les rubans vocaux supé-
» rieurs sans que la voix soit altérée ? »

Ajoutons enfin, avec M. Longet, que « chez beaucoup
» d'animaux, les cordes vocales supérieures sont trop
» rapprochées des inférieures pour jouer ce rôle (que
» leur attribue F. Savart), et que *même chez d'autres*
» *elles n'existent pas.* »

MALGAIGNE. — En 1831, M. Malgaigne publia (1), sous le titre de *nouvelle théorie de la voix humaine,* un mé-moire fort intéressant qui avait été couronné en 1828 par la Société médicale d'Émulation. — L'auteur range avec raison l'appareil vocal dans la catégorie des instru-ments à anche; mais il donne une définition inaccep-table de l'anche. « Toute lame mince et élastique, dit-il
» page 233, susceptible d'entrer en vibration et de ren-
» dre des sons sous l'influence d'un courant d'air, est
» une anche. » Cette définition est fort incomplète ; pour qu'il y ait anche, il faut que la lame élastique soit ajustée sur une monture de manière à interrompre et rétablir alternativement et périodiquement le courant d'air exci-tateur de ses vibrations. Dans les instruments à anche, ce n'est pas le son de la lame élastique que l'on entend ; l'air est le véritable corps sonore, le son est produit par

(1) *Archives générales de médecine,* 1831, t. XXV, p. 201-327.

les pulsations du courant gazeux périodiquement interrompu et rétabli.

M. Malgaigne a cherché à déterminer expérimentalement le mécanisme de la formation de la voix ; il a opéré
sur des animaux vivants et quelques-uns des résultats
qu'il a obtenus par cette méthode ont une importance
incontestable.

La partie postérieure, intercartilagineuse de la glotte
ne contribue en rien à la production du son ; la partie
antérieure, interligamenteuse des lèvres de la glotte entre
seule en vibration sous l'influence du courant d'air de
l'expiration. « Pour que les cordes vibrent, dit-il p. 222,
» il faut qu'elles soient rapprochées l'une de l'autre ;
» leurs extrémités postérieures se touchent, et il ne
» reste entre elles qu'une fente elliptique. Jamais en
» effet, dans les tons graves, je n'ai vu la glotte tout
» ouverte, comme le veut M. Magendie ; au contraire,
» quand j'ai essayé d'écarter les aryténoïdes pour l'élar-
» gir et obtenir un son plus grave, je n'ai réussi qu'à
» faire *cesser le son*. » M. Malgaigne semble dire, dans
ce passage, que le son cesse du moment où la glotte intercartilagineuse n'est pas complétement oblitérée par
le rapprochement des apophyses antérieures des aryténoïdes. Cette proposition est évidemment trop absolue,
l'inspection laryngoscopique démontre, en effet, qu'un
très-faible écartement des apophyses antérieures des
aryténoïdes est compatible avec l'émission du son ; mais
il est parfaitement vrai que, même dans ce cas, le mouvement vibratoire générateur du son reste localisé dans
les lèvres de la glotte interligamenteuse.

Les ventricules du larynx isolent les rubans vocaux,
les rendent indépendants, leur permettent de vibrer
librement.

Les tons sont déterminés par la longueur et la tension des cordes vocales. — L'intervalle des bords libres des rubans vocaux augmente à mesure que le ton baisse, diminue à mesure que le ton s'élève.

M. Malgaigne avance que l'épaisseur de la partie vibrante des rubans vocaux diminue à mesure que leur tension augmente; il développe, dans plusieurs passages, cette pensée que cet amincissement contribue, pour sa part, à l'élévation du ton. Cette remarque est très-juste, car l'amincissement s'accompagne nécessairement d'une diminution du poids de la partie vibrante et, par suite, favorise l'accélération du mouvement vibratoire.

M. Malgaigne a très-bien décrit les variations de forme du voile du palais et de la langue pendant la production du son; mais il a exagéré leur influence ainsi que l'importance des mouvements d'ascension et de descente du larynx dans le changement de ton. — Ainsi la théorie qu'il donne de la *voix de fausset* nous paraît complétement inadmissible. « Pour la produire, dit-il page 350, » le larynx s'élève le plus qu'il est possible; la tête se » renverse en arrière, et comme dans son ascension l'o- » rifice supérieur du larynx s'incline un peu en avant, » le tuyau vocal, qui d'ordinaire est recourbé, approche » de la ligne droite; en même temps les lèvres très-écar- » tées accroissent son évasement autant que possible. » Mais le voile du palais subit des changements bien » autrement importants. Les piliers postérieurs s'appli- » quent contre le larynx; les antérieurs se rapprochent » de la luette et, avec la base de la langue considérable- » ment relevée, circonscrivent une ouverture très-étroite » par laquelle le son s'échappe dans la bouche. Alors il » ne retentit plus dans les fosses nasales.... dans le » fausset il y a donc un tuyau d'un nouveau genre appli-

» qué sur l'anche. — Rien ne change, pour ainsi dire,
» que la disposition du voile du palais qui convertit un
» *tuyau double* en un *tuyau simple et conique.* »

M. Malgaigne n'a pas compris que la forme du tuyau
vocal peut modifier la force et le timbre du son émis,
mais n'exerce aucune influence sur le ton qui est uniquement réglé par le mouvement vibratoire de l'anche laryngée. Cela posé, on ne voit pas comment la substitution
d'un tuyau vocal simple et conique à un tuyau double
pourrait communiquer aux rubans vocaux la faculté
d'émettre des sons plus élevés.

Édouard Fournié. — M. le docteur Édouard Fournié
a publié, en 1866, un ouvrage (1), dans lequel il a développé une doctrine déjà consignée dans un mémoire présenté, en 1864, à l'Académie des sciences de Paris. —
Il admet que le son est produit dans le larynx par le
mécanisme des instruments à anche membraneuse, au
moment où un courant d'air est poussé, par l'expiration, à travers l'orifice de la glotte rétréci par le rapprochement et la tension des rubans vocaux ou ligaments
thyro-aryténoïdiens inférieurs. Il décrit la constitution
anatomique des rubans vocaux et cherche à déterminer
le rôle de chacun de leurs éléments principaux dans
l'acte de la phonation (2). — « Si, dit-il, par une sec-
» tion perpendiculaire à l'axe des rubans, nous étu-
» dions les différentes couches qui les composent, nous
» trouvons d'abord à la partie extérieure la muqueuse
» laryngée, puis la membrane fibreuse, et enfin un muscle
» épais, volumineux. Ce muscle forme la partie saillante

(1) *Physiologie de la voix et de la parole,* in-8, Paris, 1866.
(2) *Loc. cit.,* pages 126 à 130, *passim.*

» des rubans, et comme ses fibres sont dirigées d'avant
» en arrière, il doit, lorsqu'il se contracte, augmenter
» l'épaisseur de son relief. » Après cette description,
d'ailleurs fort exacte, il ajoute : « Il est impossible d'ad-
» mettre la vibration de deux rubans fixés en avant, en
» arrière et sur l'un des côtés, et qui présentent une
» *rigidité telle, qu'une pression de plusieurs atmosphères*
» *ne pourrait pas les ébranler*.... Mais il n'en est pas
» de même de la *muqueuse ;* unie par un tissu cellu-
» laire très-lâche à la membrane fibreuse dont elle se
» détache facilement, elle représente sur le bord libre
» des rubans vocaux la partie libre des languettes métal-
» liques, et *le souffle le plus léger* suffit pour la faire vi-
» brer. L'anche humaine est donc constituée par deux ru-
» bans étendus horizontalement d'avant en arrière dans la
» cavité laryngienne et séparés par un intervalle ellip-
» tique ou linéaire par lequel l'air des poumons s'é-
» chappe en les faisant vibrer. Ces rubans, très-épais sur
» les côtés qui les unissent aux parois du larynx, s'a-
» mincissent à mesure qu'on les considère plus près de
» leur partie interne, et c'est cette dernière partie *seule*,
» *formée par un pli de la muqueuse, qui fournit les*
» *vibrations sonores.* »

Comme le dit très-bien M. E. Fournié, « c'est une
» manière toute neuve de considérer le mécanisme
» de l'organe vocal ». Pour ne laisser subsister aucun
doute dans l'esprit du lecteur, nous croyons devoir
reproduire le passage suivant de son ouvrage (1). « Les
» rubans vocaux sont composés de trois tissus différents
» et superposés. A l'extérieur nous trouvons la mu-
» queuse ; au-dessous d'elle, une membrane fibreuse

(1) *Loc. cit.*, page 381.

» blanche, nacrée, très-élastique, qui recouvre à son
» tour un faisceau musculaire, le faisceau inférieur des
» muscles thyro-aryténoïdiens. Ces différentes parties
» sont unies entre elles par un tissu cellulaire plus ou
» moins serré ; mais, sur le bord interne des rubans, la
» muqueuse est *si faiblement unie* à la fibreuse sous-
» jacente, que, dans quelques cas, l'on peut croire que
» ces deux membranes sont séparées par *une cavité*
» *close*. Il résulte de cette disposition que, sous l'in-
» fluence du passage de l'air à travers la fente glottique,
» la muqueuse se détache facilement de la fibreuse, et
» qu'elle peut vibrer dans l'intervalle qui sépare les ru-
» bans vocaux : *c'est à la vibration de cette partie, à*
» *l'exclusion de toute autre, que nous attribuons la*
» *production des sons de la voix.* »

M. E. Fournié distingue trois types ou registres de
la voix : la voix de poitrine, la voix de fausset, la voix
mixte. « La différence essentielle (1), dit-il, qui distin-
» gue ces trois voix réside dans la manière dont les
» puissances musculaires influencent ce *repli muqueux*
» dans la production des sons et des tons de la voix.

» Dans la voix de poitrine, cette influence se traduit :
» 1° Par la tension simultanée des rubans vocaux en
» longueur et en épaisseur ;
» 2° Par des modifications dans la longueur des par-
» ties vibratiles. Cette longueur se mesure par la lon-
» gueur de la glotte, qui se ferme d'arrière en avant à
» mesure que le ton s'élève.

» Ces conditions ne sont propres à caractériser le
» registre de poitrine que si elles existent simultané-
» ment, c'est-à-dire si, pour une note donnée, la tension

(1) *Loc. cit.*, page 468.

» en longueur, la tension en épaisseur et une certaine
» longueur de rubans concourent à la production de
» cette note.

» Dans la voix de fausset, l'influence musculaire sur
» la membrane vocale se traduit :

» 1° Par l'occlusion de la glotte en arrière, de telle
» façon que l'anche vocale soit beaucoup plus petite
» pendant l'émission de ce registre que pendant l'émis-
» sion du registre de poitrine. Cette occlusion est déter-
» minée, en arrière, par la contraction des muscles
» crico-aryténoïdiens latéraux, et en avant par la con-
» traction des faisceaux oblique et vertical des muscles
» thyro-aryténoïdiens ; l'occlusion par ces derniers
» muscles est directe et résulte du gonflement dont ils
» sont le siége pendant leur contraction.

» 2° Les sons sont formés surtout par l'occlusion
» progressive de la glotte et par une tension légère
» rendue possible par l'absence de contraction du fais-
» ceau horizontal des muscles thyro-aryténoïdiens.

» La voix mixte est caractérisée :

». 1° Par une glotte très-longue, mesurant tout l'es-
» pace compris entre le thyroïde et le bord supérieur
» du cricoïde ; son diamètre transverse est également
» plus considérable que dans les autres registres. Cette
» disposition résulte de l'action modérée des muscles
» crico-aryténoïdiens latéraux et thyro-aryténoïdiens.

» 2° La formation du son est due exclusivement aux
» forces tensives, tant extérieures qu'intérieures, aidées
» par l'intervention spéciale d'un muscle qui, en dila-
» tant légèrement la glotte en arrière, exerce une légère
» tension sur les rubans vocaux ; nous voulons parler
» des muscles crico-aryténoïdiens postérieurs.

» Ce registre est encore caractérisé par une sonorité

» *adoucie*, si on le compare à celle du registre de poi-
» trine, et plus *perçante*, *criarde presque*, si on le com-
» pare au registre du fausset. »

L'ouvrage de M. E. Fournié contient d'excellentes
observations et des expériences d'une valeur incontestable, mais il nous paraît impossible d'admettre ses idées
fondamentales sur la production de la voix. — Nous reconnaissons qu'à l'aide d'une pince on peut, sur les bords
des cordes vocales, détacher la muqueuse de la fibreuse
sous-jacente ; mais, si cette muqueuse était, comme le
dit M. E. Fournié, assez peu adhérente pour être, sous
forme de *repli flottant*, séparée de la fibreuse par le
souffle le plus léger, la tension en longueur et la tension
en épaisseur des ligaments thyro-aryténoïdiens ne pourraient en aucune façon modifier la tension de ce *repli
muqueux*. Et c'est cependant sur ce repli muqueux qui
seul, d'après M. E. Fournié, *fournit les vibrations sonores*, que devraient porter les variations de tension,
dans les changements de ton. — Quant au raccourcissement de la partie vibrante dans les tons élevés de la voix
de poitrine, cette assertion de M. E. Fournié est en
complète contradiction avec les résultats obtenus par les
observateurs les plus autorisés qui, *tous*, s'accordent
pour reconnaître que, dans toute l'étendue du registre
de poitrine, les rubans vocaux vibrent dans *toute leur
longueur* et *dans toute leur épaisseur*.

Pour se rendre compte de l'occlusion progressivement
croissante de la partie postérieure de la glotte, qui selon
lui joue un si grand rôle dans la voix de fausset,
M. E. Fournié invoque (page 461) « la contraction des
» muscles constricteurs du pharynx qui, dit-il, porte
» l'organe de la voix en haut et en arrière; comme
» ces muscles s'insèrent sur les bords postérieurs des

» lames du thyroïde, ils ne peuvent se contracter sans
» produire le *rapprochement de ces deux lames.* »
A ce sujet nous ferons observer que ce déplacement du
larynx en haut et en arrière n'est pas une condition nécessaire de l'émission des sons de fausset. D'ailleurs,
l'observation montre que, chez les sujets dont les lames
du cartilage thyroïde ossifié ne peuvent pas être rapprochées, le registre du fausset n'est pas supprimé.

Quant à la voix mixte, dont l'existence comme registre
distinct est contestée par d'excellents observateurs, nous
avons peine à comprendre le mécanisme qu'en donne
M. E. Fournié. Comment admettre, en effet, qu'avec
une glotte *plus longue* et des rubans vocaux *moins
rapprochés,* la voix du chanteur puisse s'élever à des
hauteurs de ton qu'elle ne peut pas atteindre dans le
registre de poitrine? Car, d'après M. E. Fournié, « ce
» registre est surtout employé lorsque, arrivé dans les
» notes élevées, le chanteur éprouve une trop grande
» difficulté à émettre de *nouvelles notes.* »

MANDL. — Dans un travail rempli d'excellentes observations sur la pathologie des voies aériennes (1),
M. le docteur Mandl a proposé une théorie de l'émission
des sons de poitrine et des sons de fausset. Il admet
que, dans la voie de poitrine, la glotte est ouverte dans
toute sa longueur, dans sa partie intercartilagineuse
comme dans sa partie interligamenteuse, et que « les
» vibrations sont manifestes dans toute la longueur et la
» largeur de la glotte. » Le registre de poitrine, dit-il,
peut être défini « comme une série de sons donnés par

(1) *Traité pratique des maladies du larynx et du pharynx,*
Paris, 1872.

» la glotte, lorsqu'elle est ouverte dans toute sa lon-
» gueur. » Nous avons déjà établi que l'observation
laryngoscopique démontre, d'une manière incontestable,
la parfaite occlusion de la glotte intercartilagineuse,
dans l'émission des sons de poitrine.

M. Mandl admet que le passage de la voix de poitrine
à la voix de fausset est déterminé par l'occlusion de la
partie intercartilagineuse de la glotte. Le registre de
fausset, dit-il, peut être défini « comme une série de
» sons donnés par la glotte, lorsqu'elle est ouverte seu-
» lement dans la partie ligamenteuse. » Il admet en
outre que, dans les sons les plus graves du registre de
fausset, l'écartement des bords des cordes vocales est
plus considérable que dans les sons les plus aigus du
registre de poitrine. Enfin il avance que, dans les sons
les plus aigus de la voix de fausset, les replis thyro-
aryténoïdiens supérieurs s'appliquent énergiquement
sur les extrémités antérieure et postérieure des cordes
vocales en même temps que sur leur face supérieure.
L'anche vocale, ainsi raccourcie dans sa longueur et sa
largeur, ne peut plus vibrer que dans sa partie médiane
et par son bord libre. — Nous n'insisterons pas sur cette
théorie du registre du fausset, nous nous contenterons
de dire que le rôle assigné aux replis thyro-aryténoïdiens
supérieurs est complétement inadmissible.

Louis Vacher. — Le 18 mai 1877, M. le docteur
Louis Vacher a soutenu, devant la faculté de médecine
de Paris, une thèse (1) dans laquelle il a fait connaître

---

(1) *De la voix chez l'homme, au point de vue de sa formation,
de son étendue et de ses registres*, thèse pour le doctorat en médecine, 18 mai 1877.

les très-intéressants résultats de ses recherches person-
nelles sur le mécanisme de la phonation. — Déjà très-
remarquable comme qualité, la voix de M. Vacher est
tout à fait exceptionnelle comme étendue ; elle comprend
quatre octaves pleines, du *sol₁* au *ré₄* inclusivement dans
le registre de poitrine, du *ré₄* au *sol₅* dans le registre de
fausset. On comprend qu'aussi richement doté du côté
des organes de la phonation, notre jeune confrère ait
surtout adopté la méthode de l'auto-laryngoscopie, sans
négliger, d'ailleurs, de vérifier sur d'autres sujets les
résultats fournis par l'inspection de son propre larynx.
Nous n'avons pas à le suivre dans les diverses questions
très-intéressantes, mais accessoires, qu'il a abordées
dans son travail; nous devons nous contenter de fixer
exclusivement notre attention sur les points relatifs à la
formation de la voix.

M. Vacher a d'abord nettement constaté que, dans le
chuchotement, la glotte est ouverte dans toute sa longueur, tant dans sa partie *interligamenteuse* que dans
sa partie *intercartilagineuse*. — Mais, du moment où un
véritable son est émis, la glotte *intercartilagineuse*
reste constamment *fermée* par le rapprochement des
cartilages aryténoïdes, et le courant d'air s'écoule tout
entier par la glotte *interligamenteuse*. Le degré de rapprochement des bords de la glotte interligamenteuse,
des rubans vocaux, varie avec la hauteur du son
rendu.

D'accord en ce point avec l'immense majorité des
physiologistes modernes, M. Vacher a constaté que, dans
la voix de poitrine, les cordes vocales vibrent *dans toute
leur longueur* et *dans toute leur épaisseur*, à la fois
dans leur partie *fibreuse* et dans leur partie *musculaire*.
La tension des cordes vocales et le rétrécissement de la

fente glottique *augmentent* simultanément, à mesure que le ton du son rendu *s'élève*. La tension des cordes vocales s'opère à la fois *longitudinalement* et *latéralement*. Longitudinalement, elle est due à la contraction des muscles crico-thyroïdiens et crico-aryténoïdiens postérieurs ; latéralement, elle résulte de la pression exercée par les muscles thyro-aryténoïdiens contractés, gonflés et durcis.

Dans le passage de la voix de *poitrine* à la voix de *fausset*, M. Vacher a constaté deux faits d'une parfaite exactitude : — d'une part, la fente glottique se rétrécit assez pour que les bords libres des rubans vocaux paraissent accolés dans toute leur longueur ; — d'autre part, on éprouve une sensation de *détente*, bien connue des chanteurs, qui accuse évidemment un *relâchement* d'une partie de l'appareil musculaire du larynx. — Avec Muller et M. Donders, nous avons admis (page 342) que cette sensation de détente est le résultat du relâchement des muscles thyro-aryténoïdiens et que dans la voix de fausset les vibrations se localisent dans la partie fibreuse des cordes vocales tendues uniquement par les muscles crico-thyroïdiens et crico-aryténoïdiens postérieurs. Telle n'est pas l'interprétation de M. Vacher ; pour lui, ce sont les muscles crico-thyroïdiens et crico-aryténoïdiens postérieurs qui se relâchent, tandis que les muscles thyro-aryténoïdiens restent contractés. Il formule ainsi qu'il suit le mécanisme de la formation de la voix de fausset.

Lorsque, sur une même note, le chanteur passe de la voix de *poitrine* à la voix de *fausset*, les muscles crico-thyroïdiens et crico-aryténoïdiens se relâchent ; pour compenser l'effet de ce relâchement, l'anche *se raccourcit*, les vibrations se localisent dans les *deux tiers* antérieurs des cordes vocales et le *tiers postérieur* des cordes

vocales reste *immobile ;* les muscles thyro-aryténoïdiens
restent *contractés* et continuent à participer aux vibrations de la partie antérieure des cordes vocales, comme
dans la voix de *poitrine.* — A mesure que le ton des sons
de fausset s'élève, la partie vibrante des cordes vocales
se *raccourcit* graduellement en même temps que la tension longitudinale *augmente.*

Cette interprétation des faits observés est fort ingé-
nieuse ; mais, à notre avis, elle repose plutôt sur des
apparences que sur des preuves réelles. — Sans doute,
dans la voix de fausset, la vibration n'est réellement et
nettement saisissable que vers le milieu de la glotte, dans
le lieu correspondant au *maximum* d'amplitude ; dans
leur partie antérieure aussi bien que dans leur partie
postérieure, les cordes vocales *paraissent* immobiles.
Mais y a-t-il une raison valable pour admettre que le
mouvement vibratoire ne s'étende pas à toute la longueur
des cordes vocales et qu'il respecte plutôt leur partie
postérieure que leur partie antérieure ?

D'abord, de ce que le mouvement des parties extrêmes
des cordes vocales n'est pas perçu dans l'image laryngoscopique, on n'est pas autorisé à conclure que ces parties
ne vibrent pas ; même dans une corde librement tendue
et d'une aussi faible longueur, il serait bien difficile,
pour ne pas dire impossible, à l'œil nu et avec des amplitudes très-limitées, de constater nettement les vibrations ailleurs que dans la partie centrale. — En second
lieu, il ne faut pas perdre de vue que le mouvement vibratoire des cordes vocales s'exécutant dans un plan vertical,
un *simple accolement latéral* ne suffit pas pour l'éteindre
dans une partie de leur longueur. Les rubans vocaux se
conduisent comme les lèvres *latéralement accolées* du
joueur de cor ; l'air comprimé dans la cavité thoracique

et la trachée repousse en haut, en *écartant* leurs bords,
les cordes vocales *accolées* que leur élasticité ramène à
leur position d'équilibre, dès que l'écoulement d'une
bouffée d'air a fait baisser la pression dans la trachée. —
Pour limiter la longueur de la partie vibrante des cordes
vocales, il faudrait pouvoir, à un moment donné et en un
point déterminé, soumettre les bords des rubans vocaux
à une constriction suffisante pour arrêter l'extension du
mouvement vibratoire. Entre l'extrémité des apophyses
antérieures des cartilages aryténoïdes et le sommet de
l'angle rentrant du cartilage thyroïde, on chercherait
vainement un organe appelé à exercer une action de
cette nature.

En supposant que le simple accolement latéral, résultant d'un rapprochement plus intime des cartilages
aryténoïdes, fût capable d'immobiliser les cordes vocales
dans une partie de leur étendue, est-ce la partie postérieure plutôt que toute autre partie des rubans vocaux qui devrait perdre la faculté de vibrer? — Dans
un excellent article *Larynx* de M. le professeur Bé-
clard (1), nous lisons : « Les ligaments fibreux des cordes
» vocales inférieures sont plus larges et plus épais que
» ceux des cordes vocales supérieures. Leur insertion
» postérieure embrasse entièrement l'apophyse anté-
» rieure interne du cartilage aryténoïde, et s'insère aussi
» au *corps même* du cartilage aryténoïde, à la partie
» inférieure du bord qui sépare la face antéro-externe
» de la face interne. La zone interne ou marginale (du
» ruban vocal) correspond au *bord libre* de la corde
» vocale et procède du *corps* du cartilage aryténoïde. »

(1) *Dictionnaire encyclopédique des sciences médicales*, IIᵉ série,
t. I, p. 533 et 539.

Nous trouvons ensuite dans la description des muscles thyro-aryténoïdiens : « Le faisceau thyro-aryténoïdien » *interne* peut être désigné sous le nom de *faisceau* » *propre de la corde vocale ;* en arrière, il s'attache à » *la base* du cartilage aryténoïde au point où se détache » l'apophyse antérieure interne. » — Les insertions postérieures des faisceaux fibreux marginaux des cordes vocales et des faisceaux internes des muscles thyro-aryténoïdiens se font donc sur les cartilages aryténoïdes, *en dehors* de l'espace compris entre leurs deux apophyses antérieures ; dès lors, quelqu'intime que soit le rapprochement de ces deux apophyses, l'accolement des bords libres des cordes vocales qui en résulte ne peut pas être plus complet à la partie postérieure qu'en tout autre point de l'étendue de la glotte. Il n'y a donc aucune raison d'admettre avec M. Vacher que, dans le passage de la voix de poitrine à la voix de tête, la partie vibrante des cordes vocales se raccourcit en arrière.

L'inspection laryngoscopique ne peut rien nous montrer directement de l'action des divers muscles du larynx. Les belles expériences de Muller, au contraire, ont mis en évidence l'influence prédominante de la compression latérale des cordes vocales dans le changement de registre. Et, comme une action de cette nature ne peut être exercée que par le muscle thyro-aryténoïdien, nous maintenons pour exacte l'explication du mécanisme de la formation de la voix de poitrine et de la voix de fausset, telle que nous l'avons exposée page 342 et suivantes.

Nous avons dit (page 359) que la voix blanche, la voix sombrée et la voix mixte ne sont que des *timbres* particuliers. Quelques physiologistes considèrent la *voix mixte* comme un registre spécial. — Par delà les notes qu'il peut rendre en voix de poitrine, il existe une longue série de sons que le chanteur ne peut aborder qu'en voix de fausset ; par contre, la région de l'échelle musicale située au-dessous des limites inférieures de la voix de fausset est accessible seulement à la voix de poitrine. Cette circonstance suffit pour démontrer que le mécanisme de l'émission des sons n'est pas le même pour la voix de poitrine et la voix de fausset ; on est donc autorisé à rapporter ces deux voix à des registres distincts. — Rien de semblable n'existe pour la voix mixte, à laquelle n'appartient, exclusivement et en *propre*, aucun son de l'échelle musicale ; il n'y a donc pas lieu d'introduire dans l'étude de la phonation un *troisième* registre correspondant à la voix mixte. Dans sa thèse inaugurale, M. Vacher, après avoir divisé la voix humaine en deux registres, le registre de poitrine et le registre de fausset, s'exprime ainsi : « Quant à la voix mixte, elle me paraît » formée de la même manière que la voix de poitrine, » car j'ai constaté que la glotte ne changeait pas de » forme dans l'émission d'un son de cette nature ; seu- » lement les vibrations sont adoucies, diminuées de » force par l'art du chanteur. »

A côté de faits bien observés, la thèse de M. Vacher contient des interprétations que les belles recherches de Muller et la constitution anatomique du larynx ne nous ont pas permis d'admettre comme suffisamment justifiées. Mais, nous aimons à le reconnaître, dans toute théorie de la formation de la voix, une place distinguée doit être accordée à la partie expérimentale de ce travail.

NOTE D

DE LA MEMBRANE DU TYMPAN ET DES OSSELETS DE L'OUIE CONSIDÉRÉS
COMME APPAREIL DE TRANSMISSION DU MOUVEMENT VIBRATOIRE
(page 422).

L'appendice de la *Théorie physiologique de la musique fondée sur l'étude des sensations auditives* de M. Helmholtz (section Ire, page 543 de la traduction de M. G. Guéroult) contient une très-belle étude du mécanisme de l'appareil de transmission du mouvement vibratoire constitué par la membrane du tympan et les osselets de l'ouïe. Nous reproduisons ici textuellement la partie la plus importante de ce travail de l'éminent professeur de Berlin.

Après avoir donné une description très-exacte des osselets, de leurs muscles et de leurs ligaments, M. Helmholtz s'exprime ainsi :

« Les ligaments antérieur et postérieur (du marteau),
» à eux deux, forment une sorte de corde tendineuse,
» autour de laquelle le marteau peut tourner comme
» autour d'un axe. Lors même qu'on éloignerait à des-
» sein les deux autres osselets, sans rompre les ligaments
» précédemment décrits, le marteau resterait en place,
» bien que perdant un peu de sa fixité.

» Les fibres moyennes de ces liens d'attache du mar-
» teau se dirigent de dedans en dehors contre le bord

» supérieur de la ceinture osseuse du tympan. Ils sont
» relativement courts, et on les a fort exactement dési-
» gnés sous le nom de ligaments externes du marteau
» (*ligamentum mallei externum*). Comme ils émergent
» au-dessus de l'axe du marteau, ils empêchent toute
» rotation trop forte de la tête de dehors en dedans, et
» de l'axe de dedans en dehors, sur le tympan ; ils s'op-
» posent aussi à tout mouvement qui entraînerait l'axe
» ligamenteux vers le bas. Ils sont secondés encore dans
» cet office par un ligament (*ligamentum mallei supe-*
» *rius*) qui, partant du *processus folianus*, vient s'in-
» sérer dans la fente étroite que laissent entre elles la
» tête du marteau et la paroi de la caisse.

   » Il est encore à remarquer que, dans la partie supé-
» rieure du canal de la trompe d'Eustache, se trouve un
» muscle, le *muscle tenseur du tympan*, dont le tendon
» traversant, transversalement la cavité tympanique,
» vient en dedans s'insérer à la partie supérieure du
» manche du marteau. Il faut considérer ce muscle
» comme un lien élastique, d'ordinaire médiocrement
» tendu, mais dont la tension peut être considérable-
» ment accrue par l'innervation. Ce muscle a pour
» fonction principale de tirer de dehors en dedans le
» manche du marteau qui, à son tour, entraîne le tym-
» pan. Mais comme son attache se trouve située au-des-
» sous et tout près de l'axe ligamenteux, c'est sur ce
» dernier que s'exerce principalement son action ; il en
» augmente la tension, tout en le tirant un peu de de-
» hors en dedans. Il y a lieu de remarquer à ce propos
» qu'une force même faible, agissant sur une corde mé-
» diocrement tendue, et inflexible comme l'axe du mar-
» teau, pour la tirer de côté, peut en accroître la tension
» dans une proportion très-considérable. C'est ce qui a

» lieu, grâce à la disposition du muscle tenseur. Il faut
» remarquer encore que, dans la vie, même à l'état de
» repos, hors de l'état d'innervation, les muscles sont
» toujours tendus à la façon des corps élastiques. L'in-
» nervation qui met le muscle en contraction peut
» notablement accroître cette tension, qui ne fait
» pourtant jamais complétement défaut à la plupart des
» muscles.

» L'articulation entre le marteau et l'enclume est une
» surface courbe passablement irrégulière, assez sem-
» blable à une selle. Quant à son action, on peut la com-
» parer à celle des clefs de montre (clefs Bréguet) qui
» peuvent librement tourner sans résistance appréciable
» dans un certain sens, mais qui ne peuvent exécuter la
» moindre rotation en sens inverse, parce que les dents
» viennent butter les unes contre les autres. L'articulation
» du marteau avec l'enclume présente quelque chose
» d'analogue à ces dents, notamment à sa partie infé-
» rieure; celle correspondant au marteau est en dehors,
» appliquée au tympan, et celle de l'enclume en dedans;
» inversement, vers la partie supérieure de la surface
» courbe articulée, l'enclume tend plutôt à se mouvoir
» en dehors et le marteau en dedans. Il résulte de cette
» construction que, quand le marteau est tiré en dedans
» avec son manche, il fait corps avec l'enclume qu'il
» entraîne avec lui. Inversement, si le tympan est poussé
» en dehors avec le marteau, l'enclume n'a pas besoin
» de le suivre. Les dentelures des surfaces d'articula-
» tion cèdent et glissent les unes sur les autres avec
» un frottement très-faible. Cette disposition présente,
» avant tout, le très-grand avantage que l'étrier ne
» peut être arraché de la fenêtre ovale, quand la den-
» sité de l'air s'accroît notablement dans le conduit au-

» ditif (1). La pression du marteau qui pourrait résulter
» de l'accumulation de l'air dans le conduit auditif est de
» même sans danger, car elle est fortement amortie par la
» tension même du tympan qui prend alors la forme
» d'un cône (2).

    » Si, par suite d'un mouvement de déglutition, l'air
» pénètre dans la caisse du tympan, le contact cesse
» d'être complet entre le marteau et l'enclume. Dans ce
» cas, l'intensité des sons *faibles* des régions *moyennes*
» et *aiguës* de la gamme n'est pas sensiblement modi-
» fiée, tandis qu'on remarque un très-considérable affai-
» blissement dans les sons *forts*. Ceci peut s'expliquer
» de la manière suivante : l'adhésion des surfaces d'ar-
» ticulation suffit à transmettre un mouvement faible
» de l'un à l'autre des osselets, tandis que, pour de
» fortes secousses, elles peuvent, en glissant, se dépla-
» cer l'une sur l'autre, et ne peuvent par conséquent
» transmettre les mouvements dans leur intégrité.

    » A intensité égale, les sons *graves* sont affaiblis,

---

(1) Il y a évidemment, dans cette phrase, une faute d'impression ; aux mots *le conduit auditif*, il faut substituer *la caisse du
tympan*.

(2) Cette description du mouvement de la membrane du tympan, des osselets et de la fenêtre ovale pour les vibrations rapides
des sons perceptibles, a été confirmée depuis par le D⟨r⟩ Albert Buch,
de New-York. Sur des préparations anatomiques fraîches, où toutes
les liaisons des osselets étaient intactes, et où la membrane du
tympan seule avait été enlevée, il a associé le conduit auditif
externe avec des tuyaux d'orgue et observé au microscope les
oscillations d'un grain d'amidon fortement éclairé qu'il avait fixé
aux osselets. Il pouvait ainsi déterminer la direction et l'emplitude
de l'oscillation des osselets et des membranes en tous les points.
(*Arch. für Augen und OEhrenheilkunde von Knape und Moes.*
Carlsruhe, 1870.)

» puisqu'ils demandent toujours des mouvements plus
» prononcés pour devenir perceptibles.

   » Comme le point d'attache de l'extrémité de la courte
» apophyse de l'enclume se trouve notablement en de-
» dans et au-dessus de l'axe ligamenteux du marteau, la
» tête du marteau s'éloigne de l'articulation de l'en-
» clume avec la caisse, si le manche est entraîné en
» dedans avec la membrane du tympan. Il en résulte que
» les ligaments qui fixent l'enclume au marteau et à l'ex-
» trémité de sa courte apophyse sont notablement dis-
» tendus, et que cette extrémité est un peu déplacée de
» sa base osseuse. Dans cette position normale des osse-
» lets, l'enclume n'est donc en contact complet qu'avec
» le marteau, mais les deux osselets sont reliés par des
» ligaments assez tendus, en sorte que ce n'est que la
» rotation autour de l'axe du marteau qui soit relative-
» ment aisée.

   » L'amplitude de la course de l'étrier est très-petite
» et, d'après nos mesures, ne dépasse pas, en tout cas,
» *un dixième* de millimètre. Au contraire, la course
» du marteau, en mouvant le manche en dehors, lors-
» qu'il se déplace dans l'articulation relativement à l'en-
» clume, est au moins *neuf fois* aussi étendue que celle
» qu'il peut exécuter avec l'enclume et l'étrier ensemble.

   » L'ensemble des appareils du tympan a pour objet,
» au point de vue mécanique, de transmettre le mouve-
» ment vibratoire de la surface relativement étendue
» du tympan (le diamètre vertical est de 9 à 10 milli-
» mètres, le diamètre horizontal de 7, 5 à 9), par le
» moyen des osselets, à la surface, relativement beau-
» coup moindre, de la fenêtre ovale ou de la base de
» l'étrier, dont les diamètres ne mesureront que 1, 5 à
» 3 millimètres. La surface du tympan est donc de 15 à

» 20 fois plus grande que celle de la fenêtre ovale. Dans
» cette transmission des vibrations de l'air au liquide du
» labyrinthe, il y a lieu de remarquer que les molécules
» d'air exécutent, il est vrai, des vibrations d'une am-
» plitude assez étendue, mais qu'en raison de leur faible
» densité elles n'ont qu'un faible moment d'inertie.
» Quand elles sont arrêtées dans leur mouvement par la
» membrane du tympan, elles ne peuvent réagir éner-
» giquement contre elle ni exercer une pression consi-
» dérable sur la membrane du tympan. Le liquide du
» labyrinthe, au contraire, est beaucoup plus dense et
» plus lourd que l'air du conduit auditif : pour lui
» communiquer un rapide mouvement de va-et-vient,
» analogue aux oscillations vibratoires, il faut des forces
» beaucoup plus considérables que pour l'air. D'autre
» part, l'amplitude des vibrations exécutées par le liquide
» du labyrinthe est relativement très-petite, mais celles-ci
» sont assez énergiques pour imprimer à des prolonge-
» ments nerveux véritablement microscopiques le mou-
» vement qui détermine la sensation.

» Le problème résolu par les appareils des cavités
» tympaniques consiste donc à transformer un mouvement
» d'une grande amplitude et d'une petite force, celui de
» la membrane du tympan, en un autre mouvement
» d'une plus faible amplitude et d'une plus grande force,
» qu'il s'agit de communiquer au liquide du labyrinthe.
» C'est là un problème analogue à celui qui a été résolu
» au moyen d'appareils mécaniques, tels que le levier,
» la perche, la grue, etc. Mais le procédé employé dans
» l'appareil auditif est tout à fait différent et très-ori-
» ginal.

» Il y a bien là aussi une action de levier, mais dans
» une faible proportion seulement. L'extrémité du man-

» che du marteau, sur laquelle s'exerce la traction du
» tympan, est environ *une fois et demie* plus éloignée de
» l'axe de rotation que l'extrémité de l'enclume qui presse
» sur l'étrier, comme le montre la figure 86. Le manche
» du marteau forme donc le grand bras du levier, et la
» pression sur l'étrier est *une fois et demie* plus grande que
» la force qui agit sur l'extrémité du marteau. Mais c'est
» principalement la forme du tympan qui augmente sur-
» tout la force du mécanisme. J'ai déjà dit que la partie
» centrale de cette membrane, son ombilic, tirée en
» dedans par le manche du marteau, formait une
» sorte d'entonnoir. Les lignes méridiennes de cet
» entonnoir, tirées de l'ombilic vers le bord, ne sont
» pas rigoureusement droites, mais légèrement con-
» vexes vers le dehors. Une diminution de la pression
» de l'air du conduit auditif accroît cette convexité,
» une augmentation la diminue. Or, la tension d'un
» cordon inextensible en forme d'arc presque droit,
» est très-considérable quand elle est produite par une
» force, même faible, agissant perpendiculairement à la
» courbure de l'arc. On sait que, pour tendre horizon-
» talement une corde longue et mince et lui donner à
» peu près la forme d'une ligne droite, il faut employer
» une force considérable, une force extraordinairement
» plus grande que le poids de la corde qui en détermine
» la courbure. Pour le tympan, ce n'est pas la pesanteur
» qui empêche les fibres radiales de se diriger en ligne
» droite, mais en partie la pression de l'air, en partie
» la traction exercée par les fibres circulaires élastiques
» de la membrane. Ces dernières tendent à se contrac-
» ter contre l'axe de l'entonnoir et déterminent ainsi
» l'inflexion des fibres radiales sur cet axe. La pression
» variable de l'air, pendant les vibrations sonores de la

» masse gazeuse ambiante, tantôt renforce et tantôt affai-
» blit cette tension des fibres circulaires, ce qui déter-
» mine sur les points d'attache moyens des fibres radia-
» les à la pointe du manche du marteau, une action
» analogue à celle que nous pourrions exercer en aug-
» mentant et diminuant alternativement le poids de la
» corde tendue horizontalement, ce qui produirait un
» renforcement ou un affaiblissement proportionnel de la
» traction de la corde sur la main qui la retient.

» En outre, dans le cas d'une corde ainsi tendue, il
» est à remarquer qu'une diminution extraordinaire-
» ment faible de la traction de la main produit un
» abaissement considérable du milieu de la corde. C'est
» que cette diminution, dans la traction de la main agit
» dans le sens de la corde de l'arc, et une considération
» géométrique simple montre que les cordes de deux
» arcs d'égale longueur et de courbures différentes,
» mais toujours très-petites, diffèrent elles-mêmes très-
» peu l'une de l'autre, et sont très-voisines de la longueur
» de l'arc (1).

» Il en est de même pour le tympan. Il suffit d'un dé-
» placement extraordinairement faible du manche du
» marteau, pour déterminer un changement assez con-
» sidérable dans la courbure de la membrane. Il en ré-
» sulte que, dans les vibrations sonores, les portions
» moyennes du tympan, situées entre les attaches in-
» ternes de la membrane sur le marteau et les attaches
» externes sur l'anneau de la caisse, peuvent obéir

(1) Elles en diffèrent d'une quantité proportionnelle au carré de
la flèche de la courbe. Appelons l la longueur de l'arc et s la
flèche; la corde est plus petite que l'arc d'une quantité égale
à $\dfrac{8}{3}\dfrac{s^2}{l}$.

» assez docilement aux oscillations de l'air, pendant que
» le mouvement se transmet au manche du marteau avec
» une amplitude très-diminuée, mais avec une énergie
» beaucoup plus grande. Dans la transmission du mou-
» vement du manche du marteau à l'étrier, il se pro-
» duit encore une réduction de l'amplitude de la vibra-
» tion, correspondant à un accroissement de la force,
» par l'action de levier ci-dessus décrite. »

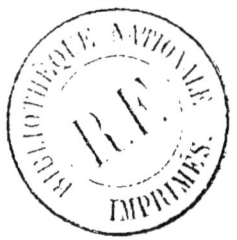

FIN.

TABLE DES MATIÈRES

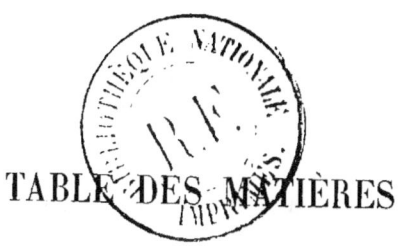

FIN DE LA TABLE DES MATIÈRES

PARIS. — IMPRIMERIE DE E. MARTINET, RUE MIGNON, 2.

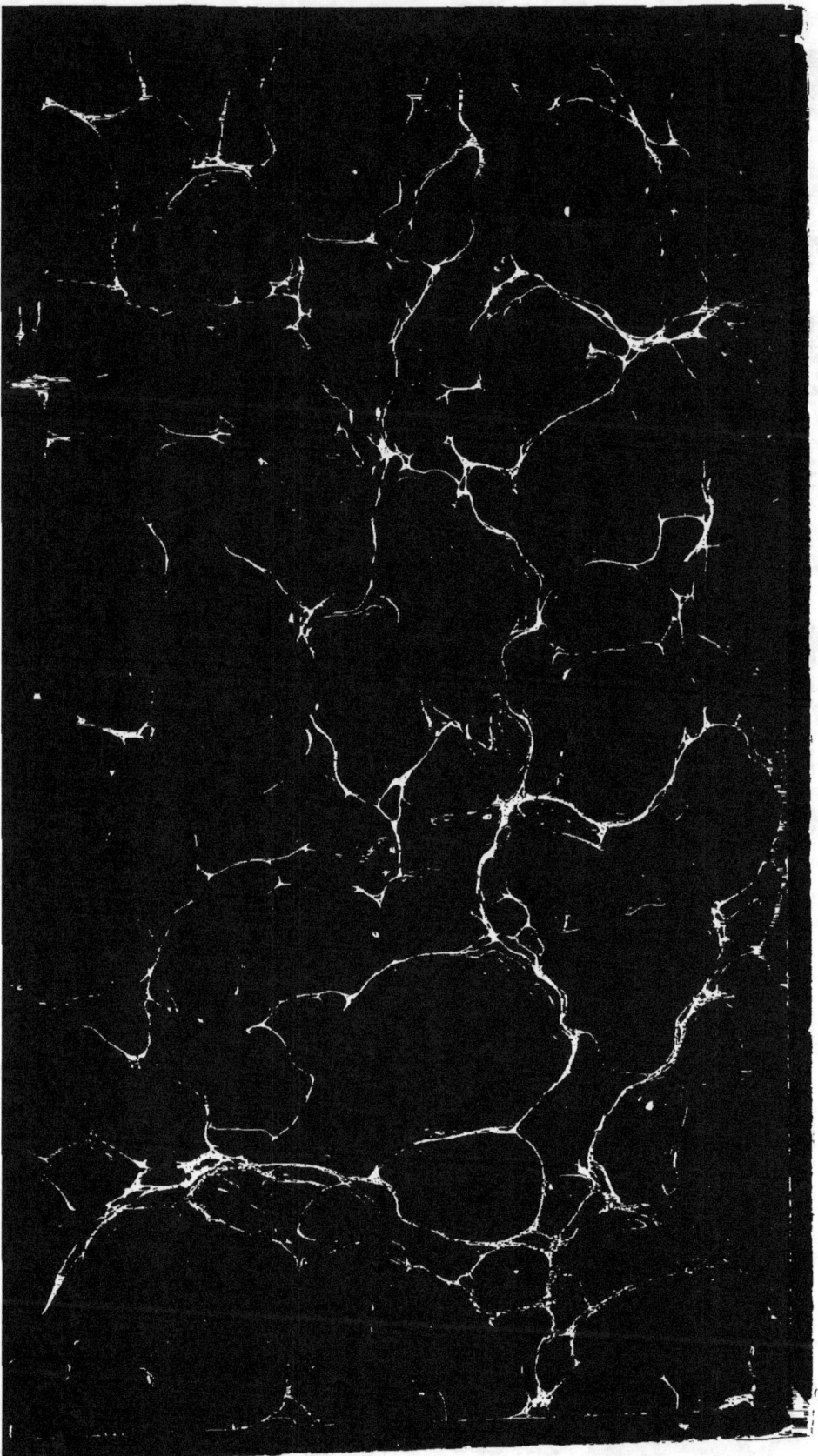

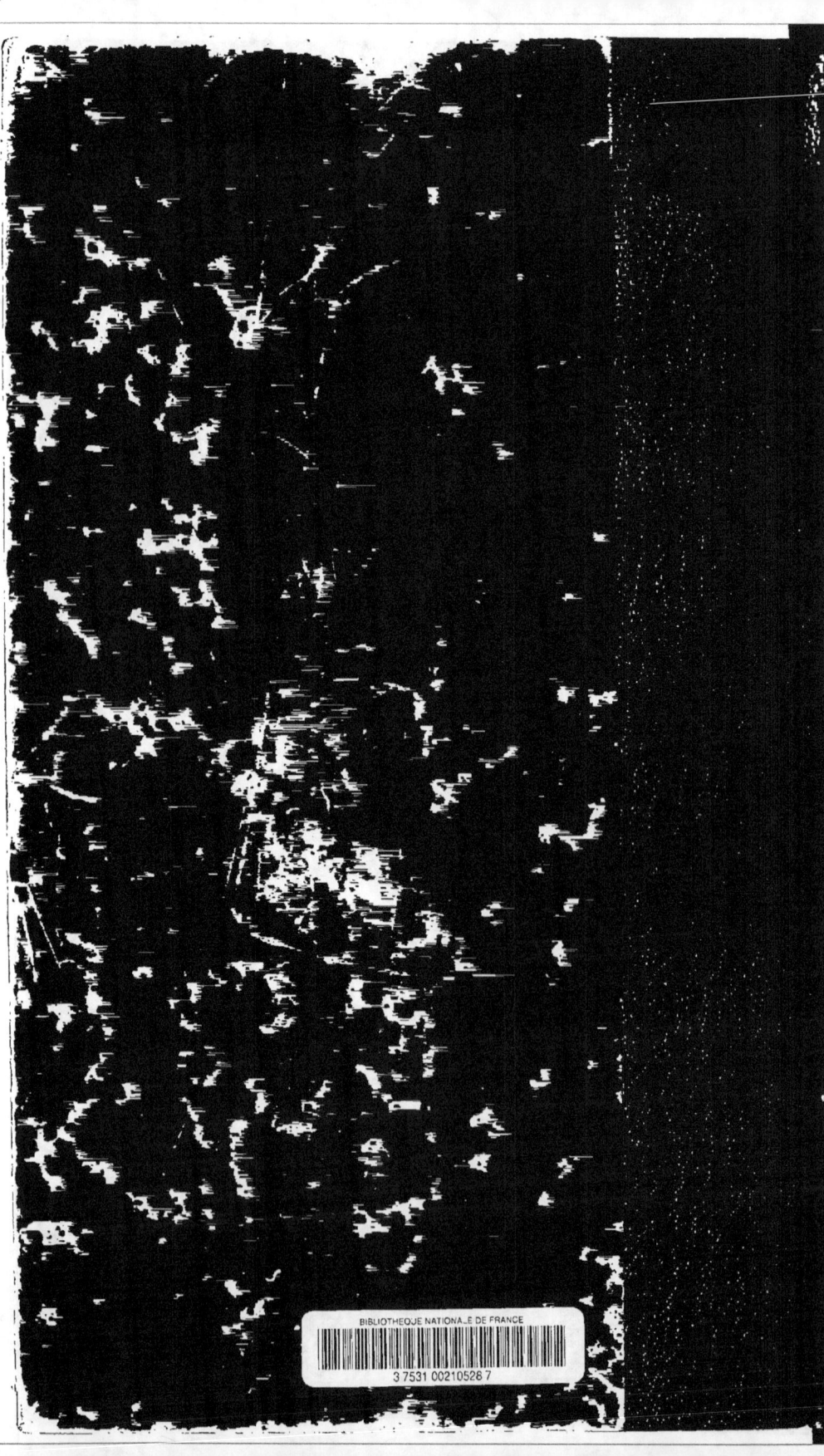

www.ingramcontent.com/pod-product-compliance
Lightning Source LLC
Chambersburg PA
CBHW052341020726
47503CB00001B/53